ESERCITAZIONI E SIMULAZIONI CON QUESTO LIBRO

Software di esercitazione OMAGGIO

Alpha Test Player

Per scaricare gratuitamente **Alpha Test Player**
vai su **www.alphatest.it/software**, inserisci il **codice libro 21075**,
la tua **mail** e clicca su **invia**. Riceverai nella tua casella di posta elettronica
il link e le istruzioni per il download.

***REQUISITI DI SISTEMA**: richiede Windows 7 o superiore oppure macOS 10.9 o superiore.*

Testonline

Per accedere alla piattaforma di esercitazione vai su
www.alphatest.it/testonline e segui le istruzioni riportate sul sito.
Per attivare gratuitamente le tue simulazioni utilizza il **codice libro 21075**.

Codice libro 21075

TESTUNIVERSITARI

AlphaTest
Biotecnologie e Farmacia

ESERCIZI COMMENTATI

edizioni
Alpha Test

Via Mercalli, 14 – 20122 – Milano (Italy)

Tel. 02 5845981 – fax 02 58459896

servizi@alphatest.it

www.alphatest.it

ISBN: 978-88-483-2107-5

Prima ristampa della terza edizione: novembre 2019

Terza edizione: novembre 2018

Prima edizione: aprile 2013

Stampato da Grafica Veneta S.r.l. Trebaseleghe (PD)
per conto di Alpha Test S.p.A.
nel novembre 2019

INDICE

PREFAZIONE IX
Natura del test e caratteristiche di questo libro XI
Suggerimenti per prepararsi al test XVII
Indicazioni per i partecipanti ai corsi Alpha Test XX
Suggerimenti per affrontare al meglio il test XXII

parte prima – **BIOLOGIA** **1**
Quesiti 3
Soluzioni e commenti 23

parte seconda – **CHIMICA** **37**
Quesiti 39
Soluzioni e commenti 57

parte terza – **MATEMATICA** **75**
Quesiti 77
Soluzioni e commenti 93

parte quarta – **FISICA** **109**
Quesiti 111
Soluzioni e commenti 126

parte quinta – **RAGIONAMENTO LOGICO E CULTURA GENERALE** **141**
Quesiti di comprensione di testi 143
Soluzioni e commenti 152
Quesiti di ragionamento logico 155
Soluzioni e commenti 172
Quesiti di cultura generale 183
Soluzioni e commenti 192

parte sesta – **LINGUA INGLESE** **197**

Quesiti ... 199
Soluzioni e commenti ... 212

parte settima – **PROVA SIMULATA** **221**

Introduzione ... 223
Prova simulata ... 225
Sezione scientifica ... 227
Ragionamento logico e cultura generale ... 237
Lingua inglese ... 243
Soluzioni e commenti ... 246

PREFAZIONE

Per molti giovani di tutto il mondo l'iscrizione all'università è da diversi anni subordinata al superamento di una selezione preliminare che ha lo scopo di valutare le potenzialità dei singoli studenti di frequentare con profitto il corso di laurea prescelto.

Attualmente in Italia, molti corsi di alcune importanti università private, alcuni corsi di laurea magistrale a ciclo unico a livello nazionale (Medicina e Chirurgia, Odontoiatria e Protesi dentaria, Medicina Veterinaria, Scienze della Formazione primaria e Architettura) e molti corsi di laurea triennali sono caratterizzati dalla presenza del **numero programmato**: il numero di matricole di questi corsi non può superare il numero di posti programmati annualmente in ogni ateneo.

In generale, la selezione dei candidati che desiderano accedere a un corso universitario a numero programmato viene effettuata sulla base di una prova a test, composta da domande a risposta multipla che valuta il possesso di determinate attitudini e conoscenze. Il risultato di tale prova – predisposta in alcuni casi a cura del ministero dell'Università e della Ricerca (come, per esempio, le prove di accesso ai corsi di Medicina/Odontoiatria e Veterinaria) e in altri casi dalle singole università – determina un **punteggio** in base al quale viene stabilita la **graduatoria dei candidati**. In alcuni casi, alla formazione della graduatoria finale contribuiscono anche i risultati conseguiti dai singoli candidati negli ultimi anni della scuola superiore; il risultato del test è comunque in generale il fattore di gran lunga più importante ai fini dell'ammissione.

Oltre alle prove selettive, sono ormai in uso in molte sedi universitarie le **prove valutative** per i corsi ad accesso libero il cui scopo è misurare il possesso di conoscenze e attitudini necessarie per frequentare con profitto il corso prescelto; tali prove attribuiscono – in caso di valutazione negativa – un "debito" formativo che lo studente dovrà "saldare" entro il primo anno di corso dimostrando di aver colmato le lacune rilevate. Anche chi sceglie di frequentare un corso universitario ad accesso libero deve quindi spesso affrontare una prova a test.

La presenza dei test di pre-immatricolazione, selettivi o "orientativi", impone quindi agli studenti seriamente motivati di prepararsi in modo mirato al test che dovranno sostenere.

Alpha Test è la prima e la più importante organizzazione in Italia che da oltre 30 anni offre agli studenti tutti gli strumenti necessari per affrontare con successo i test selettivi. Opera a livello nazionale con sedi nelle principali città universitarie e si avvale della collaborazione di decine di esperti. Per le diverse prove di ammissione, Alpha Test organizza in tutta Italia dei corsi specifici di preparazione (alphatest.it/Corsi), pubblica la collana *TestUniversitari* composta da oltre settanta tra manuali ed eserciziari, specifici per ogni area di studi (alphatest.it/Libri-Alpha-Test) e ha sviluppato Alpha Test Academy, il nuovo programma on line di assistenza personalizzata allo studio, che guida e aiuta lo studente nella preparazione al test.

In particolare, questo libro è rivolto alla preparazione ai test di ammissione ai corsi universitari delle aree **biologica**, **biotecnologica**, **farmaceutica** e **chimica**.

Questo libro dà diritto a svolgere gratuitamente numerose simulazioni del test ufficiale sul sito alphatest.it/testonline e a scaricare il software di esercitazione **Alphatest Player**.

Testonline.it

Per accedere alla piattaforma di esercitazione è sufficiente andare su **alphatest.it/testonline** e seguire le istruzioni riportate sul sito. Per attivare gratuitamente le simulazioni è necessario utilizzare il codice libro che si trova nella seconda pagina di questo volume.

Alpha Test Player

Per scaricare gratuitamente **Alpha Test Player**, è sufficiente andare su **alphatest.it/software**, inserire il codice libro (che si trova nella seconda pagina di questo volume), inserire la mail e cliccare su invia. Il sistema invierà nella casella di posta elettronica indicata il link e le istruzioni per il download. Requisiti di sistema: richiede Windows 7 o superiore oppure Mac OSX 10.9 o superiore.

Il parere dei lettori è importante

Per continuare a migliorare la qualità delle proprie pubblicazioni, Alpha Test considera estremamente prezioso il parere dei propri lettori ai quali chiede la cortesia di esprimere un giudizio su questo libro nell'apposita sezione "Valuta un libro" del sito alphatest.it. Per ogni valutazione ricevuta Alpha Test devolverà2 euro alla **Fondazione Francesca Rava–NPH Italia Onlus** che aiuta i bambini orfani, abbandonati, ammalati in Italia e nei paesi più poveri del mondo (www.nphitalia.org).

Per informazioni aggiornate sui libri di Alpha Test i lettori possono visitare il sito internet **alphatest.it** o richiedere il catalogo gratuito a:

Alpha Test S.p.A.
via Mercalli, 14 – 20122 Milano
tel. 02 58 45 981 – fax 02 58 45 98 96
servizi@alphatest.it

Ringraziamenti

Alpha Test ringrazia i numerosi lettori, i partecipanti ai corsi e i collaboratori che, con i loro interventi, suggerimenti e in particolare con i giudizi ogni anno forniti al termine dei corsi, hanno contribuito a migliorare nel tempo la qualità dei volumi e dei servizi offerti.

Natura del test e caratteristiche di questo libro

Natura del test

Gli studenti che intendono immatricolarsi ai corsi universitari a cui si rivolge questo volume sono tenuti ad affrontare una prova a test; nella maggior parte dei casi tale prova è predisposta dal **CISIA** (Consorzio Interuniversitario Sistemi Integrati per l'Accesso) ma ci sono anche alcuni atenei che **provvedono autonomamente**. Dall'analisi dei bandi e dei test degli anni passati, si può affermare che in tutte le sedi universitarie, per la composizione delle prove selettive, si sono utilizzati quesiti che riguardano almeno una o più delle seguenti aree tematiche:

- biologia (B);
- chimica (C);
- matematica (M);
- fisica (F),
- ragionamento logico e cultura generale (RL/CG);
- inglese (I).

Nella tabella seguente si riportano, a titolo esemplificativo, le materie che sono state oggetto di prova nelle principali sedi universitarie che negli ultimi anni hanno previsto il test di accesso (o la verifica della preparazione iniziale - VP).

Biotecnologie

Sede	B	C	M	F	RL/CG	I
Università degli Studi di BARI ALDO MORO	•	•	•	•	•	•
Università degli studi della BASILICATA	•	•	•	•	•	•
Università degli Studi di BOLOGNA		•	•	•	•	•
Università degli Studi di BRESCIA	•	•	•	•	•	
Università degli Studi di CAGLIARI	•	•	•	•	•	•
Università della CALABRIA	•	•	•	•	•	•
Università degli Studi di CAMERINO		•	•	•	•	•
Università degli Studi di CATANIA	•	•	•	•	•	•
Università degli Studi "Magna Graecia" di CATANZARO (VP)	•	•	•	•	•	
Università degli Studi di FERRARA	•	•	•	•		
Università degli Studi di FIRENZE		•	•	•	•	
Università degli Studi di FOGGIA	•	•	•	•	•	•
Università degli Studi di GENOVA	•	•	•	•		
Università degli Studi INSUBRIA Varese-Como	•	•	•	•		•

Sede	B	C	M	F	RL/CG	I
Università degli Studi de L'AQUILA	•	•	•	•		
Università degli Studi di MESSINA	•	•	•	•	•	
Università degli Studi di MILANO		•	•	•	•	•
Università degli Studi di MILANO-BICOCCA	•	•	•	•		
Libera Università "Vita Salute S. Raffaele" MILANO	•	•	•	•	•	
Università degli Studi di MODENA e REGGIO EMILIA	•	•	•	•	•	•
Università degli Studi di NAPOLI "Federico II"	•	•	•	•		
Università degli Studi della Campania "Luigi Vanvitelli"	•	•	•	•	•	•
Università degli Studi di PADOVA		•	•	•	•	•
Università degli Studi di PALERMO	•	•	•			•
Università degli Studi di PARMA (VP)	•	•	•	•		
Università degli Studi di PAVIA	•	•	•	•	•	•
Università degli Studi di PERUGIA	•	•	•			•
Università degli Studi del PIEMONTE ORIENTALE "Amedeo Avogadro"-Vercelli (VP)	•	•	•	•		
Università di PISA	•	•	•	•		
Università degli Studi di ROMA "La Sapienza"	•	•	•	•		
Università degli Studi di ROMA "Tor Vergata"	•	•	•	•		
Università degli Studi di SALENTO	•	•	•	•		
Università degli Studi del Sannio di BENEVENTO	•	•	•	•		
Università degli Studi di SASSARI	•	•	•	•		
Università degli Studi di SIENA	•	•	•	•	•	•
Università degli Studi di TERAMO	•	•	•	•		
Università degli Studi di TORINO	•	•	•	•	•	
Università degli Studi di TRENTO	•	•	•	•	•	•
Università degli Studi di TRIESTE		•	•	•	•	•
Università degli Studi della TUSCIA		•	•			•
Università degli Studi di UDINE	•	•	•	•		
Università degli Studi di Urbino Carlo Bo (VP)			•			
Università degli Studi di VERONA	•	•	•	•	•	•

Farmacia

Sede	B	C	M	F	RL/CG	I
Università degli Studi di BARI ALDO MORO	•	•	•	•	•	•
Università degli studi della BASILICATA	•	•	•	•	•	
Università degli Studi di BOLOGNA	•	•	•	•	•	•
Università degli Studi di CAGLIARI	•	•	•	•	•	
Università della CALABRIA		•	•	•		
Università degli Studi di CAMERINO (VP)			•			
Università degli Studi di CATANIA	•	•	•	•	•	•
Università degli Studi "Magna Graecia" di CATANZARO (se domande > posti)	•	•	•	•	•	
Università degli Studi "G. d'Annunzio" CHIETI-PESCARA	•	•	•	•	•	
Università degli Studi di FERRARA	•	•	•	•	•	
Università degli Studi di FIRENZE		•	•	•	•	
Università degli Studi di GENOVA	•	•	•	•	•	
Università degli Studi di MESSINA	•	•	•	•	•	
Università degli Studi di MILANO	•	•	•	•	•	•
Università Cattolica del Sacro Cuore	•	•		•	•	•
Università degli Studi di MODENA e REGGIO EMILIA	•	•	•	•	•	•
Università degli Studi di NAPOLI "Federico II"	•	•	•	•	•	
Università degli Studi della CAMPANIA "Luigi Vanvitelli"	•	•	•	•	•	•
Università degli Studi di PADOVA	•	•	•	•	•	
Università degli Studi di PALERMO	•	•	•			•
Università degli Studi di PARMA	•	•	•	•	•	•
Università degli Studi di PAVIA (VP)			•	•		
Università degli Studi di PERUGIA	•	•	•	•	•	
Università degli Studi del PIEMONTE ORIENTALE "Amedeo Avogadro"-Vercelli (VP)	•	•	•	•		
Università di PISA	•	•	•	•	•	
Università degli Studi di ROMA "La Sapienza"	•	•	•	•		

Sede	B	C	M	F	RL/CG	I
Università degli Studi di ROMA "Tor Vergata"	•	•	•	•	•	•
Università degli Studi di SALERNO	•	•	•	•	•	
Università degli Studi di SASSARI	•	•	•	•	•	•
Università degli Studi di SIENA (VP)		•	•	•		
Università degli Studi di TORINO	•	•	•	•	•	
Università degli Studi di TRIESTE		•	•	•	•	•
Università degli Studi di URBINO Carlo Bo (VP)	•	•	•	•		

Chimica e tecnologie farmaceutiche

Sede	B	C	M	F	RL/CG	I
Università degli Studi di BARI ALDO MORO	•	•	•	•	•	•
Università degli Studi di BOLOGNA	•	•	•	•	•	•
Università degli Studi di CAGLIARI	•	•	•	•	•	
Università della CALABRIA		•	•	•		
Università degli Studi di CAMERINO (VP)			•			
Università degli Studi di CATANIA	•	•	•	•		•
Università degli Studi "G. d'Annunzio" CHIETI-PESCARA	•	•	•	•	•	
Università degli Studi di FERRARA	•	•	•	•	•	
Università degli Studi di FIRENZE		•	•	•	•	
Università degli Studi di GENOVA	•	•	•	•	•	
Università degli Studi di MESSINA	•	•	•	•	•	
Università degli Studi di MILANO	•	•	•	•	•	•
Università degli Studi di MODENA e REGGIO EMILIA	•	•	•	•	•	•
Università degli Studi di NAPOLI "Federico II"	•	•	•	•	•	
Università degli Studi di PADOVA	•	•	•	•	•	
Università degli Studi di PALERMO	•	•	•			•
Università degli Studi di PARMA	•	•	•	•	•	•
Università degli Studi di PAVIA (VP)			•	•		

Sede	B	C	M	F	RL/CG	I
Università degli Studi di PERUGIA	•	•	•	•	•	
Università degli Studi del PIEMONTE ORIENTALE "Amedeo Avogadro"-Vercelli (VP)	•	•	•	•		
Università di PISA	•	•	•	•	•	
Università degli Studi di ROMA "La Sapienza"	•	•	•	•		
Università degli Studi di SALERNO	•	•	•	•	•	
Università degli Studi di SASSARI	•	•	•	•	•	
Università degli Studi di SIENA (VP)		•	•	•		
Università degli Studi di TORINO	•	•	•	•	•	
Università degli Studi di TRIESTE		•	•	•	•	•
Università degli Studi di URBINO Carlo Bo (VP)	•	•	•	•		

Dal momento che ogni anno i test di ammissione predisposti dalle singole sedi universitarie possono presentare novità rispetto a quelli degli anni precedenti, si consiglia di **consultare il bando di concorso** al quale si rimanda quale **fonte ufficiale di informazioni**.

Caratteristiche del libro

Nella **prima**, **seconda**, **terza** e **quarta** parte vengono presentati i quesiti relativi a biologia, chimica, matematica e fisica.

La **quinta parte** del volume è invece dedicata alla sezione **ragionamento logico e cultura generale**, che esamina le tipologie di esercizi di natura attitudinale, che possono essere raggruppate in tre categorie:

- comprensione di brani, nei quali è richiesto di leggere uno o più brani di diversa natura e di rispondere a domande sul loro contenuto e sul loro significato;
- attitudine logica che comprende diverse tipologie di esercizi, quali problemi di ragionamento logico e matematico, successioni di numeri e lettere, esercizi di insiemistica, sillogismi, interpretazione di tabelle e grafici statistici;
- cultura generale che intende valutare la conoscenza di nozioni specifiche di materie umanistiche (storia, geografia, filosofia, letteratura ecc.) e di grammatica, accanto alla conoscenza dei principali avvenimenti di attualità.

Nella sesta parte infine sono riportati i quesiti di **lingua inglese**; gli esercizi proposti in questa parte del volume possono essere suddivisi in tre principali tipologie:

1. **comprensione di brani** di varia natura (scientifica, tecnica, letteraria, storica, giornalistica ecc.) e di lunghezza variabile da poche righe ad una pagina; la comprensione viene verificata da alcuni quesiti (generalmente da uno a cinque);
2. **quesiti di grammatica**, che possono essere del tipo *fill in the blanks* oppure possono consistere in frasi con una parte sottolineata contenente uno o più errori (in questo caso il candidato deve scegliere, fra le alternative proposte, quella che, sostituita alla parte sottolineata, completa correttamente la frase).

Ognuna di queste parti è composta da due sezioni: nella prima, denominata "quesiti", vengono presentati i quesiti senza le soluzioni; la seconda, denominata "soluzioni e commenti", contiene invece il commento e la spiegazione di tutti gli esercizi, unitamente alle soluzioni. Naturalmente il commento agli esercizi **presuppone che lo studente possegga le conoscenze teoriche necessarie** alla risoluzione dei quesiti. Il commento, infatti, indica le tecniche di risoluzione più efficaci e segnala le nozioni teoriche che l'esercizio intende verificare, ma non presenta l'analisi e la spiegazione dettagliata di tali argomenti.

Per utilizzare nel modo più proficuo questo eserciziario è utile quindi affiancarlo al corrispondente manuale MANUALE DI PREPARAZIONE che, come già accennato nella prefazione, presenta il **ripasso di tutte le discipline oggetto del test** attraverso centinaia di illustrazioni, schemi originali, tabelle ed esercizi svolti. Il manuale propone inoltre un metodo innovativo che consente di risolvere correttamente e velocemente i quesiti dei test di ammissione.

La **settima parte** del volume contiene **una prova simulata di test**, formulata con criteri analoghi a quelli che caratterizzano le prove ufficiali di ammissione ai corsi universitari a cui il volume si riferisce. Tale prova consente allo studente di mettere in pratica quanto appreso nel corso della lettura dei precedenti capitoli e allo stesso tempo di evidenziare le parti sulle quali si registrano le maggiori difficoltà e per le quali è dunque conveniente tornare a ripassare i relativi capitoli teorici contenuti nel MANUALE DI PREPARAZIONE.

Dal momento che ogni anno i test di ammissione ai singoli corsi di laurea possono presentare alcune novità rispetto a quelli degli anni precedenti, si consiglia di studiare e di esercitarsi su tutte le tipologie di esercizi analizzate nel libro, concentrandosi maggiormente su quelle che trovano corrispondenza con la natura della prova così come descritta nel **bando di concorso al quale si rimanda quale fonte ufficiale di informazioni**. Si potrà in questo modo ottimizzare la propria preparazione minimizzando eventuali sorprese al momento della prova. A ciò si aggiunge il fatto che vi possono essere differenze, anche fra ateneo e ateneo, nei programmi delle rispettive prove a test per l'accesso al medesimo corso.

Per avere informazioni certe e ufficiali circa il programma e le modalità di svolgimento del test di ammissione per un particolare corso, in una particolare sede universitaria, si suggerisce di partecipare allo specifico corso Alpha Test: durante le lezioni vengono infatti descritte in modo dettagliato le caratteristiche peculiari della prova di ammissione esaminata e vengono fornite indicazioni precise circa le tipologie di esercizi più frequenti e le modalità di svolgimento della prova.

Questo libro dà diritto a svolgere gratuitamente numerose simulazioni del test ufficiale sul sito **alphatest.it/testoline** e a scaricare il software di esercitazione **Alpha Test Player**.

Testonline.it

Per accedere alla piattaforma di esercitazione è sufficiente andare su **alphatest.it/testonline** e seguire le istruzioni riportate sul sito. Per attivare gratuitamente le simulazioni è necessario utilizzare il codice libro che si trova nella seconda pagina di questo volume.

Alpha Test Player

Per scaricare gratuitamente **Alpha Test Player**, è sufficiente andare su **alphatest.it/software**, inserire il codice libro (che si trova nella seconda pagina di questo volume), inserire la mail e cliccare su invia. Il sistema invierà nella casella di posta elettronica indicata il link e le istruzioni per il download. Requisiti di sistema: richiede Windows 7 o superiore oppure Mac OSX 10.9 o superiore.

Suggerimenti per prepararsi al test

La **prima cosa** da fare è procurarsi le informazioni sul test che si dovrà affrontare o sulle sue precedenti edizioni. Le fonti più autorevoli e aggiornate sono il **sito del ministero dell'Istruzione**, dell'Università e della Ricerca (MIUR), i **siti delle singole università** e **alphatest.it**. Nel primo è riportata la normativa di interesse per gli studenti mentre negli altri vengono pubblicati i bandi di concorso che integrano le indicazioni del ministero con le specifiche proprie di ciascuna sede universitaria. Su **alphatest.it/Test-di-ammissione** sono pubblicate le date dei test, tutte le principali leggi e normative sulle prove di ammissione, i test ufficiali degli ultimi anni risolti e commentati e gli aggiornamenti e approfondimenti per i diversi corsi di studio.

Anche la **pagina facebook** di Alpha Test è costantemente aggiornata in tempo reale su tutte le novità per quanto riguarda i test e le decisioni del Ministero e delle università; inoltre, è possibile chiedere direttamente spiegazioni e informazioni.

Un altro utile strumento informativo a disposizione degli studenti è il **magazine online** di Alpha Test (**www.alphatest.it/magazine**): su queste pagine si possono consultare centinaia di articoli e approfondimenti sull'ammissione all'università, sempre aggiornati ai temi e ai problemi più importanti e di attualità sull'argomento.

Il metodo Alpha Test: libri, Alpha Test Academy e corsi

Il primo passo per il conseguimento di una preparazione completa è costituito dallo studio individuale da effettuare sui libri. Tra i volumi che Alpha Test ha realizzato appositamente per chi deve affrontare i test delle aree Biotecnologie, Farmacia, CTF, Chimica, Biologia e Agraria, i principali sono il MANUALE DI PREPARAZIONE, la raccolta di quesiti suddivisi per materia ESERCIZI COMMENTATI (corredato con software di simulazione Alpha Test Player), la raccolta di prove simulate PROVE DI VERIFICA e il volume 3200 QUIZ (corredato con software di simulazione Alpha Test Player). Ai fini dello studio, ciascuno dei quattro volumi è autosufficiente e, allo stesso tempo, complementare rispetto agli altri. Ecco in sintesi le caratteristiche di ciascuno:

- **MANUALE DI PREPARAZIONE**: è il principale strumento di preparazione. Raccoglie la sintesi di tutti gli argomenti del programma del test, materia per materia. È un valido aiuto a non disperdere gli sforzi di fronte alla vastità dei programmi da svolgere, perché consente lo **studio** e il **ripasso** mirato. L'esposizione degli argomenti è resa più efficace e completata mediante schemi, tabelle, glossari, mentre l'apprendimento è facilitato e consolidato grazie all'uso costante di numerosi esercizi di esempio (sempre nella forma a risposta multipla), risolti e commentati;
- **ESERCIZI COMMENTATI**: è un importante strumento per l'esercitazione guidata. Il volume propone diverse centinaia di quesiti, suddivisi in base alle materie oggetto d'esame. Lo studente può svolgere ogni quesito in autonomia e poi andare a verificare la soluzione nel relativo commento; il commento a ogni domanda, infatti, non solo indica la risposta esatta, ma richiama le nozioni necessarie alla sua comprensione e illustra i metodi risolutivi più efficaci. Questo volume, dunque, non è utile solo per **esercitarsi** ma anche ad **accrescere la preparazione**. Il **software di simulazione Alpha Test Player** che lo correda, combinando i numerosi esercizi a disposizione, permette di comporre un numero elevato di prove simulate da svolgere secondo le modalità e i tempi dell'esame ufficiale; allo scadere del tempo prefissato, il programma elabora le risposte e fornisce i risultati, anche in forma grafica;
- **PROVE DI VERIFICA**: è uno strumento agile ed efficace per valutare il proprio livello di preparazione. Contiene 10 prove d'esame composte con le domande dei concorsi degli ultimi anni sotto forma di **prove simulate,** accompagnate da indicazioni pratiche (tempo a disposizione, criteri di calcolo del punteggio ecc.) che consentono di svolgerle secondo le modalità dell'esame ufficiale. Si può utilizzare nella fase finale della preparazione o in parallelo al lavoro di studio teorico, per monitorare la condizione e intervenire sulle materie o aree in cui si rilevano incertezze o lacune.

- **3200 quiz – I quesiti delle prove di ammissione**: è la raccolta completa dei quesiti delle prove ufficiali. Gli esercizi sono suddivisi per materia (1000 di biologia, 600 di chimica, 500 di matematica, 500 di fisica, 500 di logica e cultura generale, e 100 di inglese); alla fine di ogni sezione sono riportate le soluzioni di ciascun quesito. Il libro è abbinato a un **software di simulazione Alpha Test Player** che, combinando i numerosi esercizi a disposizione, permette di comporre un numero elevato di prove simulate da svolgere secondo le modalità e i tempi dell'esame ufficiale.

L'acquisto di ogni libro della collana *TestUniversitari* dà anche diritto a svolgere gratuitamente numerose simulazioni del test ufficiale sul sito **alphatest.it/testonline**. Per accedere alla piattaforma di esercitazione è sufficiente andare su **alphatest.it/testonline** e seguire le istruzioni riportate sul sito. Per attivare gratuitamente le simulazioni è necessario utilizzare il codice libro che si trova nella seconda pagina di questo volume.

Alpha Test Academy

AlphaTestAcademy.it è il nuovo sistema di assistenza on line personalizzata che guida e aiuta lo studente nella preparazione ai test. Per ciascuna delle materie e degli argomenti previsti al test, il programma valuta il livello di preparazione dello studente, propone in modo adattivo numerose batterie di domande con difficoltà differenziata e offre migliaia di spiegazioni e commenti multimediali (link, video, tutorial e rimandi a specifici richiami di teoria). Il materiale e l'assistenza offerti da AlphaTestAcademy.it consentono di chiarire via via ogni quesito e dubbio individuale anche attraverso un canale diretto con i docenti Alpha Test e di migliorare progressivamente le proprie conoscenze e capacità in vista del test ufficiale. AlphaTestAcademy.it assiste in ogni momento lo studente in un lavoro di preparazione mirato e specifico e rappresenta quindi un'utile integrazione al manuale di preparazione o a un corso Alpha Test in aula. AlphaTestAcademy.it è un ambiente interattivo, con gruppi di studio virtuali e forum di discussione per un confronto diretto. Inoltre, fornisce un costante aggiornamento sulle novità normative e sui test ufficiali. AlphaTestAcademy.it è in dotazione ai partecipanti ai corsi Alpha Test e viene abilitato al momento dell'iscrizione. Per l'acquisto di AlphaTestAcademy.it è previsto uno sconto importante per chi già possiede questo volume. Per maggiori informazioni o per provare la demo gratuita: **alphatest.it**

Corsi

Per la preparazione alle prove di ammissione, oltre ai volumi della collana *TestUniversitari* e ad AlphaTestAcademy.it, Alpha Test organizza per gli studenti più motivati numerosi **corsi** di durata differenziata (da pochi giorni di corso ad alcuni mesi). Frequentare un corso Alpha Test consente di completare, perfezionare e consolidare la propria preparazione grazie ai seguenti punti di forza:

3. **la didattica interattiva.** Ogni corso prevede cicli di lezioni e di esercitazioni dedicate al ripasso di tutti gli argomenti oggetto d'esame. Gli studenti possono beneficiare della professionalità di docenti con un'esperienza d'insegnamento unica in Italia, maturata in oltre 30 anni di attività di Alpha Test nel campo specifico della preparazione ai test universitari;
4. **il materiale supplementare consegnato ai corsi.** Durante le lezioni, a ciascun partecipante viene fornito materiale di studio e di esercitazione aggiuntivo rispetto ai volumi consegnati al momento dell'iscrizione. Si tratta di contenuti didattici estremamente aggiornati e specifici scritti in base alla struttura e ai contenuti del test che si deve affrontare;
5. **l'esperienza "sul campo".** In ciascun corso vengono svolte più simulazioni d'esame per mettersi alla prova e per confrontare la propria preparazione con quella di altri candidati.

Infine, chi desidera prepararsi al test di ammissione senza rinunciare a divertimento e nuove amicizie può partecipare a una delle **vacanze-studio Alpha Test** (per informazioni: **alphatest.it/Corsi**).

Test di autovalutazione online

Su **alphatest.it/Test-di-ammissione** è possibile misurare il proprio livello di preparazione; il test gratuito prevede 20 domande tratte dai test ufficiali degli ultimi anni da risolvere in 20 minuti ed è finalizzato ad aiutare il candidato a impostare al meglio il proprio percorso di studio.

Test ufficiali commentati e ultimi aggiornamenti disponibili su alphatest.it

Sul sito **alphatest.it** si possono scaricare gratuitamente i test ufficiali degli ultimi anni con tutte le soluzioni e i **commenti esplicativi dei singoli quesiti**. All'indirizzo **alphatest.it/Test-di-ammissione** vengono costantemente pubblicati gli aggiornamenti normativi sui test con le eventuali integrazioni agli argomenti e ai programmi d'esame.

App per iOS e Android

Per coloro che possiedono dispositivi mobili iOS e Android sono disponibili le app di esercitazione del test d'ammissione per tutti i corsi a numero programmato. Ciascuna app contiene centinaia di quesiti tratti dalle prove ufficiali, con soluzioni commentate dagli esperti Alpha Test. È così possibile comporre un numero illimitato di prove simulate e analizzare i risultati anche in forma grafica.

Segui Alpha Test anche sui social network

Diventare fan della pagina Alpha Test su Facebook, Twitter e Instagram significa essere informati in tempo reale su tutto quello che riguarda i test, confrontarsi con migliaia di studenti e ricevere aggiornamenti e consigli dai docenti.

Mailing list

Ti segnaliamo infine che, registrandoti su alphatest.it, puoi entrare a far parte della nostra mailing list: così riceverai aggiornamenti in tempo reale sui test, suggerimenti su come prepararti al meglio e approfittare di sconti e promozioni esclusive.

Indicazioni per i partecipanti ai corsi Alpha Test

Alpha Test:

- è **la prima** società in Italia specializzata nel preparare gli studenti ai test di ammissione all'università;
- è **l'unica** organizzazione che può vantare un'esperienza di 30 anni e migliaia di corsi già organizzati su tutto il **territorio nazionale**;
- i risultati di chi sceglie Alpha Test sono gli unici attestati da una primaria società di indagini di mercato da cui risulta che l'**84%** degli ammessi a medicina si è preparato con Alpha Test;
- dal 1987 a oggi ha **preparato con successo** ai test universitari **decine di migliaia di studenti** che si sono trovati in vantaggio rispetto alle altre aspiranti matricole;
- propone **corsi** con durata, programmi e costi differenziati a seconda della prova di selezione e delle esigenze dei singoli studenti, comprese **vacanze-studio** e **corsi residenziali**;
- vanta un corpo docente composto da oltre 160 esperti rigorosamente selezionati e costantemente formati: docenti e ricercatori universitari, professionisti e insegnanti con un'**esperienza didattica unica** e **specifica** nel campo della preparazione ai test universitari;
- ha sviluppato, per prima in Italia, una **metodologia didattica innovativa** e specifica per affrontare le prove a test;
- effettua l'analisi e la discussione in aula delle **prove ufficiali** utilizzate dalle università negli anni passati;
- sottopone ai partecipanti ai corsi numerose **prove simulate** che vengono corrette individualmente mediante l'uso di **lettori ottici** simili a quelli per le correzioni dei test ufficiali; ciò consente ai partecipanti di verificare in tempo reale il proprio livello di preparazione e di apprendimento;
- ha sviluppato una collana di volumi specifici per i diversi test di ammissione, già scelti da oltre quattro milioni di studenti e **forniti ai partecipanti ai corsi** all'atto dell'iscrizione;
- ha sviluppato **AlphaTestAcademy.it**, la piattaforma di studio *on line* personalizzata, attivata gratuitamente a tutti coloro che si iscrivono a un corso;
- mette a disposizione degli studenti un servizio di esercitazione *on line* – all'indirizzo **testonline.it** – dove è possibile simulare i test di ammissione ai singoli corsi di studio.

Quanto premesso, unitamente ai risultati conseguiti dai partecipanti alle passate edizioni, ci consente di affermare che prepararsi a un test di ammissione frequentando lo specifico corso Alpha Test rappresenta la scelta migliore per chi è veramente motivato ad accedere al corso universitario desiderato e aumenta fino a sette volte la probabilità di ammissione rispetto a quella degli altri candidati.

Alpha Test e il suo corpo docente mettono a disposizione l'esperienza maturata e forniscono tutto l'aiuto necessario affinché i propri studenti possano prepararsi nel modo più rapido, completo ed efficace alla prova di selezione. Per accrescere ulteriormente la probabilità di successo **è essenziale anche l'impegno** degli studenti sotto forma di studio e di esercitazione **prima** e **durante** lo svolgimento del corso.

Per facilitare la preparazione preliminare, Alpha Test consegna, già all'atto dell'iscrizione, i volumi MANUALE DI PREPARAZIONE, ESERCIZI COMMENTATI, PROVE DI VERIFICA e 3200 QUIZ (quest'ultimo solo per i corsi di maggior durata) e la tessera con codice di attivazione per AlphaTestAcademy.it, valida fino al momento del test ufficiale. Consigliamo di leggere i libri (o almeno il manuale) prima dell'inizio del corso con l'obiettivo di acquisire almeno una conoscenza di base degli argomenti trattati. Questa raccomandazione vale in particolar modo per chi sceglie di frequentare uno dei corsi Alpha Test di durata minore.

Sempre al momento dell'iscrizione al corso, Alpha Test fornisce una guida operativa con istruzioni e consigli utili per avviare la preparazione anche prima dell'inizio delle lezioni e con importanti informazioni sul test di ammissione di interesse dello studente.

Durante il corso l'attenzione viene focalizzata in modo specifico sulle tipologie di quesiti previsti nella prova di ammissione di interesse. Viene inoltre esaminato e discusso con i docenti un consistente numero di esercizi diversi da quelli presenti nei libri e contenuti in apposite dispense aggiornate ogni anno e distribuite durante il corso esclusivamente ai partecipanti.

Informazioni e modalità di iscrizione ai corsi Alpha Test

Le iscrizioni ai corsi Alpha Test per la preparazione ai test di ammissione universitari sono sempre aperte sino all'esaurimento dei posti disponibili (i corsi sono riservati a un numero limitato di partecipanti per garantire le migliori condizioni di apprendimento); le informazioni aggiornate relative al calendario e alla quota di partecipazione di ciascun corso sono disponibili su alphatest.it o chiamando il numero verde 800 017 326.

Per chi ha già acquistato **presso un centro Alpha Test** l'ultima edizione dei libri in dotazione al corso, è prevista una riduzione della quota di iscrizione al corso pari al 100% del prezzo di copertina dei libri; se i libri sono stati acquistati **in libreria** tale riduzione è pari al 50% del prezzo di copertina.

L'iscrizione ai corsi e l'acquisto dei libri Alpha Test possono essere effettuati:

- **su Internet** all'indirizzo **alphatest.it/Corsi**;
- **telefonicamente**, chiamando il numero verde 800 017 326;
- presso uno dei **centri Alpha Test** (per conoscere il più vicino visitare il sito **alphatest.it/Corsi** o chiamare il numero verde 800 017 326);
- **compilando l'apposito modulo** di iscrizione scaricabile da alphatest.it, o richiedendolo al numero verde 800 017 326 o scrivendo a servizi@alphatest.it.

I libri Alpha Test si possono acquistare anche presso le **migliori librerie** di tutta Italia.

Chi desidera ricevere, gratuitamente e senza impegno, materiale informativo relativo ai corsi e/o ai libri Alpha Test, può visitare il sito internet **alphatest.it** o richiedere il catalogo gratuito a:

Alpha Test S.p.A.
via Mercalli, 14 – 20122 Milano
tel. 02 58 45 981 – fax 02 58 45 98 96
servizi@alphatest.it

Suggerimenti per affrontare al meglio il test

Per affrontare al meglio un test a risposta multipla è importante conoscere preventivamente le modalità di svolgimento e la natura delle diverse tipologie di esercizi, nonché le opportune "strategie" per valorizzare al massimo le proprie conoscenze e potenzialità.

I criteri adottati dalle università italiane per selezionare i candidati ai corsi universitari sono di tipo **comparativo**. Cioè per superare la selezione, **lo studente deve figurare tra i migliori** nella graduatoria dei candidati. In altre parole, per superare la selezione occorre svolgere il test di ammissione meglio di un certo numero di altri candidati. Dal 2011 i test di ammissione a base nazionale prevedono anche una soglia minima qualificante di 20 punti.

Prima di addentrarsi nell'analisi dei contenuti dei test e degli esercizi che li compongono, è opportuno considerare alcuni suggerimenti apparentemente banali, ma utili al fine di ottimizzare il risultato nella prova di ammissione.

Bando di concorso e informazioni sulla selezione

Il primo suggerimento di carattere generale è quello di **prestare grande attenzione a tutte le informazioni fornite dall'università e contenute nel bando di concorso**: esse sono infatti, insieme alle disposizioni del Ministero, le uniche informazioni **ufficiali** relative alle norme, alle modalità di selezione, alla struttura e ai contenuti della prova che regola l'ammissione al corso di studi scelto.

Regolamento e istruzioni

In sede d'esame, prima ancora dell'inizio della prova, vengono consegnate ai candidati le **norme alle quali attenersi durante l'intero svolgimento del test**. Tali norme riguardano, per esempio, il tempo a disposizione per lo svolgimento della prova, le modalità con cui indicare le risposte sull'apposita scheda e altre indicazioni su come comportarsi in sede d'esame e al termine del test. È necessario attenersi a tali informazioni per evitare di commettere errori banali (quale, per esempio, la compilazione errata della scheda per le risposte), che potrebbero compromettere l'esito della prova e quindi l'ammissione all'università.

In alcuni casi, all'interno del test gli esercizi sono preceduti da **istruzioni circa le modalità di risoluzione** dei quesiti e a volte anche da un esempio risolto. È importante in questi casi non aver fretta di cominciare a risolvere i quesiti, ma dedicare la massima attenzione alla lettura di queste istruzioni, indispensabili per capire la logica degli esercizi e per rispondere correttamente alle domande.

Domande a risposta multipla

I test che vengono utilizzati per l'ammissione all'università sono costituiti da domande **chiuse**, le cui risposte sono cioè predefinite: il candidato deve individuare la sola risposta esatta tra le alternative proposte. Per rispondere a una domanda *aperta* (non corredata da risposte prefissate) come per esempio "Qual è la capitale della Colombia?", occorre conoscere le informazioni necessarie alla formulazione della risposta. Nel caso di *domande a scelta multipla* è invece possibile procedere anche in maniera diversa.

---

1 Qual è la capitale della Colombia?

- A Delhi
- B Buenos Aires
- C Bogotá
- D Brasilia
- E Santiago

In questo caso è possibile determinare la risposta corretta procedendo in due modi distinti:

1. ragionando come se si trattasse di una domanda aperta: sapendo che la capitale della Colombia è Bogotá, si individua direttamente la risposta corretta (C) senza valutare le altre risposte proposte;
2. se, al contrario, non si conosce la risposta alla domanda, ma si ricordano gli altri accoppiamenti Paese/capitale, è possibile individuare la risposta corretta eliminando le alternative: sapendo che Delhi è la capitale dell'India, Buenos Aires dell'Argentina, Santiago del Cile e Brasilia del Brasile, per esclusione si può concludere che la risposta esatta è la C.

In altre parole, per rispondere correttamente a una domanda a scelta multipla non è sempre strettamente necessario conoscere la risposta esatta: a volte la soluzione può essere individuata indirettamente, escludendo le alternative errate.

Nel caso in cui, procedendo per esclusione, il candidato non riesca a eliminare tutte le alternative errate, il metodo di risposta per eliminazione permette comunque di aumentare le probabilità di individuare la risposta corretta: l'esclusione di una o più risposte riduce il numero delle alternative tra cui si rimane incerti e quindi incrementa la probabilità di individuare l'alternativa corretta anche rispondendo in modo casuale.

Un altro aspetto che caratterizza le prove a test è il fatto che l'assegnazione dei punteggi si basa solo ed esclusivamente sulle risposte indicate sull'apposita scheda: non hanno quindi alcuna rilevanza eventuali spiegazioni o giustificazioni alle risposte date e questo rappresenta un'ulteriore differenza importante rispetto ad altri tipi di valutazione.

Nei test di ammissione il tempo a disposizione risulta spesso appena sufficiente per rispondere a tutti i quesiti. È dunque molto importante gestirlo nel modo più conveniente.

Valore dei quesiti e gestione del tempo

Nei test di ammissione ai quali questo libro si rivolge **tutti gli esercizi hanno lo stesso valore**: è dunque necessario evitare di dedicare eccessivi sforzi e tempo per risolvere un quesito particolarmente complesso. Poiché ogni risposta giusta fa "guadagnare" lo stesso punteggio, a parità di tempo impiegato conviene risolvere due esercizi semplici piuttosto che uno complesso.

Come i partecipanti ai corsi Alpha Test hanno modo di sperimentare durante lo svolgimento delle prove simulate, il tempo rappresenta uno dei fattori critici per affrontare con successo un test di ammissione. Infatti, le prove sono spesso progettate e formulate in modo tale da permettere solo ai più preparati e ai più veloci di terminare nel tempo concesso la totalità dei quesiti.
È dunque fondamentale impiegarlo razionalmente, calcolando, prima di iniziare la prova, il tempo medio a disposizione per ogni quesito (dato ovviamente dal tempo complessivo diviso per il numero di esercizi), ed evitando di dedicare ai singoli quesiti un tempo eccessivamente superiore a quello medio. Il suggerimento generale è di non superare il tempo medio nello svolgimento di un singolo esercizio, per più del 20%. Questa dilazione per i quesiti complessi viene infatti facilmente compensata dalla presenza di numerosi quesiti di natura nozionistica di veloce risoluzione.

Se dunque il tempo complessivo per il test è di 2 ore e il numero di esercizi da risolvere è pari a 80, il tempo medio per quesito è pari a 1,5 minuti (90 secondi). Bisogna quindi cercare di non dedicare più di due minuti allo svolgimento del singolo quesito. Allo scadere di tale tempo limite, se non si è prossimi alla soluzione, è opportuno passare alla domanda successiva.

L'obiettivo da raggiungere è rispondere correttamente al maggior numero possibile di esercizi; si consiglia quindi, compatibilmente con i vincoli imposti dalle modalità di svolgimento della prova, di affrontare prima gli esercizi che si ritiene di saper risolvere più facilmente e velocemente, per passare poi a quelli più complessi che richiedono un dispendio di tempo maggiore.

Il consiglio, ove possibile, è di evidenziare con un opportuno segno di riconoscimento tali quesiti sul fascicolo contenente il test: sarà così possibile ritrovarli velocemente in un secondo momento. Lo stesso consiglio vale per le domande a cui si è data una risposta che, compatibilmente con il tempo a disposizione, si vorrebbe verificare prima del termine della prova.

Scelta casuale della risposta?

La valutazione dei test avviene mediante l'attribuzione di un punteggio positivo per le risposte corrette (generalmente un punto per ogni risposta esatta) e, in molti casi, l'attribuzione di un punteggio negativo per ogni risposta errata (generalmente quantificato in una frazione di punto). Ai quesiti omessi, a cui cioè non si è risposto, viene di solito attribuito un punteggio nullo.

Spesso l'attribuzione di punteggi avviene secondo la seguente modalità:

- risposta esatta: + 1
- risposta errata: – 0,25 (– 1/4)
- risposta omessa: 0

La penalità sulle risposte errate è introdotta per ridurre il punteggio positivo che, statisticamente, il candidato potrebbe conseguire rispondendo a caso in assenza di tale penalità. Ma è allora conveniente o no rispondere a caso ai quesiti che non si sanno risolvere?

Si supponga di non conoscere assolutamente le risposte di 20 quesiti (con 5 risposte alternative ciascuno) della prova. Scegliendo a caso, si risponderebbe statisticamente in modo corretto a 4 esercizi (20/5) e si sbaglierebbero i restanti 16 quesiti. Il punteggio totalizzato sarebbe dunque:

- Risposte esatte: $4 \times (+1) = +4$
- Risposte errate: $16 \times (-1/4) = -4$
- Risposte nulle: $0 \times 0 = 0$
- Punteggio totale: $4 - 4 = 0$

Si otterrebbe quindi un punteggio nullo, esattamente identico a quello che si totalizzerebbe scegliendo di non rispondere ai 20 quesiti.

È evidente che il punteggio totalizzato rispondendo casualmente potrà essere tanto maggiore quanto minore sarà il numero di alternative tra cui si è indecisi e quanto minore è la penalità attribuita alle risposte errate. Il numero delle alternative tra cui si è indecisi non coincide necessariamente con quello delle alternative esistenti. Se, per esempio, le alternative proposte sono 5, ma si riesce a scartarne 2 perché si sa che sono errate, il numero da considerare per il confronto con la penalizzazione è 3 (cioè 5 – 2).

Più in generale, è possibile enunciare una regola utile che indica come comportarsi nel caso in cui non si riesca a identificare, tra le diverse risposte alternative, quella corretta:

> conviene rispondere casualmente ogni volta che il numero di alternative tra cui si è indecisi è pari o inferiore al reciproco[1] del punteggio negativo attribuito alle risposte errate.

1. Due numeri sono reciproci quando il loro prodotto è uguale a 1.

Scheda per le risposte e correzioni

Una volta individuata la risposta corretta a un quesito, il candidato deve segnarla su un'apposita *scheda per le risposte* (si veda la pagina successiva), distinta dal fascicolo contenente gli esercizi. Si tratta cioè di segnare la risposta esatta in corrispondenza del numero dell'esercizio appena risolto. Per la correzione delle schede vengono utilizzati *elaboratori elettronici* dotati di *lettori ottici*, il candidato deve quindi rispondere contrassegnando in modo opportuno lo spazio (un "cerchietto" o "quadratino") corrispondente all'alternativa ritenuta esatta. In alcune selezioni è consentito effettuare correzioni sulla scheda delle risposte. È comunque consigliabile **limitarle al minimo**. Sia la scheda sia il metodo di correzione del test ufficiale possono essere differenti ed è quindi importante leggere attentamente le istruzioni e le procedure di svolgimento della prova. Sulle schede per le risposte sono solitamente presenti aree (con cerchi neri, codici a barre o altro) indispensabili al corretto funzionamento del sistema ottico di lettura e correzione. All'interno di tali aree è importante non apporre alcun segno di scrittura che potrebbe pregiudicare il corretto funzionamento del lettore.

> **Si raccomanda quindi di non apporre alcun segno al di fuori delle caselle previste e di non sgualcire o piegare la scheda.**

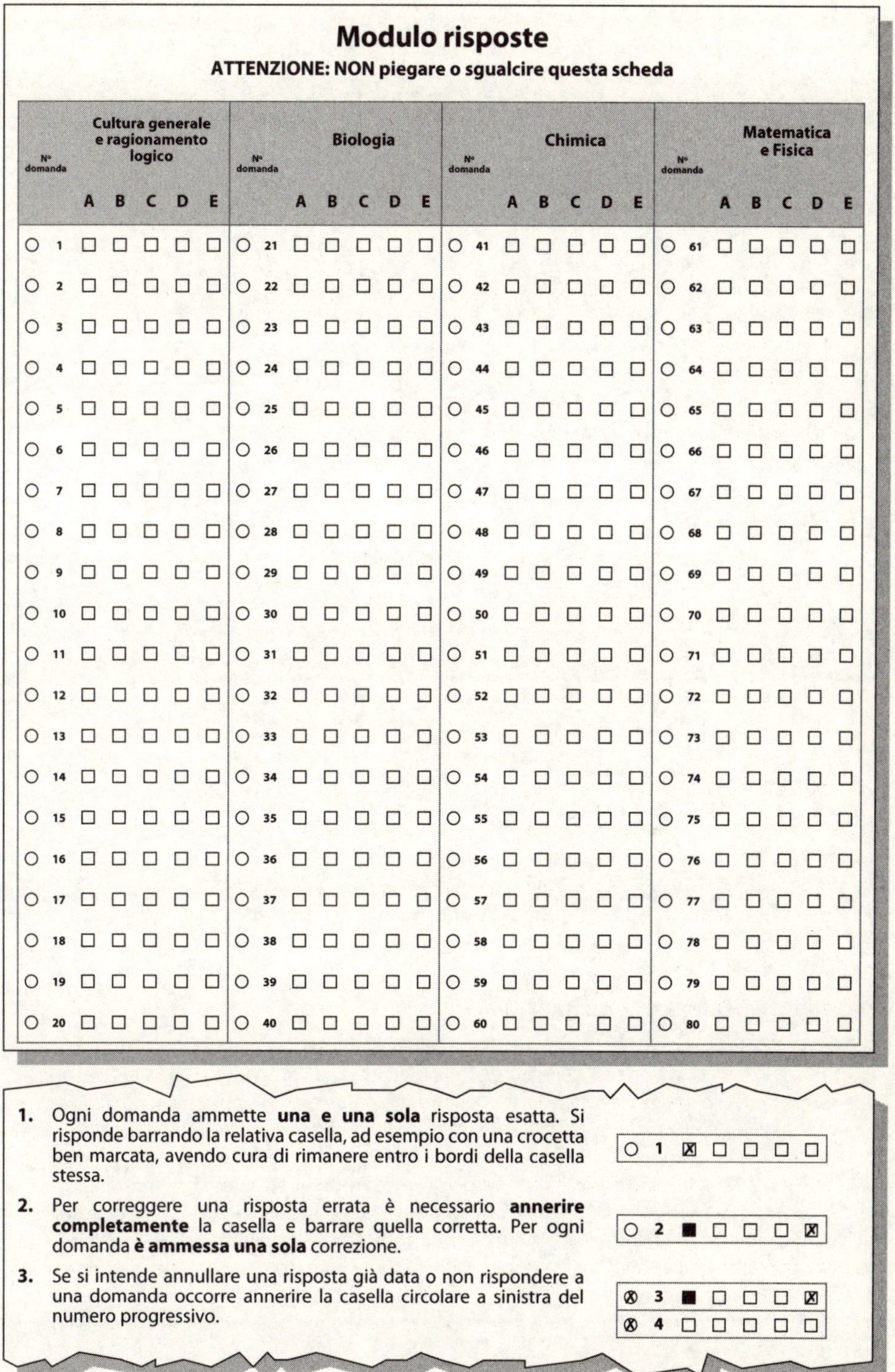

Modulo risposte

ATTENZIONE: NON piegare o sgualcire questa scheda

	Cultura generale e ragionamento logico						Biologia						Chimica						Matematica e Fisica				
Nº domanda	A	B	C	D	E	Nº domanda	A	B	C	D	E	Nº domanda	A	B	C	D	E	Nº domanda	A	B	C	D	E
○ 1	☐	☐	☐	☐	☐	○ 21	☐	☐	☐	☐	☐	○ 41	☐	☐	☐	☐	☐	○ 61	☐	☐	☐	☐	☐
○ 2	☐	☐	☐	☐	☐	○ 22	☐	☐	☐	☐	☐	○ 42	☐	☐	☐	☐	☐	○ 62	☐	☐	☐	☐	☐
○ 3	☐	☐	☐	☐	☐	○ 23	☐	☐	☐	☐	☐	○ 43	☐	☐	☐	☐	☐	○ 63	☐	☐	☐	☐	☐
○ 4	☐	☐	☐	☐	☐	○ 24	☐	☐	☐	☐	☐	○ 44	☐	☐	☐	☐	☐	○ 64	☐	☐	☐	☐	☐
○ 5	☐	☐	☐	☐	☐	○ 25	☐	☐	☐	☐	☐	○ 45	☐	☐	☐	☐	☐	○ 65	☐	☐	☐	☐	☐
○ 6	☐	☐	☐	☐	☐	○ 26	☐	☐	☐	☐	☐	○ 46	☐	☐	☐	☐	☐	○ 66	☐	☐	☐	☐	☐
○ 7	☐	☐	☐	☐	☐	○ 27	☐	☐	☐	☐	☐	○ 47	☐	☐	☐	☐	☐	○ 67	☐	☐	☐	☐	☐
○ 8	☐	☐	☐	☐	☐	○ 28	☐	☐	☐	☐	☐	○ 48	☐	☐	☐	☐	☐	○ 68	☐	☐	☐	☐	☐
○ 9	☐	☐	☐	☐	☐	○ 29	☐	☐	☐	☐	☐	○ 49	☐	☐	☐	☐	☐	○ 69	☐	☐	☐	☐	☐
○ 10	☐	☐	☐	☐	☐	○ 30	☐	☐	☐	☐	☐	○ 50	☐	☐	☐	☐	☐	○ 70	☐	☐	☐	☐	☐
○ 11	☐	☐	☐	☐	☐	○ 31	☐	☐	☐	☐	☐	○ 51	☐	☐	☐	☐	☐	○ 71	☐	☐	☐	☐	☐
○ 12	☐	☐	☐	☐	☐	○ 32	☐	☐	☐	☐	☐	○ 52	☐	☐	☐	☐	☐	○ 72	☐	☐	☐	☐	☐
○ 13	☐	☐	☐	☐	☐	○ 33	☐	☐	☐	☐	☐	○ 53	☐	☐	☐	☐	☐	○ 73	☐	☐	☐	☐	☐
○ 14	☐	☐	☐	☐	☐	○ 34	☐	☐	☐	☐	☐	○ 54	☐	☐	☐	☐	☐	○ 74	☐	☐	☐	☐	☐
○ 15	☐	☐	☐	☐	☐	○ 35	☐	☐	☐	☐	☐	○ 55	☐	☐	☐	☐	☐	○ 75	☐	☐	☐	☐	☐
○ 16	☐	☐	☐	☐	☐	○ 36	☐	☐	☐	☐	☐	○ 56	☐	☐	☐	☐	☐	○ 76	☐	☐	☐	☐	☐
○ 17	☐	☐	☐	☐	☐	○ 37	☐	☐	☐	☐	☐	○ 57	☐	☐	☐	☐	☐	○ 77	☐	☐	☐	☐	☐
○ 18	☐	☐	☐	☐	☐	○ 38	☐	☐	☐	☐	☐	○ 58	☐	☐	☐	☐	☐	○ 78	☐	☐	☐	☐	☐
○ 19	☐	☐	☐	☐	☐	○ 39	☐	☐	☐	☐	☐	○ 59	☐	☐	☐	☐	☐	○ 79	☐	☐	☐	☐	☐
○ 20	☐	☐	☐	☐	☐	○ 40	☐	☐	☐	☐	☐	○ 60	☐	☐	☐	☐	☐	○ 80	☐	☐	☐	☐	☐

1. Ogni domanda ammette **una e una sola** risposta esatta. Si risponde barrando la relativa casella, ad esempio con una crocetta ben marcata, avendo cura di rimanere entro i bordi della casella stessa.
2. Per correggere una risposta errata è necessario **annerire completamente** la casella e barrare quella corretta. Per ogni domanda **è ammessa una sola** correzione.
3. Se si intende annullare una risposta già data o non rispondere a una domanda occorre annerire la casella circolare a sinistra del numero progressivo.

Esempio di scheda delle risposte con possibilità di correzione ed estratto di istruzioni per la corretta compilazione della scheda.

parte prima

BIOLOGIA

Quesiti

1 **Il saccarosio è:**

- A un disaccaride formato da glucosio e fruttosio
- B un disaccaride formato da glucosio e ribosio
- C un polisaccaride del glucosio
- D un polisaccaride del glucosio e del galattosio
- E un isomero del glucosio

2 **Quale delle seguenti macromolecole è un omopolimero?**

- A Il glicogeno
- B Il DNA
- C L'emoglobina
- D L'RNA
- E Una glicoproteina

3 **Si definiscono amminoacidi essenziali quelli che:**

- A contengono solo gruppi laterali apolari
- B sono presenti in tutte le proteine
- C hanno un elevato contenuto energetico
- D non possono essere sintetizzati dall'organismo umano
- E sono indispensabili per definire la struttura proteica

4 **Tra le tante funzioni svolte dalle proteine, le più importanti sono:**

- A enzimatiche e strutturali
- B di accumulare e cedere energia
- C scheletriche
- D di mantenere costante la temperatura corporea
- E di contenere informazioni ereditarie

5 **I trigliceridi sono formati da:**

- A una molecola di glicerolo e tre di acidi grassi
- B tre molecole di glicerolo e una di acidi grassi
- C tre molecole di glicerolo e tre di acidi grassi
- D tre monogliceridi
- E una molecola di zucchero e tre di acidi grassi

6 **L'ordine di grandezza delle dimensioni delle cellule umane è:**

A il millimetro
B il dalton
C il micron
D l'angstrom
E il microlitro

7 **Tutte le cellule batteriche sono sprovviste di:**

A parete
B ribosomi
C DNA
D nucleolo
E membrana plasmatica

8 **I ribosomi sono organelli cellulari:**

A interessati alla sintesi delle proteine
B interessati alla respirazione cellulare
C presenti solo nelle cellule eucariotiche
D presenti solo nelle cellule procariotiche
E interessati al processo di glicolisi

9 **Dove esplica la sua attività l'enzima catalasi?**

A Perossisomi
B Mitocondri
C Apparato di Golgi
D Lisosomi
E Cloroplasti

10 **Quali delle seguenti correlazioni è errata?**

A Virus / RNA
B Batteri / parete cellulare
C Batteri / DNA circolare
D Eucarioti / mitocondri
E Virus / ribosomi

11 **Quale delle seguenti affermazioni riguardanti la cellula vegetale è vera?**

A Ha centrioli simili a quelli delle cellule animali
B Ha la tipica organizzazione dei procarioti
C Immagazzina acqua e sostanze nutritive di riserva nei vacuoli
D È l'unica a essere circondata da una parete
E Non possiede mitocondri

12 **Una mutazione puntiforme può essere definita come la modifica:**

A di un solo cromosoma
B di un solo gene
C dell'intero assetto cromosomico
D di un solo nucleotide del DNA
E di un punto nel citoplasma cellulare

13 **Se un prelievo di sangue, dopo aggiunta di anticoagulante, viene diluito 5 volte in acqua, cosa succede al plasma e alle cellule?**

A La soluzione diviene ipertonica e le cellule si raggrinziscono
B Il pH del plasma aumenta
C Il pH del plasma diminuisce
D La soluzione diviene ipotonica e le cellule scoppiano
E Si degradano le proteine del plasma, come l'albumina

14 **Il trasporto di una sostanza attraverso una membrana, che avviene contro gradiente di concentrazione, è detto:**

A endocitosi
B tropismo
C diffusione facilitata
D trasporto passivo
E trasporto attivo

15 **L'etmoide è:**

A un osso dell'arto superiore
B un osso dell'arto inferiore
C un osso del cranio
D un osso della mano
E un osso della gabbia toracica

16 **Gli istoni sono:**

A proteine costituenti la cromatina nucleare
B proteine che delimitano i pori nucleari
C peptidi degradati nei lisosomi
D enzimi coinvolti nella duplicazione del DNA
E i principali costituenti della membrana citoplasmatica

17 **La cellula ricava energia attraverso:**

A riscaldamento
B rottura di legami chimici
C sintesi dei lipidi
D la fermentazione esclusivamente
E sintesi delle proteine

18 **La respirazione cellulare è:**

A un processo che avviene nelle cellule polmonari durante l'inspirazione
B un processo che utilizza O_2 all'interno dei mitocondri
C una catena di enzimi che degradano gli organuli cellulari
D sinonimo di glicolisi
E nessuna delle altre risposte è corretta

PARTE PRIMA

19 **La fotosintesi è:**

- A un processo per la produzione di radiazione luminosa
- B il processo attraverso il quale si trasforma energia luminosa in energia chimica
- C propria degli eucarioti
- D una funzione di tutti i batteri
- E un processo simile alla respirazione (consuma O_2 e produce CO_2), esclusivo delle piante

20 **Quale delle seguenti affermazioni sul metabolismo cellulare è falsa?**

- A La quantità di energia utilizzabile prodotta dalla respirazione cellulare è maggiore di quella prodotta dalla glicolisi
- B I prodotti della glicolisi possono essere usati sia nella respirazione cellulare che nel processo di fermentazione
- C Sia la respirazione cellulare che la fermentazione richiedono ossigeno come accettore di elettroni
- D Sia la respirazione cellulare che la fermentazione coinvolgono parecchie reazioni biochimiche
- E Gli animali possono ottenere energia dai prodotti della fotosintesi

21 **Uno zucchero in quantità nota, bruciato in una bomba calorimetrica fino a CO_2 e H_2O, produce 999 kJ di energia. La stessa quantità dello stesso zucchero mediante il processo di respirazione cellulare produce 13 moli di ATP. Se per produrre una mole di ATP sono necessari 31 kJ, quale è l'efficienza della respirazione?**

- A Circa 50%
- B Circa 60%
- C Circa 30%
- D Circa 40%
- E Circa 10%

22 **Una cellula aploide differisce da una diploide perché contiene:**

- A una quantità dimezzata di DNA
- B una quantità doppia di DNA
- C una quantità dimezzata di proteine
- D nessuna della altre risposte è corretta
- E una quantità dimezzata di RNA

23 **In una cellula animale in metafase mitotica possiamo trovare:**

- A una coppia di centrioli in ogni centro di organizzazione dei microtubuli
- B due coppie di centrioli localizzati nella piastra metafasica
- C una coppia di centrioli nel nucleo
- D un centriolo in ogni centro di organizzazione dei microtubuli
- E nessun centriolo

24 **I cromosomi sono:**

- A organelli citoplasmatici
- B sinonimo di ribosomi
- C granuli di cromatina nella cellula interfasica
- D strutture filamentose contenenti DNA e RNA
- E strutture filamentose contenenti DNA

25 **È considerata una reazione immunopatologica:**

A la glicemia
B la nefrite
C la sterilità
D l'allergia
E l'acloridria

26 **La metafase I e la metafase II fanno parte:**

A della mitosi
B della meiosi
C dell'interfase
D della fase G0
E della citodieresi

27 **La riproduzione sessuata avviene per:**

A frammentazione di un'unica cellula
B fusione di due cellule diploidi
C scissione di una cellula diploide
D rigenerazione di un corredo diploide da un'unica cellula aploide
E fusione di due cellule aploidi

28 **La fase della meiosi in cui si verifica il "crossing-over" è detta:**

A diplotene
B anafase
C profase I
D leptotene
E metafase

29 **La "ricombinazione" tra due geni è minima quando i geni sono localizzati:**

A sullo stesso cromosoma a grande distanza tra loro
B sullo stesso cromosoma a piccola distanza tra loro
C su cromosomi diversi
D uno sul cromosoma X e l'altro sul cromosoma Y
E uno sul cromosoma X e l'altro su un autosoma

30 **Indicando con C il contenuto in DNA di un gamete, una cellula somatica in metafase ha un contenuto in DNA pari a:**

A C B 2C C 3C D 4C E 0,5 C

31 **I soggetti affetti dalla sindrome di Down sono caratterizzati dalla seguente anomalia cromosomica:**

A hanno 21 cromosomi in ogni cellula
B hanno un cromosoma 21 in più
C hanno un cromosoma 21 in meno
D hanno 21 copie del cromosoma 3
E sono privi di entrambi i cromosomi 21

PARTE PRIMA

32 **Una cellula umana con 22 autosomi e un cromosoma Y è:**

A un uovo
B una cellula anomala
C uno spermatozoo
D una cellula somatica di un maschio
E uno zigote

33 **Per fenotipo si intende:**

A la capacità di un organismo di adattarsi all'ambiente
B l'insieme delle informazioni genetiche contenute nei cromosomi
C il numero di cromosomi caratteristico della specie
D una tappa nel processo di formazione di una nuova specie vivente
E l'insieme delle caratteristiche di un organismo, risultanti dall'interazione fra geni e ambiente

34 **Un allele che si esprime sia in forma omozigote che eterozigote, è detto:**

A recessivo
B dominante
C aploide
D diploide
E allelico

35 **Un paziente affetto da malattia autosomica recessiva è:**

A eterozigote
B omozigote dominante
C emizigote
D omozigote recessivo
E eterogeneo

36 **Dall'incrocio di due eterozigoti Bb quale percentuale di omozigoti si ottiene?**

A 25%
B 50%
C 5%
D 75%
E 0%

37 **Nella specie umana l'allele T che dà sensibilità alla feniltiocarbamide (una sostanza di sapore amaro) è dominante sull'allele t che dà insensibiità. Un uomo sensibile sposa una donna non sensibile; hanno un figlio sensibile. Da tali dati si può dedurre con sicurezza:**

A il genotipo del figlio è Tt
B il genotipo della madre è Tt
C il genotipo del figlio è TT
D il genotipo del padre è Tt
E il genotipo del padre è tt

38 **Una donna con sei dita in ogni mano e in ogni piede ha già generato 5 figli, tutti senza questa anomalia. Sapendo che la donna è eterozigote, che il carattere che determina la formazione di sei dita è dominante e che il padre dei bambini non ha questa anomalia, qual è la probabilità che un sesto figlio di questi genitori abbia sei dita?**

A 25%
B 50%
C Meno del 25%
D 10%
E 5%

39 **I gruppi sanguigni dei figli di genitori con gruppo sanguigno AB (A e B alleli codominanti) saranno:**

A 25% A, 50% AB, 25% B
B 50% A e 50% B
C 100% AB
D 25% A, 25% AB, 25% B, 25% 0
E non si può prevedere

40 **L'acondroplasia è una patologia che causa il nanismo, dovuta a una scarsa o mancata produzione di condrina, una proteina prodotta dalle cellule che formano la cartilagine delle ossa lunghe. Tale patologia è trasmessa dai genitori ai figli in quanto:**

A la patologia è infettiva per cui la madre infetta il figlio durante la gestazione
B la patologia deriva da carenza di vitamine e sali minerali nella dieta della madre durante la gestazione
C la madre non fa sufficiente esercizio fisico durante la gravidanza limitando così la crescita delle ossa lunghe del figlio
D essendo la condrina una proteina, per la sua produzione è necessaria una corretta informazione genetica data dal DNA
E l'ambiente di vita dei genitori durante la gravidanza era fortemente inquinato

41 **La fenilchetonuria (PKU) è una malattia autosomica recessiva. Se due genitori sani hanno un bambino affetto da PKU, quali sono i loro genotipi rispetto a PKU?**

A Ambedue eterozigoti; cioè portatori di un allele normale e un allele mutato
B Un genitore omozigote per l'allele mutato e l'altro omozigote per l'allele normale
C La madre portatrice di un allele normale su un cromosoma X e di un allele mutato sull'altro cromosoma X, e il padre portatore dell'allele mutato sul cromosoma X
D Non si può dedurre
E Un genitore omozigote per l'allele normale, l'altro eterozigote

42 **Una coppia vuole avere due figli dello stesso sesso: quanti figli deve avere per essere sicura che almeno due siano dello stesso sesso?**

A 2
B 10
C 4
D Non si può stabilire
E 3

43 **Perché le mutazioni recessive possono risultare più nocive se sono omozigotiche?**
- A Perché esiste un sinergismo tra mutazioni recessive e condizioni di omozigosi
- B Perché gli omozigoti sono molto rari
- C Perché la condizione di eterozigosi guarisce la mutazione
- D Perché nella condizione di omozigosi manca l'allele sano
- E È falso che le mutazioni recessive possano essere più nocive in omozigosi

44 **I gemelli biovulari hanno sesso:**
- A talvolta uguale, talvolta diverso
- B dipende da quale ovulo viene fecondato
- C sempre maschile
- D sempre uguale
- E sempre diverso

45 **Quale tra le seguenti malattie dell'uomo NON è una malattia ereditaria?**
- A Anemia falciforme
- B Fibrosi cistica
- C Distrofia muscolare
- D Sindrome di Tay-Sachs
- E Sindrome di Turner

46 **"Ogni individuo possiede nelle cellule somatiche due alleli per ciascun carattere autosomico, ma nei suoi gameti se ne riscontra uno solo." Ciò è dovuto:**
- A all'epistasi
- B alla segregazione
- C all'eredità poligenica
- D ai caratteri multiallelici
- E all'assortimento indipendente

47 **I nucleotidi che costituiscono il DNA sono formati dalle seguenti molecole:**
- A acido fosforico, desossiribosio e una base azotata fra adenina, guanina, citosina e uracile
- B acido fosforico, ribosio e una base azotata fra adenina, guanina, citosina e timina
- C acido fosforico, ribosio e una base azotata fra adenina, guanina, citosina e uracile
- D acido fosforico, desossiribosio e una base azotata fra adenina, guanina, citosina e timina
- E due molecole di acido fosforico, desossiribosio e una base azotata fra adenina, guanina, citosina e timina

48 **Sia il seguente tratto di DNA:**

ATT GGC AGC CCC ATG

e la corrispondente sequenza che deriva dalla sua duplicazione

TAA CCG TCG GCC TAC

Quale tripletta della sequenza duplicata non è stata scritta in modo CORRETTO?
- A GCC
- B TAC
- C TAA
- D CCG
- E TCG

49 **La cromatina è:**

- A il complesso costituito da DNA, proteine acide e basiche e RNA
- B il complesso costituito da RNA e DNA
- C il complesso costituito da ribosomi e RNA messaggero
- D il complesso nucleoproteico costituito da DNA e istoni
- E il complesso costituito da RNA, DNA e proteine acide

50 **La replicazione del DNA è detta semiconservativa perché:**

- A di ogni nucleotide viene conservata la parte purinica o pirimidinica
- B in ogni molecola figlia solo uno dei due filamenti è di nuova sintesi
- C di ogni nucleotide viene conservata la parte glucidica
- D una parte variabile del DNA parentale viene conservata nella generazione successiva
- E circa la metà della sequenza nucleotidica del DNA di nuova sintesi è uguale a quella parentale

51 **In una molecola di RNA due nucleotidi adiacenti sono uniti tra loro da:**

- A un legame peptidico
- B un legame idrogeno
- C forze di van der Waals
- D un legame fosfodiesterico
- E un ponte disolfuro

52 **Come viene definita la sintesi di RNA a partire da DNA?**

- A Trasformazione
- B Traduzione
- C Replicazione
- D Duplicazione
- E Trascrizione

53 **Il codice genetico è organizzato in:**

- A triplette di amminoacidi
- B triplette di nucleotidi
- C coppie di nucleotidi
- D coppie di basi azotate
- E coppie di amminoacidi

54 **Il prodotto della traduzione dell'RNA messaggero è:**

- A uno zucchero
- B un fosfolipide
- C un altro RNA
- D una molecola di DNA
- E una proteina

55 **Per tRNA si intende:**

- A l'RNA ribosomiale
- B la molecola di RNA che trasporta un mRNA
- C la RNA polimerasi
- D la molecola di RNA deputata al trasferimento degli amminoacidi
- E la molecola di RNA presente nei retrovirus

56 Il codice genetico nell'uomo prevede i codoni stop?

A Sempre
B In caso di malattie metaboliche
C Mai
D Solo durante la vecchiaia
E Solo durante l'accrescimento

57 Qual è la lunghezza massima della catena polipeptidica codificata da un frammento di mRNA di 15 nucleotidi?

A 10 aminoacidi
B 5 aminoacidi
C 13 aminoacidi
D 3 aminoacidi
E 15 aminoacidi

58 In assenza di mutazioni genetiche, le cellule eucariotiche generate per mitosi dalla stessa cellula progenitrice:

A hanno un contenuto di DNA dimezzato rispetto alla cellula madre
B mantengono sia lo stesso genotipo che lo stesso fenotipo della cellula madre
C mantengono lo stesso fenotipo della cellula madre
D hanno un contenuto di DNA pari al doppio rispetto alla cellula madre
E hanno lo stesso genotipo della cellula madre

59 In quali dei seguenti organismi il materiale genetico è costituito da RNA?

A Virus
B Prioni
C Procarioti
D Retrovirus
E Batteri

60 Un elemento genetico contenuto in una cellula ospite, che si replica indipendentemente dai cromosomi dell'ospite si definisce:

A plastide
B plasmide
C poligenico
D oligomero
E transgene

61 L'industria farmaceutica deve continuamente produrre nuovi antibiotici perché i batteri a essi sensibili nel giro di qualche anno diventano in grado di resistere a tali farmaci. Ciò avviene perché:

A con il passare del tempo, tutti i batteri si sono abituati all'antibiotico
B la presenza dell'antibiotico induce mutazioni che conferiscono resistenza all'antibiotico
C la selezione naturale ha eliminato i batteri meno nocivi
D la selezione naturale favorisce i batteri che presentano naturalmente resistenza agli antibiotici
E l'antibiotico ha subito una mutazione e non è più efficace

62 **Per specie si intende:**

- A un gruppo di individui capaci di riprodursi per incrocio e generare prole fertile
- B un gruppo di individui fenotipicamente simili
- C un gruppo di individui genotipicamente identici
- D un gruppo di individui fenotipicamente identici
- E un gruppo di individui che vivono nello stesso habitat

63 **"La marmotta, mammifero placentato, e il vombato, mammifero marsupiale, hanno raggiunto evolutivamente un aspetto molto simile". Quale delle seguenti affermazioni in merito a questo brano è corretta?**

- A Ciò vuol dire che, accoppiandosi tra loro, marmotta e vombato possono dare una specie con caratteri intermedi
- B Ciò vuol dire che il vombato rappresenta una sottospecie della marmotta
- C Quello descritto è un esempio di evoluzione convergente
- D Quello descritto è un esempio di diffusione adattativa
- E Quello descritto è un esempio di confluenza adattativa

64 **Quale dei seguenti organismi NON è autotrofo?**

- A Cactus
- B Cianobatterio
- C Pesce
- D Palma
- E Fitoplancton

65 **Gli organi riproduttori maschili del fiore si chiamano:**

- A petali
- B stomi
- C pistilli
- D stili
- E stami

66 **Sia l'epidermide superiore che quella inferiore di una foglia presentano uno strato continuo di sostanza cerosa, che forma:**

- A la lenticella
- B la cuticola
- C il picciuolo
- D nessuna delle altre risposte è corretta
- E il sughero

67 **I mammiferi sono:**

- A ovipari
- B ovovivipari
- C vivipari
- D alcuni ovipari, la maggior parte vivipari
- E alcuni vivipari, la maggior parte ovipari

68 **La sanguisuga è:**

- **A** un mollusco
- **B** un verme
- **C** un ventoso
- **D** un anfibio
- **E** un cefalopode

69 **Le mandorle sono amare o dolci in base alla presenza e alla quantità di amigdalina, un composto che porta alla liberazione di acido cianidrico (cianuro), tossico anche in piccole quantità. Il sapore amaro probabilmente rappresenta un vantaggio poiché ne scoraggia il consumo. Le mandorle dolci, originatesi in seguito ad una mutazione che inibisce la produzione di amigdalina, furono raccolte dall'uomo, consumate e anche coltivate, dapprima casualmente, poi consapevolmente. Questo è considerato un processo di:**

- **A** selezione naturale
- **B** speciazione
- **C** produzione di organismi geneticamente modificati (OGM)
- **D** selezione artificiale
- **E** adattamento

70 **Che cos'è una larva?**

- **A** Un organismo anfibio
- **B** Un qualsiasi organismo giovane
- **C** Un qualsiasi organismo che non ha ancora raggiunto la maturità sessuale
- **D** Una forma immatura di alcune specie, che subirà forti trasformazioni per raggiungere la forma adulta
- **E** Lo stadio finale della metamorfosi di un anfibio

71 **I parassiti e i saprofiti:**

- **A** si nutrono di organismi morti
- **B** necessitano di materiale organico
- **C** uccidono la cellula ospite
- **D** recano vantaggi alla cellula ospite
- **E** sono importanti per la degradazione della sostanza organica non vivente presente nel suolo

72 **In una pianta:**

- **A** le cellule dei tessuti fotosintetici possiedono cloroplasti, quelle dei tessuti di riserva mitocondri
- **B** le cellule vegetali non hanno mitocondri
- **C** tutte le cellule possiedono cloroplasti ma non mitocondri
- **D** tutte le cellule possiedono sia cloroplasti che mitocondri
- **E** le cellule dei tessuti fotosintetici possiedono sia cloroplasti che mitocondri

73 **I batteri azotofissatori:**

- **A** sono batteri patogeni per le piante, in grado di provocare malformazioni radicali
- **B** decompongono la sostanza organica di cui sono costituiti gli organismi morti
- **C** alterano con la loro presenza gli ecosistemi, impedendo il riciclo dell'azoto
- **D** trasformano i sali dell'azoto presente nel suolo in azoto gassoso assorbibile dalle radici delle piante
- **E** trasformano l'azoto atmosferico in composti nutritivi utilizzabili dalle piante

74 **In Botanica si definisce frutto la struttura originata dall'ingrossamento dell'ovario conseguente alla fecondazione. Quale, tra quelli elencati, è un frutto in senso botanico?**

A Fragola B Ananas C Mela D Pomodoro E Pera

75 **Per fototropismo si intende:**

A il movimento di reazione agli stimoli sonori
B la proprietà delle piante di orientarsi verso la luce
C lo svolgersi della fotosintesi clorofilliana
D la proprietà di colorarsi di una cellula animale
E la proprietà degli animali di orientarsi verso la luce

76 **Considerando lo schema della figura, quale foglietto embrionale non è rappresentato nelle strutture 3 e 4?**

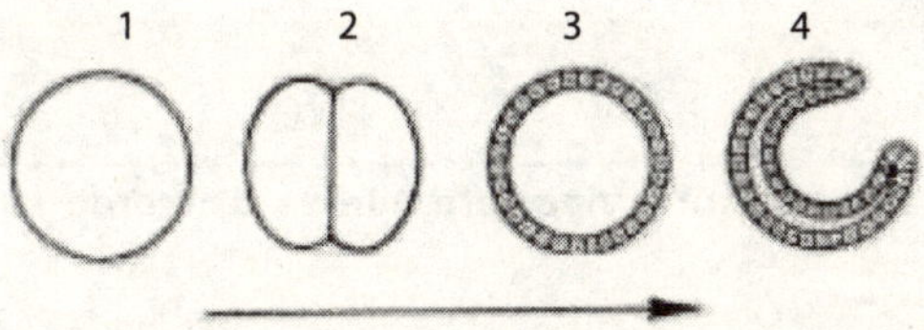

A Ectoderma
B Mesoderma
C Endoderma
D Epidermide
E Blastocele

77 **Il tessuto epiteliale è:**

A un tessuto con funzioni di rivestimento e di secrezione
B un tessuto avente solo funzione di protezione
C un tessuto formato da neuroni e da cellule accessorie con cui sono a contatto
D un tessuto che ha solo funzione di sostegno
E un tessuto avente solo funzione di secrezione

78 **Quali cellule umane, tra quelle elencate, contengono il maggior numero di mitocondri?**

A Globuli rossi
B Cellule del muscolo cardiaco
C Globuli bianchi
D Cellule della mucosa orale
E Cellule dello strato corneo dell'epidermide

79 **Quale fra i seguenti NON è un osso del corpo umano?**

A Martello
B Staffa
C Incudine
D Timpano
E Capitato

80 **Che cosa sono gli osteoclasti?**

A Cellule tipiche del tessuto osseo secernenti la matrice dell'osso
B Cellule capaci di erodere la matrice dell'osso
C Cellule tipiche dei tessuti embrionali
D Cellule del connettivo che producono le fibre proteiche di questo tessuto
E Cellule del midollo che stimolano la produzione dell'osso

81 **In quale regione della colonna vertebrale cinque vertebre sono fuse insieme in un unico blocco?**

A Regione sacrale
B Regione toracica
C Regione cervicale
D Regione lombare
E Coccige

82 **Quale delle cinque parole sotto riportate non va d'accordo con le altre quattro, affini invece tra loro?**

A Perone
B Omero
C Tibia
D Rotula
E Metatarso

83 **I legamenti servono a:**

A garantire l'azione contrattile del muscolo sulla superficie articolare dell'osso
B legare i muscoli scheletrici tra di loro
C connettere i muscoli scheletrici alle ossa
D connettere le ossa tra loro, mantenendole in posizione appropriata
E assicurare la giusta tensione alla muscolatura liscia

84 **La parte appendicolare del nostro scheletro è formata da:**

A arti superiori
B nessuna delle altre risposte è corretta
C arti superiori e arti inferiori
D sterno e coste
E colonna vertebrale e cranio

85 **La striatura in bande chiare e scure della muscolatura scheletrica è dovuta alla:**

A disposizione spaziale delle molecole di actina all'interno del sarcomero
B disposizione spaziale delle molecole di miosina all'interno del sarcomero
C costanza della distanza compresa tra le linee Z del sarcomero
D variabilità periodica della distanza compresa tra le linee Z del sarcomero
E disposizione spaziale delle molecole di actina e miosina all'interno del sarcomero

86 Quale, tra le seguenti affermazioni riferite a un tessuto e all'organo che lo contiene, è corretta?

A Entrambi provengono sicuramente dallo stesso foglietto embrionale
B Le cellule che costituiscono tessuto e organo hanno soppresso gli stessi geni
C Le cellule che costituiscono entrambi svolgono esattamente le stesse funzioni
D Entrambi sono costituiti da cellule
E Entrambi sono costituiti da cellule ugualmente differenziate

87 Quale delle seguenti affermazioni riguardanti l'arteria polmonare è corretta?

A Porta sangue ricco di CO_2 ai polmoni, partendo dal ventricolo destro
B Porta sangue ricco di O_2 ai polmoni, partendo dal ventricolo destro
C Porta sangue ricco di O_2 ai polmoni, partendo dal ventricolo sinistro
D Porta sangue ricco di CO_2 ai polmoni, partendo dal ventricolo sinistro
E Porta sangue ricco di O_2 al cuore, partendo dai polmoni

88 Il cuore:

A è avvolto dal pericondrio
B ha un ritmo non controllabile dal sistema nervoso
C ha un ritmo fisiologico di circa 70 battiti/min
D ha un ritmo fisiologico di circa 30 battiti/min
E è avvolto dal peritoneo

89 Qual è normalmente il volume del sangue circolante in un uomo adulto di corporatura media?

A 1/2 litro
B 5 litri
C 1 litro
D 10 litri
E 12 litri

90 La stenosi delle valvole cardiache è causata da rigidità e calcificazione dei loro lembi e conseguente riduzione del flusso sanguigno attraverso di esse. La stenosi mitralica comporta riduzione del flusso sanguigno tra:

A atrio destro e ventricolo destro
B ventricolo sinistro e aorta
C atrio sinistro e ventricolo sinistro
D atrio sinistro e atrio destro
E atrio destro e ventricolo sinistro

91 Se la temperatura corporea di un individuo supera i 37°C, i sistemi di controllo dell'omeostasi fanno sì che nel suo organismo si verifichi:

A dilatazione dei vasi sanguigni
B assenza di sudorazione
C costrizione dei vasi sanguigni
D aumento dell'attività respiratoria
E diminuzione del flusso sanguigno verso l'apparato cutaneo

92 **Il termine azotemia indica:**

A la concentrazione di azoto nell'urina
B la concentrazione di azoto nelle feci
C la concentrazione di azoto nel sangue
D la concentrazione di azoto nelle cellule
E la concentrazione di azoto nelle ossa

93 **Ad altitudini elevate, come in montagna, l'aria è rarefatta e la pressione parziale di O_2 è più bassa di quella riscontrabile al livello del mare. Queste condizioni possono causare malesseri come nausea e vertigini. Quale dei seguenti fenomeni si riscontra con l'acclimatazione all'altitudine?**

A Una diminuzione del numero dei globuli rossi
B Una riduzione della pressione sanguigna
C Un aumento del numero dei globuli rossi
D La vasodilatazione dei capillari periferici
E Una diminuzione della frequenza respiratoria

94 **L'amilasi è un enzima secreto da:**

A pancreas
B fegato
C stomaco
D ghiandola lacrimale
E surrene

95 **Che destino hanno, durante la digestione, amido, glicogeno e cellulosa contenuti negli alimenti di cui ci nutriamo?**

A Solo il glicogeno e l'amido vengono idrolizzati con rilascio di glucosio, mentre la cellulosa è eliminata con le feci
B Solo il glicogeno viene idrolizzato; amido e cellulosa sono eliminati come tali nelle feci
C Solo la cellulosa è idrolizzata con rilascio di fruttosio; amido e glicogeno sono eliminati come tali nelle feci
D Amido e cellulosa sono idrolizzati con rilascio di fruttosio, mentre il glicogeno è idrolizzato con rilascio di glucosio
E Sono tutti e tre idrolizzati con rilascio di glucosio

96 **La colecisti ha la funzione:**

A di produrre la bile
B di conservare bile ed enzimi digestivi
C di conservare la bile
D di purificare il sangue
E di produrre bile ed enzimi digestivi

97 **Durante la digestione, qual è la funzione dell'enzima pepsina?**

A Nello stomaco, comincia la digestione chimica dei carboidrati
B Nello stomaco, stimola la secrezione dei succhi gastrici
C Nell'intestino, idrolizza peptidi proteici in catene più corte
D Nello stomaco, idrolizza le catene proteiche in peptidi più corti
E Nell'intestino, stimola la digestione dei grassi insaturi

98 **I glomeruli fanno parte del:**
- A fegato
- B pancreas
- C sangue
- D polmone
- E rene

99 **Le gonadi maschili sono situate:**
- A nella cavità addominale
- B nella cavità pelvica
- C nessuna delle altre risposte è corretta
- D all'esterno
- E all'interno dell'epididimo

100 **La placenta è:**
- A il liquido entro cui si sviluppa l'embrione
- B un ormone
- C l'organo di connessione tra madre e feto
- D una vitamina
- E un enzima salivare

101 **Se un neurone riceve due segnali, entrambi al di sotto del livello di soglia ma distanziati da un brevissimo intervallo di tempo, come si comporta?**
- A Trasmette entrambi i segnali in rapida successione
- B Trasmette un unico impulso, corrispondente alla somma dei due segnali ricevuti
- C Trasmette solo il primo segnale
- D Trasmette solo il secondo segnale
- E Non trasmette alcun segnale

102 **I nervi cranici sono:**
- A 10 paia
- B 8 paia
- C 6 paia
- D 25
- E 12 paia

103 **La mielina è:**
- A una fibra nervosa
- B una sostanza vegetale derivante dal miele
- C una sostanza bianca che ricopre la fibra nervosa
- D una vitamina
- E la "sostanza grigia" del sistema nervoso

104 **La struttura dell'occhio utile a mettere a fuoco gli oggetti è:**
- A il cristallino
- B l'iride
- C la retina
- D i coni e i bastoncelli
- E la cornea

105 **I canali semicircolari sono condotti situati all'interno dell'osso temporale; la loro funzione è:**

- A percepire i suoni per altezza e intensità
- B equilibrare la pressione atmosferica ai due lati del timpano
- C vibrare se sollecitati dalle onde sonore
- D convogliare le onde sonore verso il timpano
- E rilevare i cambiamenti di posizione del corpo nello spazio

106 **L'acetilcolina è un:**

- A neurotrasmettitore
- B ormone steroideo
- C enzima del succo enterico
- D pigmento della cute
- E pigmento biliare

107 **Una cellula costituisce il bersaglio di un determinato ormone se:**

- A possiede i recettori capaci di riconoscere e legare l'ormone
- B è situata vicino alla ghiandola endocrina che secerne l'ormone
- C ha una forma che è riconosciuta dall'ormone
- D possiede i geni per la produzione di quell'ormone
- E non è innervata da alcuna terminazione nervosa

108 **Quale dei seguenti NON è un ormone steroideo?**

- A Cortisolo
- B Progesterone
- C Adrenalina
- D Aldosterone
- E Testosterone

109 **Le contrazioni dell'utero prima del parto provocano il rilascio di un ormone ipotalamico da parte della neuroipofisi, l'ossitocina, che determina un aumento delle contrazioni, che a loro volta accentuano la produzione di ossitocina.**
Questo è un esempio di:

- A feedback positivo
- B feedback negativo
- C regolazione nervosa
- D omeostasi
- E arco riflesso

110 **Il pancreas è:**

- A un ormone
- B una ghiandola a secrezione sia interna che esterna
- C una ghiandola solo endocrina
- D una ghiandola solo esocrina
- E la più voluminosa ghiandola del corpo umano

111 Quale di queste è la ghiandola più voluminosa?

A Ipofisi
B Parotide
C Fegato
D Tiroide
E Surrenale

112 Quali sono le cellule del sistema immunitario deputate a produrre le immunoglobuline (o anticorpi)?

A I linfociti B
B I monociti
C I globuli rossi
D I macrofagi
E I linfociti T

113 Una malformazione che compare in un bambino fin dalla nascita certamente:

A è ereditaria
B è congenita
C deriva da una mutazione cromosomica
D deriva da un'aneuploidia
E è di origine genetica

114 Sir A. Fleming vinse il premio Nobel per aver scoperto:

A il lisozima
B la penicillina
C le piastrine
D un liquido di fissaggio
E un ormone surrenalico

115 Per criptorchidismo si intende:

A lo studio dei pipistrelli
B una malformazione dell'uretra
C la mancata discesa del testicolo nella borsa scrotale
D la mancata fusione delle lamine palatine
E la particolare riproduzione di alcuni vegetali

116 Nel 1965 i due scienziati F. Jacob e J. Monod ricevettero il premio Nobel per la medicina per i loro studi su:

A gli enzimi di restrizione
B lo splicing nei geni eucariotici
C il virus HIV
D il sequenziamento del DNA
E l'operone lac nei batteri

117 **Un paziente iperteso presenta disfunzioni organiche che interessano principalmente il sistema:**

A muscolare
B scheletrico
C cardiovascolare
D gastroenterico
E escretore

118 **Quale dei seguenti alimenti è più importante come fonte di glucosio per l'uomo?**

A Il pane
B La carne
C La verdura
D Le uova
E La frutta

119 **La condizione per cui gli oggetti lontani sono visti meglio dei vicini è definita:**

A miopia
B cataratta
C astigmatismo
D ipermetropia
E accomodazione

120 **L'infezione fungina di organi o tessuti viene denominata:**

A narcosi
B virosi
C sepsi
D parassitosi
E micosi

Soluzioni e commenti

1 Il saccarosio è un disaccaride formato da una molecola di glucosio e una di fruttosio; risposta A.

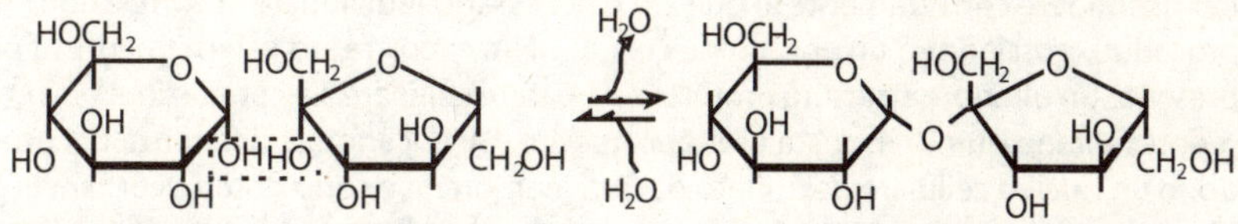

α-glucosio β-fruttosio saccarosio

2 Un omopolimero è un polimero formato dalla ripetizione di monomeri tutti uguali. Il DNA e l'RNA sono formati dalla ripetizione di 4 diversi nucleotidi, le risposte B e D possono quindi essere scartate. Anche le alternative C ed E sono errate, perché l'emoglobina è una proteina e le proteine sono polimeri in cui si alternano 20 diversi amminoacidi. La risposta corretta è la A, infatti il glicogeno è formato da un gran numero di molecole di glucosio legate a formare lunghe catene ramificate.

IL GLICOGENO È UN OMOPOLIMERO

3 Gli amminoacidi che formano le proteine costituiscono una famiglia di 20 composti che contengono i gruppi funzionali amminico e carbossilico. Possiedono inoltre un gruppo R che li differenzia in base alla polarità e alla carica. La metà degli amminoacidi può essere sintetizzata dall'organismo, l'altra metà invece è costituita da amminoacidi che devono essere introdotti nel corpo umano attraverso la dieta: per questo motivo vengono detti essenziali (risposta esatta D).

L'ORGANISMO NON PUÒ

4 Le proteine svolgono numerose e importanti funzioni: sono proteine gli enzimi, gli anticorpi e alcuni ormoni; possono avere funzione strutturale, come costituenti dei tessuti viventi e possono essere recettori cellulari. Questa classe di biomolecole non è invece responsabile dell'informazione ereditaria né dell'accumulo di energia. La risposta corretta è la A.

5 I *trigliceridi* sono esteri di glicerolo con acidi grassi, cioè acidi carbossilici a elevato numero di atomi di carbonio. Il glicerolo è un alcol a tre atomi di C e tre gruppi –OH: nella formazione di un trigliceride, ogni gruppo –OH lega un acido grasso. La risposta corretta è quindi la A.

6 Le risposte B ed E sono da scartare perché il dalton e il litro non sono unità di misura della lunghezza. Il millimetro, il micron (o micrometro) e l'angstrom sono invece unità di misura della lunghezza.

Il millimetro si può facilmente scartare: infatti, se l'ordine di grandezza delle cellule umane fosse il millimetro, queste sarebbero visibili a occhio nudo, cosa che non accade. L'ordine di grandezza delle cellule umane è il micron (o micrometro), pari alla millesima parte del millimetro (10^{-3} mm o 10^{-6} m); risposta C. L'angstrom, invece, pari a 10^{-10} m, è l'ordine di grandezza delle strutture subcellulari.

7 I batteri sono organismi unicellulari *procarioti* privi di organelli (a eccezione dei ribosomi) e di nucleo: hanno, infatti, un'unica molecola circolare di DNA a doppio filamento libera nel citoplasma. I batteri possiedono la membrana plasmatica, il materiale genetico (DNA) e i ribosomi, responsabili della sintesi delle proteine; sono inoltre protetti da una parete cellulare, costituita da peptidoglicano. Non possiedono invece il nucleolo, addensamento presente all'interno del nucleo delle cellule eucariotiche; la risposta corretta è quindi la D.

8 I ribosomi sono organelli cellulari presenti sia nelle cellule procariotiche sia in quelle eucariotiche (le risposte C e D sono quindi errate), responsabili della sintesi delle proteine; risposta A.

9 L'enzima catalasi catalizza la demolizione dei perossidi, composti particolarmente ricchi di ossigeno come il perossido di idrogeno, H_2O_2. I perossidi si formano nel corso di diverse reazioni metaboliche e devono essere demoliti perché, essendo fortemente ossidanti, risultano dannosi per le strutture cellulari. L'enzima catalasi si trova all'interno dei perossisomi, organuli cellulari deputati proprio alla demolizione dei perossidi; risposta A.

10 Per rispondere correttamente al quesito è necessario individuare la correlazione errata. I batteri, procarioti, possiedono un'unica molecola di DNA, circolare, ed esternamente al plasmalemma è presente un'ulteriore struttura protettiva: la parete cellulare. Le correlazioni B e C, corrette, non rappresentano quindi risposta esatta al quesito. Gli eucarioti, a differenza dei procarioti, possiedono un nucleo cellulare delimitato da una membrana e sono dotati di organelli piuttosto complessi, fra cui i mitocondri; anche la risposta D può quindi essere esclusa. I virus sono entità biologiche formate semplicemente da un involucro proteico contenente solamente una molecola di acido nucleico, che può essere DNA oppure RNA; la correlazione virus/RNA è quindi corretta, mentre la correlazione virus/ribosomi è errata; la risposta esatta è quindi la E.

11 La cellula vegetale si differenzia dalla cellula animale per tre aspetti principali:

- è dotata di una parete cellulare composta essenzialmente di cellulosa;
- contiene uno o più vacuoli che possono arrivare a occupare gran parte del citoplasma e fungono da riserva di sostanze oltre che da sostegno;
- contiene i cloroplasti, organuli responsabili della fotosintesi clorofilliana.

Come la cellula animale è delimitata da una membrana cellulare ma, diversamente dai procarioti, contiene un nucleo, mitocondri, reticolo endoplasmatico, ribosomi e apparato di Golgi. Non possiede però centrioli, tipici delle cellule animali. Si conclude che la risposta corretta è la C.

12 Una mutazione, in generale, è una modificazione improvvisa ed ereditabile del patrimonio genetico (DNA) di un organismo. Le mutazioni puntiformi sono quelle che interessano un singolo nucleotide; risposta D.

13 Il sangue è composto da una parte liquida, detta plasma, e da specifici elementi cellulari (eritrociti, leucociti e piastrine). Se un prelievo di sangue viene diluito 5 volte, il pH del plasma non cambia perché sono presenti sistemi tampone; cambia invece la concentrazione dei soluti e il plasma diventa ipotonico (cioè meno concentrato) rispetto al contenuto cellulare. In queste condizioni l'acqua si sposta dal comparto dove è presente la soluzione più diluita verso la soluzione più concentrata, quindi entra per osmosi nelle cellule che si gonfiano fino a scoppiare. Risposta D.

14 La membrana cellulare può essere attraversata da varie sostanze secondo diversi meccanismi. La diffusione è un processo di trasporto passivo, che cioè non richiede energia e sfrutta il gradiente di concentrazione fra i due lati della membrana. Solo poche molecole, piccole e non polari come O_2 e CO_2, possono attraversare liberamente la membrana: per quelle di dimensioni maggiori, e per gli ioni, sono necessarie proteine che fungono da trasportatori. Quando le sostanze si spostano secondo il gradiente di concentrazione (dal comparto a concentrazione maggiore verso quello a concentrazione minore) il processo è spontaneo e non richiede dispendio energetico (ATP), quando invece si spostano contro il gradiente di concentrazione è necessario ATP e si parla di trasporto attivo. La risposta corretta è la E.

15 L'etmoide è un osso del cranio, in particolare partecipa alla costituzione della base del cranio; risposta C.

16 Il DNA degli eucarioti è legato a specifiche proteine a formare un complesso detto cromatina; le principali proteine della cromatina sono gli istoni, piccole proteine a carattere basico. La risposta corretta è quindi la A.

17 Tutte le cellule ricavano energia attraverso le reazioni del *catabolismo*, reazioni di demolizione, in cui si rompono legami chimici e le sostanze organiche complesse (come gli zuccheri) sono trasformate in molecole più semplici. I processi di sintesi delle molecole complesse invece richiedono energia; le risposte C ed E sono quindi sbagliate, mentre la risposta esatta è la B. Si ricordi che gli organismi che utilizzano ossigeno (aerobi) effettuano la respirazione, mentre quelli che vivono in assenza di ossigeno svolgono processi di fermentazione (la D quindi è sbagliata).

18 La respirazione cellulare è una via biochimica che si svolge nei mitocondri e porta alla demolizione del piruvato, formato nel corso della glicolisi, fino ad anidride carbonica e acqua. Questa via metabolica richiede ossigeno e permette la produzione di un'elevata quantità di ATP. La risposta corretta è la B.

19 La fotosintesi clorofilliana è un processo effettuato da piante, alghe e alcuni batteri (procarioti), fra cui i cianobatteri, che permette di catturare l'energia solare e convertirla in energia chimica; le risposte C e D sono dunque sbagliate. L'energia luminosa viene sfruttata per trasformare anidride carbonica (CO_2) e acqua, composti inorganici, in glucosio (composto organico). Possiamo quindi dire che gli organismi che svolgono la fotosintesi assorbono dall'ambiente anidride carbonica e acqua, producono glucosio e liberano ossigeno nell'atmosfera. Anche la risposta E è sbagliata, mentre l'alternativa corretta è la B.

20 La prima via metabolica interessata alla demolizione del glucosio è la glicolisi: questa scinde lo zucchero in due molecole di acido piruvico e produce due molecole di ATP per ogni molecola di glucosio demolita. L'acido piruvico poi, in assenza di ossigeno, va incontro a processi di fermentazione, mentre in presenza di ossigeno viene demolito ad anidride carbonica e acqua nel corso della respirazione cellulare. Mentre le fermentazioni non producono ATP, oltre a quello già prodotto dalla glicolisi, la respirazione cellulare produce una notevole quantità di ATP. Dato che la glicolisi, a differenza della respirazione cellulare, non richiede ossigeno, si deduce che la risposta corretta è la C.

21 Dato che per produrre una mole di ATP sono necessari 31 kJ di energia, se una certa quantità di zucchero, ossidato dalla respirazione cellulare, produce 13 moli di ATP, questo corrisponde a "immagazzinare" 403 kJ (= 31kJ/mol × 13mol). La stessa quantità di zucchero, bruciata completamente in una bomba calorimetrica, produce 999 kJ. L'efficienza della respirazione si ricava calcolando il rapporto fra l'energia utilizzata per produrre ATP e l'energia massima che è possibile produrre:

$$\text{efficienza} = 403 \text{ kJ} : 999 \text{ kJ} = 0{,}40$$

Espressa in percentuale, corrisponde al 40%. Risposta esatta D.

22 Una cellula aploide contiene una sola serie di cromosomi, mentre una cellula diploide contiene due serie di cromosomi omologhi. Una cellula aploide contiene quindi una quantità di DNA dimezzata rispetto a una cellula diploide dello stesso organismo; risposta corretta: A.

23 Le cellule animali possiedono una coppia di centrioli, piccoli organuli di forma cilindrica che prima della divisione cellulare vengono duplicati, in modo che all'inizio della mitosi la cellula possiede due coppie di centrioli. Ognuna di queste coppie si dirige verso uno dei poli cellulari e in tal modo permette l'organizzazione dei microtubuli che formano il fuso mitotico. Le cellule vegetali, invece non possiedono centrioli. La risposta corretta è la A.

24 I cromosomi sono unità del genoma che portano numerosi geni; sono contenuti nel nucleo e sono formati da una molecola di DNA e proteine. La risposta corretta è la E.

25 Viene detta *reazione immunopatologica* una reazione dovuta a un malfunzionamento del sistema immunitario. Fra le alternative proposte dal quesito, la glicemia (A) è semplicemente la concentrazione di glucosio nel sangue; la nefrite (B) è un'infiammazione che colpisce le strutture renali; la sterilità (C) può essere dovuta ad alterazioni dell'apparato riproduttivo o di quello endocrino, ma non dipende da patologie del sistema immunitario; infine neppure l'acloridria (E), cioè l'assenza di acido cloridrico dal succo gastrico, è dovuta ad alterazioni del sistema immunitario.

La risposta corretta è la D, un'allergia infatti è una reazione immunitaria anomala, scatenata da sostanze normalmente innocue, come la polvere, i pollini o alcuni cibi.

26 La metafase è la fase della divisione cellulare in cui le coppie di cromosomi, o i singoli cromosomi, si dispongono sul piano equatoriale della cellula, legati ai microtubuli che formano il fuso mitotico. La mitosi comprende una sola metafase. Nella meiosi, invece, che consiste di due divisioni cellulari successive, si verificano due metafasi: durante la metafase I le coppie di cromosomi omologhi si dispongono sul piano equatoriale; durante la metafase II, quando la cellula possiede ormai un numero di cromosomi dimezzato, sono i singoli cromosomi che si dispongono sul piano equatoriale. La risposta esatta è la B.

27 La riproduzione sessuata è una modalità riproduttiva che richiede l'intervento di cellule specializzate dette gameti, aploidi, cioè contenenti un numero di cromosomi dimezzato rispetto a quello delle cellule somatiche, diploidi. Il nuovo organismo ha origine dalla fecondazione, cioè dalla fusione di due gameti, di tipo diverso, provenienti generalmente da due diversi individui. La risposta corretta è la E.

28 Il crossing-over avviene durante la profase della meiosi I, ed è il processo più lungo e complicato della prima profase meiotica che viene suddivisa in 5 stadi: *leptotene*, *zigotene*, *pachitene* (in cui si verifica il crossing-over), *diplotene* e *diacinesi*. La risposta corretta è quindi la C.

29 La ricombinazione genica è la comparsa nella prole di assortimenti di geni diversi da quelli dei genitori. Tale ricombinazione è permessa dai meccanismi della riproduzione sessuata e dal crossing-over. Durante la meiosi i cromosomi che formano ogni coppia di omologhi vengono distribuiti alle cellule figlie in modo indipendente gli uni dagli altri, quindi i geni presenti su cromosomi diversi si assortiscono casualmente nelle cellule figlie e questo permette il massimo grado di ricombinazione fra geni paterni e materni. Diversamente accade per i geni localizzati sullo stesso cromosoma (detti anche associati), che vengono ereditati insieme, a meno che non siano separati da un crossing-over; in questo caso la frequenza di ricombinazione è tanto più elevata quanto maggiore è la distanza fra i due geni considerati. Da quanto appena visto si deduce che la ricombinazione tra due geni è minima quando questi si trovano sullo stesso cromosoma, a breve distanza uno dall'altro; risposta B.

30 Un gamete possiede un numero aploide di cromosomi monocromatidici (cioè formati da un solo cromatidio). Una cellula somatica possiede un numero di cromosomi doppio rispetto a un gamete della stessa specie, inoltre se questa cellula è in metafase (o comunque dopo la fase S del ciclo cellulare) ogni cromosoma è formato da due cromatidi e la *quantità* di DNA (non il numero di cromosomi!) è pari al quadruplo di quella contenuta in un gamete. La risposta corretta è quindi la D.

31 La sindrome di Down è provocata dalla presenza di tre copie (condizione detta di *trisomia*) del cromosoma numero 21. La risposta esatta è quindi la B.

32 Una cellula umana con 22 autosomi e un cromosoma Y è un gamete: infatti, contiene 23 cromosomi, pari alla metà della normale dotazione diploide presente nelle cellule somatiche. Dato che le cellule uovo contengono sempre un cromosoma X, mentre gli spermatozoi contengono per il 50% un cromosoma X e per il 50% un Y, si deduce che è un gamete maschile, cioè uno spermatozoo: risposta C.

33 Il fenotipo rappresenta l'insieme delle caratteristiche che si manifestano in un organismo, determinate dal suo genotipo e dall'interazione del genotipo con l'ambiente esterno.
La risposta giusta è quindi la **E**.

34 Un allele che si esprime sia negli individui omozigoti che negli eterozigoti è detto dominante; risposta corretta: **B**.

35 Una malattia autosomica recessiva è causata da un gene localizzato su uno degli autosomi, che si manifesta solo quando l'individuo è omozigote per quell'allele, cioè possiede due copie della forma allelica che provoca la malattia. Un carattere recessivo si esprime a livello fenotipico solo negli individui con genotipo omozigote recessivo, perché negli eterozigoti l'effetto dell'allele recessivo è mascherato da quello dell'allele dominante. Si deduce che un paziente affetto da una malattia autosomica recessiva sarà omozigote recessivo; risposta **D**.

36 Dati due individui eterozigoti Bb, ognuno di loro produce gameti che contengono per metà l'allele recessivo (b) e per metà l'allele dominante (B). I possibili genotipi che si ottengono dall'incrocio tra i due eterozigoti si ricavano attraverso la seguente tabella di probabilità:

		gameti maschili	
		1/2 B	1/2 b
gameti femminili	1/2 B	1/4 BB	1/4 Bb
	1/2 b	1/4 Bb	1/4 bb

Si ottengono dunque tre classi genotipiche: 1/4 di omozigoti dominanti (BB), 2/4 di eterozigoti (Bb) e 1/4 di omozigoti recessivi (bb). La percentuale di omozigoti è quindi pari al 50%; risposta **B**.

37 Si consideri la coppia proposta dal quesito: l'allele T, che dà sensibilità alla feniltiocarbamide, è dominante sull'allele t, che dà insensibilità, quindi un uomo sensibile può avere genotipo omozigote TT oppure eterozigote Tt. Non si può dire con certezza se il genotipo del padre sia TT oppure Tt, le alternative **D** ed **E** possono quindi essere scartate. D'altra parte, il genotipo della madre, non sensibile, è sicuramente tt (anche la **B** è errata). Il figlio di questa coppia, sensibile alla feniltiocarbamide, avrà certamente genotipo eterozigote Tt, perché la madre produce esclusivamente gameti contenti l'allele t. Si può quindi concludere che l'unica affermazione deducibile con sicurezza è la **A**: il genotipo del figlio è Tt.

38 Il quesito presenta una coppia formata da una femmina affetta da una patologia dominante, eterozigote, e da un maschio sano, omozigote. Ogni volta che un gamete maschile, portatore dell'allele normale, feconda un gamete femminile, c'è il 50% di probabilità che questo contenga l'allele normale e un 50% che contenga l'allele per la malattia, la risposta corretta è quindi la **B**.

39 I gruppi sanguigni sono determinati da un sistema a tre alleli: I^A, I^B e I^0, con I^A e I^B codominanti fra loro e dominanti su I^0. Un individuo di gruppo AB possiede entrambe le forme alleliche codominanti, ha quindi genotipo I^AI^B e produce gameti contenenti per il 50% l'allele I^A e per il 50% l'allele I^B.
Dall'incrocio fra due individui di questo tipo (come indicato nella tabella) si forma una progenie caratterizzata per il 25% da genotipo I^AI^A (appartenente al gruppo A), per il 25% I^BI^B (gruppo B) e per il 50% I^AI^B (gruppo AB); risposta **A**.

		gameti maschili	
		1/2 I^A	1/2 I^B
gameti femminili	1/2 I^A	1/4 I^AI^A	1/4 I^AI^B
	1/2 I^B	1/4 I^AI^B	1/4 I^BI^B

40 L'acondroplasia è una malattia genetica autosomica dominante, quindi si manifesta sia negli omozigoti sia negli eterozigoti. La condrina è una proteina e la sua sintesi dipende dalle informazioni geniche contenute nel DNA: se nei cromosomi dei genitori è presente la mutazione che provoca la mancata sintesi di questa proteina, tale caratteristica può essere trasmessa ai figli che, presentando carenza di condrina, saranno affetti da nanismo. Risposta D.

41 Se il bambino è affetto da fenilchetonuria, il suo genotipo è omozigote recessivo. Dato che i due alleli sono uno di provenienza materna e uno di provenienza paterna e che i genitori sono entrambi sani, questi ultimi non possono che essere entrambi eterozigoti per quel carattere. L'alternativa corretta è dunque la A.

La C si esclude perché la malattia è autosomica, cioè dipende da un gene situato su uno degli autosomi e non sui cromosomi sessuali.

42 Ogni volta che una coppia concepisce un figlio, ci sono il 50% di probabilità che sia maschio e il 50% che sia femmina. In ogni caso, ogni figlio può essere maschio, oppure femmina, quindi ci sono solo due diverse possibilità. Una coppia avrà sicuramente almeno due figli dello stesso sesso se avrà tre figli; risposta E.

43 Una mutazione recessiva si manifesta solo nell'omozigote, mentre un individuo eterozigote per lo stesso carattere risulta normale. Questo accade perché ogni carattere è controllato da due geni: se quello mutato porta un'informazione scorretta, il suo effetto è contrastato dalle informazioni "corrette" presente sul cromosoma che non ha subito la mutazione. Le mutazioni recessive, quindi, risultano più nocive in omozigosi perché in questa condizione manca l'allele sano; risposta D.

44 La nascita di due gemelli biovulari (o dizigotici) si verifica quando durante un ciclo mestruale, eccezionalmente, sono rilasciati due ovociti, che poi sono fecondati da due diversi spermatozoi, formando due zigoti distinti. I gemelli biovulari non sono dunque geneticamente identici, bensì hanno lo stesso grado di somiglianza genetica di due fratelli e possono quindi essere sia dello stesso sesso, sia di sesso diverso. La risposta esatta è la A.

45 L'anemia falciforme è una malattia genetica ereditaria dovuta a una mutazione puntiforme nel gene che codifica per la catena β dell'emoglobina; in seguito a tale alterazione le molecole di emoglobina tendono ad aggregarsi, conferendo ai globuli rossi una forma a falce (A errata). Anche le distrofie muscolari, caratterizzate da degenerazione progressiva del sistema muscolare, sono malattie ereditarie (C errata). La fibrosi cistica, o mucoviscidosi, è una malattia genetica autosomica recessiva (B errata), causata da una mutazione di un gene che codifica per una proteina coinvolta nel trasporto di cloro e sodio – e conseguentemente di acqua – attraverso le membrane cellulari. Questa anomalia porta, nelle ghiandole esocrine, alla secrezione di muco denso e vischioso, causando ostruzione dei dotti ghiandolari. Fra le manifestazioni cliniche tipiche della malattia, causate da questa alterazione delle ghiandole esocrine, si ricordano infezioni polmonari ricorrenti, insufficienza pancreatica e cirrosi epatica. La malattia di Tay-Sachs è una malattia genetica ereditaria rara (D errata), dovuta alla mancanza dell'enzima che demolisce il ganglioside GM2 (un particolare lipide tipico dei tessuti nervosi), che così si accumula nel cervello. La malattia di Tay-Sachs insorge tra il terzo e il sesto mese di vita e si manifesta con progressivo ritardo dello sviluppo, deterioramento delle facoltà intellettive, paralisi, sordità, cecità; è possibile la diagnosi prenatale tramite l'esame del liquido amniotico. Non si conosce alcun trattamento. La sindrome di Turner è una malattia genetica dovuta a un'anomalia numerica dei cromosomi sessuali: gli individui colpiti da tale sindrome sono dotati di un solo cromosoma X (genotipo X0), hanno sesso femminile ma sono sterili e presentano in alcuni casi ritardo mentale.

Tutte le malattie proposte dal quesito sono quindi ereditarie, tranne la sindrome di Turner, che è dovuta a una mutazione genomica causata da una meiosi irregolare; la risposta corretta è quindi la E. Inoltre, la malattia non è trasmissibile alla prole poiché le femmine con sindrome di Turner non possono avere figli.

46 L'affermazione del quesito è possibile per il fatto che gli alleli segregano, ovvero si separano, durante la meiosi (risposta B). Le altre alternative si riferiscono rispettivamente a: un fenomeno di interazione tra geni diversi per cui l'azione di un gene interferisce con l'espressione di altri geni (epistasi, A); caratteri controllati da più di un gene (eredità poligenica, C); caratteri rappresentati da più di una coppia di alleli, per esempio il gene responsabile del gruppo sanguigno che ha tre alleli (caratteri multi allelici, D); la terza legge di Mendel (assortimento indipendente, E).

47 L'acido desossiribonucleico (DNA) è un polimero di nucleotidi ciascuno formato da una molecola di desossiribosio, una molecola di acido fosforico (detto anche gruppo fosfato) e una base azotata fra adenina, guanina, citosina e timina. La risposta corretta è quindi la D.

48 Quando un tratto di DNA si duplica, la doppia elica si apre, i due filamenti polinucleotidici si separano e su ognuno viene sintetizzato un filamento di DNA complementare. Nel caso proposto dal quesito, dato che la base azotata adenina (A) si appaia con la timina (T) e che la citosina (C) si appaia con la guanina (G), il filamento complementare alla sequenza ATT GGC AGC CCC ATG sarà TAA CCG TCG GGG TAC. La tripletta scritta in modo errato è la penultima della sequenza: GCC; risposta A.

49 La cromatina è un complesso formato da DNA e proteine che nelle cellule non in divisione forma un ammasso di filamenti visibile al microscopio ottico come una masserella colorata ma indifferenziata, mentre al momento della divisione si condensa a formare i cromosomi. Le proteine specifiche della cromatina sono proteine basiche dette istoni. L'alternativa corretta è quindi la D.

50 Quando il DNA si replica, la doppia elica si apre (come una cerniera lampo) e ognuno dei due filamenti polinucleotidici, detti "parentali", viene utilizzato come stampo per un nuovo filamento, che si lega a quello parentale. Ognuna delle due molecole di DNA che si formano in seguito alla replicazione è formata quindi da un filamento polinucleotidico parentale e da uno di nuova sintesi. Per questo si dice che la replicazione è semiconservativa; risposta esatta: B.

51 L'RNA (acido ribonucleico) è un polimero di nucleotidi che differisce dal DNA per alcune caratteristiche: lo zucchero non è desossiribosio bensì ribosio; al posto della base azotata timina si trova uracile; infine non è a doppia elica, ma a elica singola. Come nel DNA, invece, i nucleotidi che formano un filamento sono uniti fra loro da legami fosfodiesterici; risposta D. Un legame di questo tipo si forma quando il gruppo fosfato legato al carbonio 5' di un nucleotide reagisce con l'ossidrile legato al carbonio 3' del nucleotide adiacente, come illustrato sotto.

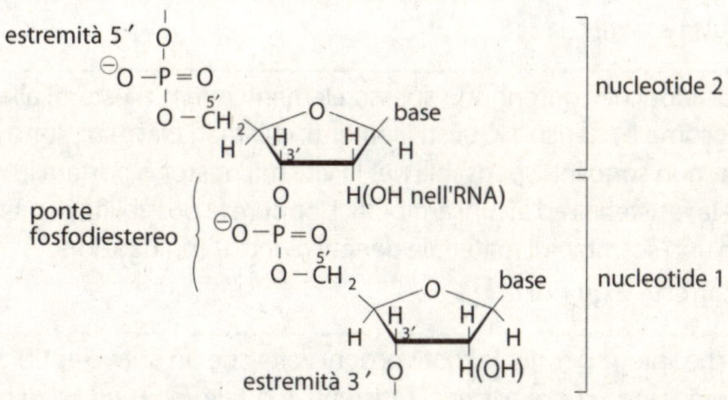

52 Il processo mediante il quale l'informazione contenuta in un gene viene copiata in una molecola di mRNA è la trascrizione; risposta E. La sintesi dell'mRNA si basa sull'accoppiamento delle basi complementari: quando un gene deve essere trascritto, i due filamenti del tratto di DNA corrispondente si aprono e uno di essi funziona da stampo per la sintesi di una molecola di mRNA a esso complementare, grazie all'azione dell'enzima RNA polimerasi.

53 Il codice genetico, scritto sul DNA, è costituito da *triplette di nucleotidi*; ogni tripletta corrisponde a uno specifico amminoacido e si può considerare una parola di codice per quell'amminoacido. La risposta esatta è pertanto la **B**.

54 La *traduzione* è il processo tramite il quale il messaggio contenuto in una specifica sequenza di codoni (nucleotidi) sull'mRNA viene tradotto sotto forma di sequenza specifica di amminoacidi legati tra loro in una catena polipeptidica (ovvero una proteina). La risposta esatta è dunque la **E**.

55 Sono noti tre tipi principali di RNA: RNA messaggero (mRNA), RNA di trasporto (tRNA) e RNA ribosomale (rRNA). Il tRNA è una piccola molecola di RNA che ha il compito di trasportare gli amminoacidi durante la sintesi proteica; la **D** è la risposta esatta.

56 Il codice genetico è il sistema di corrispondenze fra triplette di nucleotidi del DNA (o meglio dell'mRNA), e amminoacidi. Questo sistema di corrispondenze permette la traduzione di una sequenza di nucleotidi in una sequenza di amminoacidi, cioè una proteina. I codoni di stop sono triplette di nucleotidi cui non corrisponde nessun amminoacido: quando sull'mRNA c'è un codone di questo tipo la sintesi proteica si arresta. I codoni di stop garantiscono una corretta sintesi proteica e sono necessari in ogni fase della vita dell'uomo e di tutti i viventi; risposta corretta **A**.

57 Dato che il codice genetico è organizzato in triplette di nucleotidi, una tripletta codifica per un amminoacido, e 15 nucleotidi, corrispondenti a 5 triplette, codificano una sequenza formata da 5 amminoacidi. La **B** è la risposta esatta.

58 La mitosi è una modalità di divisione cellulare che, a partire da una cellula, ne produce due con lo stesso patrimonio genetico. Nelle cellule appena formate, al termine della mitosi, la quantità di DNA è dimezzata rispetto alla cellula che è andata incontro a tale divisione, perché i cromosomi sono formati da un unico cromatidio; se però facciamo riferimento alla stessa cellula, prima della fase S (in cui il DNA si è replicato), vediamo che cellula madre e le cellule figlie hanno lo stesso contenuto di DNA e lo stesso assortimento di geni. Il fenotipo, invece. può essere diverso, perché non dipende solo dal genotipo ma anche della condizioni ambientali in cui la cellule si trovano. La risposta corretta è la **E**.

59 Il materiale genetico, contenente le informazioni che controllano le caratteristiche di un organismo e la trasmissione di queste alla progenie, è costituito da DNA in tutte le cellule, procariotiche ed eucariotiche, oltre che nella maggior parte dei virus. L'unica eccezione è rappresentata dai virus a RNA, nei quali il materiale ereditario è costituito appunto da RNA. Fra gli organismi proposti dal quesito, gli unici appartenenti a questo gruppo sono i *retrovirus*, un tipo particolare di virus a RNA. La risposta esatta è la **D**.

60 Le cellule procariotiche contengono spesso elementi genetici esterni alla molecola principale (detta anche "cromosoma batterico"). Questi elementi, chiamati plasmidi, sono formati da una molecola di DNA circolare, non sono indispensabili per la vita ma possono portare informazioni importanti per la cellula, come la resistenza ad alcuni antibiotici, oppure la possibilità di mettere in atto con altre cellule procariotiche uno scambio di materiale genetico detto "coniugazione".
La risposta corretta è quindi la **B**.

61 Il fenomeno che spiega per quale motivo, ogni volta che un nuovo antibiotico entra in uso, nel giro di alcuni anni compaiono ceppi batterici resistenti, è la *selezione naturale*. I batteri si riproducono molto rapidamente e a ogni generazione è possibile la comparsa di qualche mutazione casuale; se fra queste mutazioni compare la resistenza a un antibiotico, il ceppo dotato di questa caratteristica è favorito rispetto agli altri, perché può vivere anche in presenza dell'antibiotico. I batteri resistenti quindi si riproducono nelle condizioni in cui gli altri muoiono, diffondendo con grande rapidità le caratteristiche di resistenza. È importante ricordare che non è l'antibiotico che induce la comparsa di mutazioni, la **B** è quindi sbagliata, mentre l'alternativa corretta è la **D**.

62 Una specie è costituita da un gruppo di popolazioni i cui membri possono effettivamente o potenzialmente incrociarsi tra loro, generando prole fertile; risposta A.

63 Placentati e marsupiali appartengono a due diverse sottoclassi della classe dei mammiferi: i placentati sono dotati di placenta e lo sviluppo embrionale si svolge completamente all'interno del corpo della madre; nei marsupiali invece la femmina partorisce un feto che deve terminare lo sviluppo all'interno di un'apposita tasca chiamata marsupio. Vombato (marsupiale) e marmotta (placentato) sono animali molto distanti dal punto di vista evolutivo, ma l'aspetto fisico è simile perché hanno abitudini simili: entrambi si nutrono di vegetali quindi hanno incisivi potenti; entrambi scavano gallerie e hanno corpo e zampe adatti a questo tipo di attività. La loro somiglianza è un esempio di convergenza evolutiva; risposta C.

64 Gli autotrofi sono gli organismi in grado di sintetizzare autonomamente molecole organiche complesse (zuccheri) a partire da molecole inorganiche semplici (anidride carbonica e acqua) assunte dall'ambiente. A differenza degli organismi eterotrofi, i quali devono procurarsi le molecole organiche cibandosi direttamente o indirettamente di organismi autotrofi, questi ultimi non dipendono da altri organismi per la propria alimentazione.

Gli organismi autotrofi sono le piante, le alghe e diversi gruppi di batteri (procarioti) e di organismi unicellulari eucarioti. Fra gli organismi proposti dal quesito, il cactus e la palma sono piante, quindi sono fotosintetici; il fitoplancton è composto di organismi unicellulari fotosintetici e i cianobatteri sono procarioti che svolgono la fotosintesi. Si deduce che l'unico organismo non fotosintetico è il pesce, risposta C.

65 Gli organi riproduttori maschili del fiore sono gli stami; risposta E. Sono formati da sottili filamenti che reggono le antere, contenenti le sacche polliniche, dove avviene la meiosi e si formano i granuli pollinici, aploidi.

66 Le foglie sono rivestite, sia superiormente che inferiormente di uno strato da sostanza cerosa che riduce la perdita d'acqua; questo strato protettivo si chiama cuticola; risposta corretta: B.

67 Per definizione gli organismi *ovipari* depongono le uova, gli *ovovivipari* trattengono le uova nell'ovidotto fino alla schiusa, ma lo sviluppo dell'embrione avviene senza che questo riceva nutrimento dal corpo materno; infine i *vivipari* partoriscono piccoli vivi.

I mammiferi sono generalmente vivipari, solo gli appartenenti all'ordine dei monotremi (sottoclasse prototeri) depongono le uova (per esempio, l'echidna e l'ornitorinco). Ne consegue che la risposta corretta è la D.

68 Il termine sanguisuga è il nome comune utilizzato per un gruppo di anellidi (vermi) cui appartengono diverse specie, fra cui la più nota è *Hirudo medicinalis*. La risposta esatta è quindi la B.

69 Le mandorle dolci commestibili sono state "selezionate" in epoca molto antica dall'uomo che le ha raccolte e coltivate. Si tratta quindi di selezione artificiale, risposta esatta D.

70 Quando un nuovo individuo, al termine dello sviluppo embrionale, assomiglia strettamente all'individuo adulto lo *sviluppo* è definito *diretto*. Quando invece l'aspetto del giovane è notevolmente diverso da quello del genitore, lo *sviluppo* è definito *indiretto* e i giovani sono chiamati larve. Dopo un periodo di tempo variabile nelle diverse specie, la larva va incontro al processo della *metamorfosi* che comporta un radicale cambiamento dell'organizzazione corporea e al termine della quale l'organismo assume infine le sembianze dell'individuo adulto. La risposta esatta è dunque la D.

71 I parassiti sono organismi che si nutrono a spese di un altro essere vivente (la A e la D sono errate), senza ucciderlo (la C è errata). I saprofiti invece sono esseri viventi che si nutrono di sostanza organica che ricavano da organismi morti e sono molto importanti per la degradazione e la mineralizzazione della sostanza organica non vivente presente nel terreno. Fra le alternative proposte, l'unica che si adatta a entrambi i gruppi di viventi è la B: parassiti e saprofiti necessitano di materiale organico, perché sono eterotrofi.

72 La risposta esatta è la E. Tutte le cellule di una pianta possiedono mitocondri, mentre i cloroplasti si trovano solo nelle cellule dei tessuti fotosintetici.

73 Le piante generalmente ricavano l'azoto necessario alla sintesi delle biomolecole (come gli amminoacidi), principalmente da ioni nitrato che assorbono dal terreno; solo alcuni batteri sono in grado di utilizzare l'azoto atmosferico e per questo sono detti "azotofissatori". I batteri azotofissatori possono vivere liberi nel terreno oppure in simbiosi con altri organismi. Una delle simbiosi più note, e più importante per gli ecosistemi terrestri, è quella con le radici delle leguminose: i batteri ricavano sostanze energetiche dalla pianta che li ospita e cedono in cambio sostanze azotate. La E è la risposta esatta.

74 I frutti veri derivano dall'ingrossamento dell'ovario, mentre i falsi frutti si originano dalla trasformazione non solo dell'ovario ma anche di altre parti del fiore.

La fragola è un falso frutto: la polpa rossa deriva dall'ingrossamento del ricettacolo, mentre i frutti veri e propri sono gli acheni, cioè i semini che si vedono sulla superficie della fragola. L'ananas è un falso frutto (sorosio): è formato da molti frutti saldati in un corpo unico dalla concrescenza con le brattee poste fra essi. Anche mela e pera sono falsi frutti, in cui la parte carnosa deriva dall'ingrossamento di ovario e ricettacolo. L'unico frutto vero fra quelli proposti, è il pomodoro (una bacca), risposta esatta D.

75 Il fototropismo è la proprietà delle piante di orientarsi verso la luce; se teniamo una pianta in casa, in posizione laterale rispetto a una finestra, il fusto della pianta tenderà a curvarsi verso la finestra e a crescere in quella direzione per utilizzare al meglio luce, necessaria per la fotosintesi. La risposta corretta è quindi la B.

76 I tre foglietti embrionali sono detti endoderma, mesoderma ed ectoderma, ed è piuttosto chiaro capire la loro localizzazione in base al significato del prefisso: endo- significa interno, meso- significa intermedio, ecto- significa esterno. Tutti e tre sono presenti nella fase terminale della gastrulazione. I disegni 3 e 4 infatti fanno riferimento alle fasi precedenti la fine della gastrulazione, in cui lo strato intermedio (il mesoderma) non si è ancora formato: la risposta esatta è quindi la B.

77 Il tessuto epiteliale può avere diverse specializzazioni e localizzazioni nel corpo umano: può rivestire parti esterne (cute) o interne (membrane mucose o sierose); può essere composto da un singolo strato di cellule o da più strati; può avere funzioni di protezione (epitelio di rivestimento), di secrezione (epitelio ghiandolare) o di ricezione di stimoli (epitelio sensoriale). La risposta corretta è quindi la A.

78 Le cellule che contengono il maggior numero di mitocondri sono quelle con le necessità energetiche più elevate, come quelle muscolari. Fra le alternative proposte, l'unico tessuto muscolare è quello cardiaco; risposta esatta B.

79 Il martello, l'incudine e la staffa sono gli ossicini dell'orecchio medio; il capitato è un osso della mano. Il timpano invece non è un osso, bensì la membrana dell'orecchio che viene fatta vibrare dalle onde sonore; risposta D.

80 Il tessuto osseo è costituito da una matrice mineralizzata in cui sono presenti canali in cui decorrono fibre nervose e vasi sanguigni e lacune che ospitano le cellule mature, dette osteociti. Durante la vita di un individuo, il tessuto osseo viene continuamente demolito, a opera di cellule dette osteoclasti, e riformato, a opera di elementi detti osteoblasti. Gli osteoclasti sono quindi cellule che demoliscono la matrice del tessuto osseo; risposta **B**.

81 La colonna vertebrale è formata da 32-35 vertebre: 7 cervicali,12 dorsali, 5 lombari, 5 fuse a formare l'osso sacro, 3-6 fuse a formare il coccige.

La risposta esatta è dunque la **A**.

82 La parola che non va d'accordo con le altre è omero; risposta **B**. L'omero infatti è un osso dell'arto superiore, mentre le altre strutture ossee citate appartengono all'arto inferiore: il perone e la tibia formano lo scheletro della gamba, la rotula si trova in corrispondenza dell'articolazione del ginocchio e il metatarso è la parte centrale dello scheletro del piede, compresa fra il tarso e le falangi.

83 I legamenti sono cordoni di tessuto connettivo, particolarmente ricco di collagene ed elastina, che collegano tra loro le ossa in corrispondenza di articolazioni sottoposte a notevoli sollecitazioni. La risposta esatta è quindi la **D**.

84 Lo scheletro comprende una parte assile che costituisce l'asse di sostegno del corpo, formata da cranio, cassa toracica e colonna vertebrale, e una parte appendicolare, formata dalle appendici, cioè gli arti superiori e gli arti inferiori. La **C** è la risposta corretta.

85 Il tessuto muscolare contiene particolari filamenti proteici, composti da *actina* e *miosina*, in grado di scorrere reciprocamente permettendo l'accorciamento del tessuto di cui fanno parte. La bandeggiatura del tessuto muscolare striato deriva dall'alternanza di fasci di filamenti di actina (più sottili) e di miosina (più spessi) disposti, paralleli tra loro, in modo ordinato a formare unità strutturali caratteristiche dette *sarcomeri*. La risposta corretta è la **E**.

86 Un organo è una struttura, più o meno complessa, ben definita e individuabile sia dal punto di vista anatomico che funzionale. Un tessuto è un insieme di cellule con la stessa morfologia e la stessa funzione, che esprimono gli stessi geni. Un organo è di solito costituito da diversi tessuti, che possono anche avere diversa origine embrionale. Possiamo quindi stabilire che l'unica affermazione corretta è la **D**.

87 L'arteria polmonare ha origine dal ventricolo destro e porta ai polmoni sangue povero di ossigeno e ricco di anidride carbonica; risposta **A**.

88 Il cuore è un organo di forma conica, alloggiato nella cavità toracica in uno spazio tra i polmoni detto mediastino; è rivestito internamente da una membrana detta endocardio, esternamente da una detta pericardio. È dotato di contrazione involontaria e autoritmica, ma sebbene la contrazione cardiaca si generi autonomamente, la frequenza delle contrazioni è modulata da diversi fattori nervosi ed endocrini. Tale frequenza, in condizioni fisiologiche, è pari a 70 battiti al minuto circa. In base a queste informazioni possiamo concludere che la risposta esatta è la **C**.

89 In un uomo adulto di corporatura media sono contenuti mediamente da 4 a 6 litri di sangue; la risposta corretta è quindi la **B**.

90 La valvola mitralica, o valvola bicuspide, è posta fra atrio sinistro e ventricolo sinistro. Una stenosi (cioè un restringimento) di questa valvola causerà quindi una riduzione del flusso fra queste due camere del cuore; risposta **C**.

91 Con "omeostasi" si intende la capacità dell'organismo di mantenere costanti le caratteristiche dell'ambiente interno. Quando la temperatura corporea supera i 37 °C vengono messi in atto processi che permettono la dispersione di calore. Questi processi interessano due aspetti principali:

- la dilatazione dei vasi sanguigni che irrorano la cute fa sì che il sangue scorra più lentamente nella regione cutanea, permettendo la dispersione verso l'esterno di una maggior quantità calore;
- l'aumento della sudorazione, perché l'evaporazione del liquido secreto dalle ghiandole sudoripare sottrae calore al corpo.

Si deduce che la risposta corretta è la **A**. L'alternativa **D** è da scartare perché un aumento dell'attività respiratoria è collegato a un aumento del catabolismo e quindi all'aumento della temperatura corporea.

92 Le parole che terminano in *–emia*, indicano la concentrazione nel sangue di una certa sostanza. Così la glicemia è la concentrazione di glucosio nel sangue, è l'azotemia è la concentrazione di azoto nel sangue; risposta corretta: **C**.

93 La prima reazione alla rarefazione dell'atmosfera, che si incontra ad altitudini elevate, è l'aumento della frequenza respiratoria. Se la permanenza a tali altitudini si prolunga nel tempo l'organismo si adatta producendo un maggior numero di globuli rossi. Risposta esatta **C**.

94 L'amilasi è un enzima secreto dal pancreas e riversato nel duodeno, dove permette la digestione dei carboidrati. Questo processo inizia in bocca, per opera della ptialina presente nella saliva, viene sospeso durante il transito nello stomaco, e riprende appunto nell'intestino. La risposta corretta è la **A**.

95 Amido, glicogeno e cellulosa sono polisaccaridi presenti comunemente negli alimenti. Tutti e tre questi composti sono polimeri di glucosio, però solo l'amido e il glicogeno possono essere demoliti dagli enzimi digestivi umani, mentre la cellulosa viene eliminata con le feci (la cosiddetta "fibra alimentare" che regolarizza l'intestino). La risposta corretta è quindi la **A**.

96 La colecisti, detta anche cistifellea, è un sacchettino, collegato al fegato, che ha il compito di immagazzinare la bile, prodotta dal fegato, e rilasciarla al momento della digestione. La bile viene immessa nel duodeno e ha la funzione di emulsionare i lipidi, facilitandone l'attacco da parte degli enzimi digestivi specifici, le lipasi. La risposta corretta è la **C**.

97 La pepsina è un enzima proteolitico prodotto dalle ghiandole gastriche sotto forma del precursore inattivo pepsinogeno; il pH acido presente nello stomaco trasforma il pepsinogeno in pepsina, enzima che demolisce le catene proteiche in peptidi più corti; risposta **D**.

98 Il glomerulo è un'intricata rete di capillari arteriosi, presente nel *nefrone*, l'unità funzionale del rene. Il glomerulo è avvolto dalla capsula di Bowman, e in questa sede ha luogo la filtrazione del sangue. La risposta corretta è quindi la **E**.

99 La gonadi maschili, i testicoli, sono situate all'esterno del corpo, all'interno di una tasca detta scroto. Questo è necessario perché la corretta maturazione degli spermatozoi richiede una temperatura di 2-3 gradi inferiore alla temperatura corporea. Risposta esatta: **D**.

100 La placenta è l'organo che consente gli scambi di gas, sostanze nutritive e di rifiuto fra madre e feto; risposta **C**. Si forma con la partecipazione di strutture fetali e materne: nel *corion* (uno degli annessi embrionali) sono presenti numerose estroflessioni riccamente vascolarizzate che aderiscono a una specifica regione della mucosa uterina, mettendosi in contatto con il sangue materno.

101 I segnali sotto il livello di soglia (–50 mV), indipendentemente dalla loro distanza più o meno ravvicinata nel tempo, non innescano alcuna risposta da parte del neurone che quindi non trasmetterà alcun segnale. La risposta esatta è la **E**.

102 I nervi cranici sono 12 paia di nervi che hanno origine dal tronco cerebrale e innervano principalmente la testa e il collo; risposta **E**. Alcuni sono costituiti da sole fibre sensitive, alcuni da sole fibre motorie, altri da entrambi i tipi.

103 La mielina è una sostanza lipidica che riveste gli assoni di una parte dei neuroni che formano il sistema nervoso. Questo rivestimento deriva da cellule gliali che si avvolgono attorno alle fibre nervose (gli assoni) che sono in questo caso dette *mieliniche*, mentre le fibre nervose prive di mielina sono dette *amieliniche*. La mielina aumenta la velocità di trasmissione del segnale nervoso; essendo biancastra, la mielina è tipica della "sostanza bianca" cioè quella parte del sistema nervoso che appara più chiara della "sostanza grigia" che invece è formata da nuclei di neuroni e da fibre amieliniche. Nel cervello la sostanza grigia forma uno strato esterno, mentre internamente si trova sostanza bianca. Viceversa, nel midollo spinale, la sostanza grigia forma una sorta di "H" in posizione centrale, circondata da sostanza bianca. La risposta corretta è la **C**.

104 L'occhio è l'organo di senso che permette la visione, grazie alla presenza, nella *retina*, di specifici fotorecettori: i *coni* e i *bastoncelli*.

La struttura che permette di focalizzare sulla retina oggetti posti a diversa distanza dall'osservatore è il *cristallino*, una struttura trasparente biconvessa, posta dietro l'iride, il cui grado di convessità può essere modificato dall'azione delle fibre muscolari che formano il *corpo ciliare*, cui il cristallino è collegato: aumentando la convessità vengono messi a fuoco gli oggetti vicini, diminuendola, quelli lontani. La risposta corretta è quindi la **A**.

105 I canali semicircolari, ripieni di una sostanza gelatinosa detta endolinfa, fanno parte dell'apparato vestibolare nell'orecchio interno, insieme all'utricolo e al sacculo. Questi ultimi sono vescicole che contengono gli otoliti, particelle calcaree (simili a sassolini) deposte su un tappeto di cellule ciliate: muovendoci nello spazio con il corpo o solo con il capo, gli otoliti si spostano sulle ciglia che quindi inviano messaggi al sistema nervoso centrale, relativi ai cambiamenti di posizione. Anche alla base di canali semicircolari ci sono cellule ciliate che funzionano in modo analogo, ma qui non sono presenti otoliti: sono gli spostamenti dell'endolinfa a informare il sistema nervoso centrale della nostra posizione nello spazio. Risposta esatta **E**.

106 L'acetilcolina è un neurotrasmettitore, cioè una sostanza liberata dalle vescicole sinaptiche di un neurone che, legandosi ai recettori presenti sulla membrana del neurone adiacente, determina l'insorgere di un impulso nervoso in questo secondo neurone. L'acetilcolina è un neurotrasmettitore caratteristico del sistema simpatico e delle giunzioni neuromuscolari. La risposta corretta è la **A**.

107 Un ormone è una sostanza che per definizione agisce su organi distanti dalla ghiandola in cui viene prodotto; si può quindi escludere la risposta **B**.

Gli ormoni agiscono sugli organi bersaglio legandosi a specifici recettori cioè molecole, presenti sulla superficie della cellula o al suo interno, che legano la molecola dell'ormone in modo specifico. La risposta corretta è la **A**.

108 Il cortisolo, il progesterone, il testosterone e l'aldosterone sono ormoni steroidei, mentre l'adrenalina, sostanza attiva sia nel sistema nervoso sia in quello endocrino, dal punto di vista chimico è un'ammina, quindi un ormone non steroideo; risposta **C**.

109 Nel processo descritto, un primo rilascio dell'ormone ossitocina è provocato dalle contrazioni dell'utero che, a loro volta, vengono stimolate e potenziate dallo stesso ormone. Si innesca così una via di regolazione circolare, indicata come *feedback positivo* (la **A** è la risposta corretta), nella quale il prodotto di una data fase influisce positivamente sul processo che ha portato alla sua formazione. In tal modo l'intero fenomeno si sostiene e si potenzia da sé.

La risposta B, invece, si riferisce al *feedback negativo*, una via di regolazione diversa, nella quale l'aumento del prodotto di un dato processo inibisce o rallenta il processo stesso. Anche le risposte C ed E devono essere scartate, perché fanno riferimento a fenomeni di tipo nervoso, mentre l'esempio riguarda un caso di regolazione endocrina.

Infine anche la risposta D non è appropriata in quanto l'omeostasi rappresenta la capacità di un organismo di mantenere costanti le condizioni chimico-fisiche del suo ambiente interno anche al variare delle condizioni ambientali esterne.

---

110 Il pancreas è un organo a funzione ghiandolare, sia esocrina che endocrina. Produce e secerne infatti numerose sostanze tra cui l'*insulina* (un ormone che regola il metabolismo glucidico) e svariati *enzimi digestivi* (come l'amilasi e la lipasi); risposta B.

---

111 La ghiandola più voluminosa del corpo umano è il fegato; risposta esatta: C.

---

112 Le cellule del sistema immunitario responsabili dell'immunità acquisita sono i linfociti; in particolare, le immunoglobuline sono prodotte dai linfociti B che, una volta attivati, si trasformano in plasmacellule. Risposta A.

---

113 Una malformazione è detta congenita quando è presente sin dalla nascita; questo termine non è sinonimo di "ereditaria", perché una malformazione congenita può essere dovuta anche a fattori diversi da quelli genetici, per esempio a farmaci assunti dalla madre durante la gravidanza; risposta B.

---

114 Alexander Fleming vinse il premio Nobel grazie alla scoperta della penicillina, antibiotico da lui isolato per la prima volta nel 1929; risposta B.

---

115 Con criptorchidismo si intende la mancata discesa del testicolo, che rimane bloccato nell'inguine, anziché disporsi all'interno dello scroto; risposta C.

---

116 I nomi degli scienziati Jacques Monod e Francois Jacob sono legati alla definizione del meccanismo di regolazione dell'espressione genica nei procarioti, che descrissero, nella metà del secolo scorso, come "modello dell'operone". Pochi anni dopo, la definizione dell'operone lattosio (*lactose* in inglese, da cui *lac*), un classico esempio di operone inducibile, li portò a vincere il premio Nobel, che condivisero con un terzo ricercatore, André Lwoff, anch'egli francese. La risposta esatta è pertanto la E.

---

117 Un paziente iperteso ha la "pressione alta", cioè la pressione arteriosa che raggiunge valori più elevati della norma. Si tratta di una disfunzione del sistema cardiovascolare, e rappresenta un fattore di rischio per l'insorgenza di infarto o ictus. Risposta esatta: C.

---

118 Il glucosio è la molecola dalla quale l'uomo ricava la maggior quantità dell'energia necessaria per la vita. La principale fonte di glucosio è rappresentata dagli alimenti ricchi di amido; fra quelli proposti dal quesito il più importante è certamente il pane; risposta A.

---

119 La condizione in cui gli oggetti lontani sono visti meglio dei vicini è detta ipermetropia; risposta D. La persona miope, al contrario, vede bene gli oggetti vicini, ma fatica a vedere quelli lontani.

---

120 Un'infezione fungina è denominata micosi; risposta E. La radice della parola micosi deriva dal greco *mykes*, che significa fungo: la disciplina che studia i funghi si chiama infatti *micologia*.

parte seconda

CHIMICA

Quesiti

1 **Quale dei seguenti è un elemento chimico?**

A Legno
B Acido cloridrico
C Bronzo
D Alluminio
E Lapislazzulo

2 **Quale carica ha un sistema formato da 7 protoni, 7 neutroni e 6 elettroni?**

A – 6
B – 1
C 0
D + 1
E + 7

3 **Il berillio (numero di massa 9, numero atomico 4) ha:**

A 4 elettroni e 5 neutroni
B 9 elettroni e 5 neutroni
C 4 protoni e 9 neutroni
D 9 elettroni e 4 neutroni
E 4 neutroni e 5 elettroni

4 **Il numero atomico del magnesio è 12. Quanti elettroni possiede lo ione Mg^{2+}?**

A 22
B 14
C 10
D 24
E 26

5 **Qual è il simbolo chimico del potassio?**

A Po
B Pt
C P
D Ka
E Nessuno di quelli proposti

6 **Se un atomo ha numero atomico uguale a 15, gli elettroni presenti nel livello esterno sono:**

A 8
B 17
C 2
D 5
E 10

7 **La configurazione elettronica del cloro (Z = 17) è la seguente:**

A $1s^2\, 2s^2\, 2p^3\, 3s^2\, 3p^3\, 3d^5$

B $1s^2\, 2s^3\, 2p^3\, 3s^2\, 3p^5$

C $1s^2\, 2s^2\, 2p^3\, 3s^2\, 4s^2\, 3p^3$

D $1s^2\, 2s^2\, 2p^3\, 3s^2\, 3p^7$

E $1s^2\, 2s^2\, 2p^6\, 3s^2\, 3p^5$

8 **Qual è la carica dello ione più stabile dell'elemento che ha configurazione elettronica $1s^2\, 2s^2\, 2p^6\, 3s^2\, 3p^1$?**

A +2 B +3 C −3 D +5 E −2

9 **Gli alogeni:**

A hanno la tendenza ad acquistare un elettrone

B hanno la tendenza a perdere gli elettroni più esterni

C hanno la tendenza a formare ioni positivi

D sono gas nobili

E sono elementi del primo gruppo della tavola periodica

10 **In una titolazione di 25 ml di una soluzione di HCl (acido cloridrico) sono stati utilizzati 11,5 ml di NaOH (idrossido di sodio) 0,2 M. Qual è la concentrazione della soluzione di HCl?**

A 0,092 M

B 1 M

C 0,2 M

D 0,02 M

E 0,0092 M

11 **Ordinare in ordine crescente di elettronegatività i seguenti elementi: F, Fe, Na.**

A Fe < F < Na

B F < Fe < Na

C Na < Fe < F

D Na < F < Fe

E F < Na < Fe

12 **Quale dei seguenti è un metallo?**

A L'azoto

B L'ottone

C L'onice

D L'acciaio

E Il rame

13 **Gli isotopi di uno stesso elemento sono atomi:**

A aventi uguali proprietà fisiche

B aventi uguale massa ma peso diverso

C che differiscono per il numero di elettroni

D formatisi per il decadimento radioattivo di altri isotopi

E che differiscono per la composizione dei nuclei

14 **In chimica, il simbolo Hg:**

A indica l'acidità di una soluzione espressa in grammi
B è un'unità di misura della pressione
C è il simbolo del mercurio
D non ha alcun senso
E è il simbolo dell'afnio

15 **Nel nuclide:**

$$^{60}_{27}Co$$

il numero di neutroni è:

A 27
B 30
C 33
D 60
E 87

16 **Tra le seguenti affermazioni riguardanti il numero atomico (Z) del ^{12}C, individuare quella FALSA.**

A È numericamente uguale al numero dei neutroni del ^{12}C
B È numericamente uguale al numero degli elettroni del ^{12}C
C È uguale alla metà del suo numero di massa (A)
D È uguale al numero atomico del ^{14}C
E È dato dalla media ponderata delle masse di tutti gli isotopi del C

17 **Assumendo che i pesi atomici relativi dell'idrogeno (H), del carbonio (C) e dell'ossigeno (O) valgano rispettivamente 1,12 e 16, il peso molecolare del composto H_2CO_3 è:**

A 48
B 6
C 29
D 58
E 62

18 **In una mole di ossigeno molecolare sono contenuti:**

A $6{,}02 \times 10^{23}$ atomi di ossigeno
B $6{,}02 \times 10^{-23}$ molecole di ossigeno
C $12{,}04 \times 10^{23}$ moli di ossigeno molecolare
D $12{,}04 \times 10^{23}$ atomi di ossigeno
E $6{,}02 \times 10^{46}$ atomi di ossigeno

19 **Quanti atomi sono contenuti in mezza mole di fosforo? (Z = 15 e A = 31).**

A 6,02
B $6{,}02 \times 10^{23}$
C 15
D $3{,}01 \times 10^{23}$
E $31 \times 6{,}02 \times 10^{23}$

20 Una micromole di atomi contiene:

A $6{,}02 \cdot 10^{23}$ atomi
B $6{,}02 \cdot 10^{17}$ atomi
C un numero di atomi che dipende dal numero atomico
D $6{,}02 \cdot 10^{17}$ grammi
E $6{,}02 \cdot 10^{20}$ atomi

21 Quanti grammi pesano 2 moli di acqua?

A 2 B 8 C 18 D 36 E 24

22 Quanto pesa una mole di boro (numero di massa 11, numero atomico 5)?

A 11 g
B Una quantità in g pari al numero di Avogadro
C 5 g
D 11 kg
E 16 g

23 Ci sono più atomi in 1 g di alluminio, Al (PA = 27), o in 1 g di piombo, Pb (PA = 207)?

A Dipende dalle condizioni di temperatura e pressione
B Il numero di atomi è lo stesso dato che i grammi sono gli stessi
C Ci sono più atomi in 1 g di Pb perché ha peso atomico maggiore
D Ci sono più atomi in 1 g di Al perché ha peso atomico minore
E I dati del problema sono insufficienti per poter dare una risposta univoca

24 Quale massa di zolfo (massa atomica relativa 32 u) contiene lo stesso numero di atomi di 3 g di carbonio (massa atomica relativa 12 u)?

A 8 g
B 20 g
C 4 g
D 16 g
E 12 g

25 Il volume di una mole di gas perfetto, in condizioni standard, corrisponde a:

A 1 litro
B N (numero di Avogadro) litri
C 22,4 litri
D 0,082 litri
E dipende dalla natura del gas

26 Se un metallo ha densità di 8 g/cm³, il volume occupato da 4 kg del metallo è:

A 5 dm^3
B 0,5 dm^3
C 50 dm^3
D 5 cm^3
E 0,05 dm^3

27 **Un legame covalente polare è dato dalla:**

- A cessione di uno o più elettroni da un atomo a un altro
- B condivisione di due elettroni tra due atomi di uguale elettronegatività
- C condivisione di due elettroni tra due atomi di diversa elettronegatività
- D cessione da parte di un solo atomo della coppia di elettroni formanti il legame
- E condivisione di un protone per ogni atomo

28 **Nella molecola H_2 i due atomi di idrogeno sono uniti da un legame:**

- A ionico
- B covalente
- C a idrogeno
- D covalente polare
- E dativo

29 **"La struttura dello ione ammonio può essere compresa mediante due schematizzazioni; nella prima un idrogenione si lega al doppietto elettronico non condiviso presente nell'ibrido sp^3 dell'atomo di azoto dell'ammoniaca (legame dativo); nella seconda schematizzazione la formazione dallo ione può essere supposta come risultato della combinazione di un ipotetico ione N^+, isoelettronico con il carbonio, con quattro atomi di idrogeno; in entrambi i casi, comunque, l'atomo di azoto si trova nello stato di ibridazione sp^3, e la struttura dello ione è perfettamente tetraedrica".**

Quale delle seguenti informazioni NON può essere dedotta dalla lettura del brano precedente?

- A L'atomo di carbonio e l'atomo di azoto hanno ugual numero di elettroni nell'ultimo livello
- B L'ammoniaca può utilizzare un doppietto elettronico per formare un legame dativo
- C L'ipotetico ione N^+ possiede 4 elettroni nell'ultimo livello
- D L'azoto presenta la stessa ibridazione, sia nell'ammoniaca che nello ione ammonio
- E Nella formazione dell'NH_4^+ dall'NH_3 l'H^+ è l'accettore del doppietto elettronico

30 **Quando un atomo di carbonio è ibridato sp^2 si formano:**

- A due orbitali ibridi sp^2 e 2 orbitali non ibridizzati diretti lungo i vertici di un triangolo equilatero
- B tre orbitali ibridi sp^2 giacenti su un piano e un orbitale non ibridato perpendicolare al piano
- C due orbitali ibridi che si dispongono ai due lati opposti del nucleo e due orbitali *p* non ibridati perpendicolari a questo asse
- D quattro orbitali ibridi diretti lungo i vertici di un tetraedro
- E quesito senza soluzione univoca o corretta

31 **Il tipo di interazione tra il polo positivo di una molecola e il polo negativo di un'altra molecola viene definito:**

- A legame ionico
- B interazione più/meno
- C nessuna delle altre risposte è corretta
- D interazione di Van der Waals
- E interazione dipolo-dipolo

32 **L'olio d'oliva non si scioglie in acqua perché:**

- A è meno denso dell'acqua
- B è costituito soprattutto da molecole idrofobe
- C è più viscoso dell'acqua
- D ha peso specifico inferiore a quello dell'acqua
- E non è un composto ionico

33 **L'affermazione "Un cristallo di cloruro di sodio è formato da un enorme numero di molecole ordinate in un reticolo tridimensionale" è ERRATA.**
Quale alternativa riporta la parola o le parole NON corrette?

- A Ordinate in un reticolo
- B Tridimensionale
- C Cristallo
- D Enorme numero
- E Molecole

34 **Per quanto riguarda le caratteristiche dei seguenti alogeni: fluoro, cloro, bromo e iodio, a 1 bar e 25°C, quale delle seguenti affermazioni è vera?**

- A F_2 e Cl_2 sono gas, Br_2 e I_2 sono solidi
- B F_2 è gas, Cl_2 e Br_2 sono liquidi e I_2 è solido
- C F_2 e Cl_2 sono gas, Br_2 è liquido e I_2 è solido
- D F_2, Cl_2 e Br_2 sono gas e I_2 è liquido
- E F_2 e Cl_2 sono gas, Br_2 e I_2 sono liquidi

35 **Quale di queste sostanze, allo stato solido, è il miglior conduttore?**

- A Acqua
- B Diamante
- C Cloruro di sodio
- D Rame
- E Zucchero

36 **Il numero di ossidazione dello zolfo nel composto $Al_2(SO_4)_3$ è:**

- A +3
- B +6
- C –2
- D +4
- E –6

37 **Quale delle sequenze sottoindicate è ordinata secondo numeri di ossidazione crescenti per l'azoto?**

A	N_2O_4	HNO_3	HNO_2
B	NO	N_2O_4	HNO_2
C	HNO_3	HNO_2	N_2O_4
D	N_2H_4	NO	HNO_2
E	HNO_3	N_2O_4	HNO_2

38 **La formula del bicarbonato di calcio è:**

A $CaCO_3$
B $Ca(HCO_3)_2$
C $CaHCO_3$
D $Ca_3(CO_3)_2$
E $CaCO_2$

39 **La formula H_2SO_3 corrisponde a:**

A acido solforoso
B acido solfidrico
C acido solforico
D anidride solforosa
E anidride solforica

40 **Che numero di ossidazione ha l'ossigeno nella molecola O_2?**

A 0 B –2 C +2 D –1 E –1/2

41 **Un metallo si differenzia da un non metallo perché:**

A ha una elevata elettronegatività
B forma ossidi con caratteristiche basiche
C forma ossidi con caratteristiche acide
D forma sempre legami ionici
E è resistente alla corrosione

42 **Il nome corretto di $MgCl_2$ è:**

A clorato di magnesio
B cloruro di manganese
C clorurato di manganese
D cloruro di magnesio
E ipoclorito di magnesio

43 **Gli idracidi sono:**

A acidi che contengono un idrossile
B composti binari formati solo da atomi di idrogeno e da un elemento molto elettronegativo, come Cl, F o I
C acidi organici che si sciolgono in acqua
D acidi che hanno un forte potere idratante
E composti ternari la cui formula contiene la molecola H_2O

44 **I sali possono derivare dalla reazione tra:**

A acido e anidride
B due metalli
C acido e non metallo
D ossido e non metallo
E acido e metallo

45 **Indicare il fenomeno naturale che NON comporta reazioni chimiche.**

- A Digestione del cibo ingerito
- B Maturazione di una mela
- C Comparsa dell'arcobaleno
- D Ingiallimento delle foglie in autunno
- E Degradazione di una busta di plastica per esposizione alla luce solare

46 **Nella reazione di ossidoriduzione $HBrO_3 + H_2S \rightarrow Br_2 + S + H_2O$ i coefficienti stechiometrici sono rispettivamente:**

- A $2:3 \rightarrow 1:3:4$
- B $1:2 \rightarrow 1:2:5$
- C $2:2 \rightarrow 1:2:3$
- D $1:2 \rightarrow 2:1:2$
- E $2:5 \rightarrow 1:5:6$

47 **Individua la successione numerica che indica correttamente i coefficienti della seguente reazione chimica: $C_6H_6 + O_2 \rightarrow CO_2 + H_2O$**

- A $1, 6 \rightarrow 3, 3$
- B $1, 6 \rightarrow 6, 3$
- C $2, 7 \rightarrow 3, 1$
- D $2, 9 \rightarrow 12, 6$
- E $2, 15 \rightarrow 12, 6$

48 **Se reagiscono 2 moli di acido cloridrico con 1 mole di idrossido di bario, quante moli di cloruro di bario si formano?**

- A 2
- B 0,5
- C 3
- D 1
- E 6

49 **Quale di questi composti dà soluzioni non neutre?**

- A Glucosio
- B K_2SO_4
- C KCl
- D Na_2CO_3
- E $NaNO_3$

50 **Quando, in una reazione di ossidoriduzione, un elemento perde elettroni, si dice che il suo numero di ossidazione:**

- A diminuisce
- B è minore di zero
- C è maggiore di zero
- D aumenta di una unità
- E aumenta

51 **Data la reazione:**

$$Fe + Cu^{2+} \rightarrow Fe^{2+} + Cu$$

si può dire che:

A Fe è l'agente ossidante
B Fe si è ossidato
C Cu^{2+} è l'agente riducente
D Fe acquista elettroni
E Cu^{2+} si è ossidato

52 **Quale tra le seguenti è una reazione di neutralizzazione?**

A $Na_2SO_4 + 2\ H_2O \rightarrow 2\ NaOH + H_2SO_4$
B $CH_4 + O_2 \rightarrow CO_2 + 2\ H_2O$
C $CaCO_3 \rightarrow CaO + CO_2$
D $KOH + HCl \rightarrow KCl + H_2O$
E $C_6H_{12}O_6 + 6\ O_2 \rightarrow 6\ CO_2 + 6\ H_2O$

53 **Se in una reazione un elemento diminuisce il suo numero di ossidazione, vuol dire che:**

A si è ridotto
B ha ceduto elettroni
C si è ossidato
D il numero di elettroni è rimasto invariato
E è una sostanza riducente

54 **Quanti grammi di $CaCO_3$ si devono far reagire con acido cloridrico in eccesso per produrre una mezza mole di CO_2? (masse atomiche: Ca = 40; Cl = 35,5)**

A 88
B 44
C 200
D 50
E 100

55 **"Due liquidi immiscibili formano un sistema bifase; se uno di questi liquidi conteneva originariamente una sostanza disciolta, parte del soluto passa dall'una all'altra fase, fino a raggiungere uno stato di equilibrio caratterizzato, a ogni temperatura, dalle concentrazioni del soluto nelle due fasi liquide. Si osserva che, per due liquidi determinati, e se la temperatura non cambia, il rapporto tra le concentrazioni del soluto nelle due fasi è costante, cioè indipendente dalla quantità totale del soluto nelle due fasi; questo rapporto viene chiamato coefficiente di ripartizione del soluto tra i due solventi".**

Quale delle seguenti affermazioni NON può essere dedotta dalla lettura del brano precedente?

A Una stessa sostanza può sciogliersi in due liquidi immiscibili tra loro
B Il valore del coefficiente di ripartizione dipende dalla natura dei due liquidi
C Se varia la temperatura, il soluto tende a sciogliersi solo in uno dei due solventi
D Il valore del coefficiente di ripartizione dipende dalla temperatura
E Ciascuno dei due liquidi immiscibili costituisce una fase

56 **Indicare quale delle seguenti affermazioni è vera. Se una soluzione è satura di un soluto X:**

- A non si può sciogliervi altri soluti diversi da X
- B non si può sciogliervi altro soluto X alla stessa temperatura
- C si può sciogliervi altro soluto X se si rimuove il corpo di fondo
- D se si aggiunge altro soluto X questo inizia a reagire con il solvente
- E non si può sciogliervi altro soluto X anche aumentando la temperatura

57 **Mescolando due gas che NON reagiscono tra loro si ottiene:**

- A una miscela eterogenea
- B un composto gassoso a composizione variabile
- C una soluzione, se i due gas hanno le molecole entrambe mono o biatomiche
- D sempre una soluzione
- E un miscuglio o una soluzione, a seconda della loro natura

58 **Quale delle seguenti affermazioni riguardanti la solubilità dell'azoto è vera?**

- A La solubilità dell'azoto in acqua è maggiore a 0 °C rispetto a 50 °C
- B La solubilità dell'azoto in acqua è indipendente dalla temperatura
- C Aumentando la pressione la solubilità dell'azoto in un liquido cala
- D L'azoto è solubile in un solvente apolare ma non in acqua
- E Una volta sciolto in acqua l'azoto ionizza e quindi dissocia quasi completamente

59 **La molalità di una soluzione indica il numero di moli di soluto contenute in un:**

- A litro di soluzione
- B litro di solvente
- C grammo di solvente
- D grammo di soluzione
- E chilogrammo di solvente

60 **Per diluire una soluzione bisogna:**

- A aggiungere soluto
- B la soluzione non si può diluire in nessun modo
- C prima aggiungere soluto e poi solvente
- D togliere soluto
- E aggiungere solvente

61 **Dato il composto chimico A, di peso molecolare 50, quale tra le seguenti soluzioni, preparate sciogliendo A in acqua, contiene una maggiore quantità di A per litro di soluzione?**

- A Soluzione 1 molare
- B Soluzione al 10% peso/volume
- C Soluzione al 5% peso/volume
- D Soluzione 0,5 molale
- E Soluzione contenente 20 grammi di A per litro di soluzione

62 **Indicare la normalità di una soluzione di H_2SO_4 1 M:**

A 0,5 B 1 C 0,25 D 0,1 E 2

63 Qual è la molarità di una soluzione contenente 10 g di NaOH in 500 ml di soluzione? (PA: Na = 23; O = 16; H = 1)

A 20
B 10
C 1
D 0,25
E 0,5

64 Quanti grammi di NaOH (40 u.m.a.) bisogna sciogliere in 200 ml di acqua per preparare una soluzione 0,1 M?

A 0,4 g
B 1,6 g
C 4,0 g
D 8,0 g
E 0,8 g

65 Le proprietà colligative delle soluzioni sono quelle proprietà che dipendono:

A dal numero delle particelle di soluto
B dalla natura delle particelle di soluto
C dal pH della soluzione
D dalla forza ionica
E dalla temperatura della soluzione

66 Una soluzione acquosa di KBr rispetto all'acqua pura ha:

A lo stesso punto di congelamento
B lo stesso punto di ebollizione
C punto di ebollizione più alto
D volume maggiore
E punto di ebollizione più basso

67 La temperatura di ebollizione di una soluzione acquosa 1 molale di KCl (assumendo K_{eb} = 0,5) è:

A 101 °C
B 99 °C
C 102 °C
D 100,5 °C
E 100 °C

68 Indicare la soluzione MENO concentrata tra le seguenti:

A 1 mole di soluto in 3 litri di soluzione
B 2 moli di soluto in 10 litri di soluzione
C 2 moli di soluto in 8 litri di soluzione
D 1 mole di soluto in 1 litro di soluzione
E 1 mole di soluto in 8 litri di soluzione

69 **5,00 g di un sale vengono sciolti in 100 ml di acqua. 10 ml della soluzione così ottenuta vengono prelevati e diluiti a 100 ml. A quanto corrisponde il peso del residuo secco di questa seconda soluzione?**

A 1,00 g B 5,00 g C 0,05 g D 2,00 g E 0,50 g

70 **Quale delle seguenti soluzioni esercita la pressione osmotica maggiore, a parità di temperatura?**

A Cloruro di sodio 0,1 M
B Acido acetico 0,1 M
C Glucosio 0,1 M
D Cloruro di bario 0,1 M
E Acido formico 0,2 M

71 **Una reazione con $\Delta G = 0$:**

A è esotermica
B è endotermica
C è all'equilibrio
D è endoergonica
E è esoergonica

72 **Se una sostanza passa dallo stato liquido a quello gassoso:**

A la sua entropia diminuisce
B cambia il suo stato di ossidazione
C cambia la sua massa atomica
D la sua entropia aumenta
E cambia la sua composizione

73 **Una reazione che avviene con rifornimento di energia dall'esterno e porta alla produzione di molecole ad alto contenuto energetico, è detta:**

A esoergonica
B eterotrofa
C termica
D endotermica
E endoergonica

74 **La velocità di una reazione chimica:**

A è sempre indipendente dalle concentrazioni dei reagenti
B può dipendere dalla concentrazione di uno o più reagenti
C è determinata dal valore della costante di equilibrio della reazione
D dipende sempre dalle concentrazioni del reagente presente in minor quantità
E dipende dalla concentrazione di prodotti che si accumulano

75 **Il valore della costante di equilibrio di una reazione in fase liquida può cambiare se varia:**

A la concentrazione dei reagenti
B il volume di reazione
C la velocità di formazione dei prodotti
D la pressione
E la temperatura

76 **Una reazione chimica ha raggiunto l'equilibrio quando:**

A le concentrazioni dei reagenti e dei prodotti rimangono costanti
B i reagenti si sono completamente consumati
C le concentrazioni dei reagenti e dei prodotti si equivalgono
D la velocità di reazione rimane costante
E può avvenire in entrambe le direzioni

77 **"L'energia di attivazione, cioè l'energia necessaria a formare un composto ad alta energia potenziale, intermedio della reazione (il cosiddetto *complesso attivato*), è una grandezza caratteristica di ciascuna reazione chimica. Più alta è tale energia, più la reazione avviene lentamente, perché è minore il numero delle molecole con energia sufficiente a formare il complesso attivato".**

Quale delle seguenti affermazioni NON può essere dedotta dalla lettura del brano precedente?

A Il valore dell'energia di attivazione è lo stesso per tutte le reazioni chimiche
B Le molecole dotate di energia abbastanza bassa non possono formare il complesso attivato
C Il complesso attivato non è il prodotto finale della reazione
D La velocità della reazione è condizionata dal valore dell'energia di attivazione
E Solo le molecole dotate di energia abbastanza alta sono in grado di formare il complesso attivato

78 **Dati i seguenti acidi: (1) H_2SO_4; (2) CH_3COOH; (3) H_2S; (4) HCN; (5) $HClO_4$; (6) HNO_3; (7) H_3PO_4; (8) HF, individuare la serie che indica solamente quelli poliprotici.**

A (3), (4), (8)
B (1), (5)
C (2), (4), (6)
D (1), (3), (7)
E (1), (2), (3), (7)

79 **Quando l'acqua si trasforma in ione idronio H_3O^+, essa si comporta da:**

A acido
B anfolita
C anione
D base
E catione

80 **Secondo la definizione di Brønsted-Lowry, quale dei seguenti ioni può comportarsi solo come acido?**

A NH_4^+
B PO_4^{3-}
C HPO_3^{2-}
D HPO_4^{2-}
E HSO_4^-

81 **Indicare l'acido triprotico:**

A acido solfidrico
B acido cloridrico
C acido acetico
D acido fosforico
E acido solforico

82 **In una soluzione acquosa basica si ha che:**

A $[H_3O^+] > 7$
B $[OH^-] < 7$
C $[H_3O^+] = [OH^-]$
D $[H_3O^+] > [OH^-]$
E $[H_3O^+] < [OH^-]$

83 **Se in una soluzione acquosa la concentrazione degli ioni ossidrile è 10^{-3} moli/litro, la concentrazione degli ioni idrogeno deve essere:**

A 10^{-5} moli/litro
B 10^{-3} moli/litro
C 10^{-11} moli/litro
D 10^{-4} moli/litro
E 10^{4} moli/litro

84 **Una soluzione ha $[OH^-] = 10^{-12}$. Essa:**

A è acida
B è basica
C è neutra
D contiene un eccesso di OH^-
E ha pH = 12

85 **Una soluzione basica è caratterizzata:**

A dalla concentrazione degli ioni ossidrile superiore a quella degli ioni idrogeno
B dalla concentrazione degli ioni ossidrile inferiore a quella degli ioni idrogeno
C dall'ossigeno disciolto a una pressione uguale a quella atmosferica
D dall'ossigeno disciolto a una pressione inferiore a quella atmosferica
E quesito senza soluzione univoca o corretta

86 **Il pH di una soluzione 0,1 M di NaOH è:**

A 1
B 13
C 7
D 5
E 8

87 **Qual è il pH di una soluzione 0,1 M di HCl?**

A 0 B 0,1 C 1,0 D 2 E 0,2

88 **Quale tra queste soluzioni ha pH = 3?**

A Acido acetico 0,001 M
B Acido solforico 0,001 M
C Ammoniaca 0,001 M
D Acido cloridrico 0,001 M
E Nessuna

89 **Una soluzione acquosa a 25°C in cui la concentrazione di H^+ è uguale a 10^{-5} M e la concentrazione di OH^- è pari a 10^{-8} M:**

A non esiste
B ha pH 5,0
C ha pH 8,0
D ha pH 0,8
E ha pH 0,5

90 **Una soluzione ha pH = 2. La concentrazione molare di H^+ è:**

A 10^{-2} B 10^{-12} C 10^{2} D 10^{12} E 10^{-10}

91 **Una soluzione che fa virare a rosso la cartina di tornasole contiene:**

A NH_3
B HCl
C $NaHCO_3$
D NaCl
E KOH

92 **Per neutralizzare a solfato di sodio l'acido solforico (PM = 98) contenuto in 100 ml di una soluzione 0,1 molare è necessaria una quantità di idrossido di sodio (PM = 40) pari a:**

A 0,01 moli
B 4 grammi
C 0,02 moli
D 19 grammi
E 9,8 grammi

93 **Se un litro di una soluzione tampone formata da un acido debole e un suo sale con una base forte viene diluito con acqua a 3 litri, il pH della soluzione ottenuta:**

A diventa acido
B aumenta
C diminuisce
D resta invariato
E diventa basico

94 **Individuare la parola da scartare perché NON può essere riferita agli alcheni:**

A paraffina
B ibridazione sp^2
C insaturo
D doppio legame
E etilene

95 **Un composto ha formula minima CH_2O e peso molecolare 180. Qual è la sua formula molecolare?**

A $C_6H_6O_6$ B $C_2H_{14}O_2$ C $C_5H_{10}O_5$ D $C_6H_{12}O_6$ E $C_7H_{14}O_7$

96 **Quale tra i seguenti composti ha tutti gli atomi di carbonio tetraedrici?**

A Propanone
B Ciclopropene
C Propano
D Propene
E Propino

97 **Il gruppo funzionale –COOH è presente in tutte le molecole dette:**

A aldeidi
B idrocarburi
C chetoni
D acidi carbossilici
E eteri

98 **In un alchene il numero degli atomi di carbonio è sempre uguale:**

A al numero di atomi di idrogeno
B al doppio del numero degli atomi di idrogeno
C alla metà del numero degli atomi di idrogeno
D alla terza parte del numero degli atomi di idrogeno
E al numero di atomi di idrogeno meno due

99 **L'ossidazione parziale di un alcol secondario porta a:**

A un chetone
B un'aldeide
C un diolo
D un acido carbossilico
E CO_2

100 **Gli idrocarburi insaturi contengono sempre:**

A atomi di ossigeno
B legami multipli fra carboni contigui
C anelli aromatici eterociclici
D gruppi carbonilici intermolecolari
E legami multipli tra il carbonio 1 e il carbonio 2

101 **Che cosa sono gli enantiomeri?**

A Isomeri geometrici
B Isomeri ottici che non sono l'uno l'immagine speculare dell'altro
C Isomeri ottici che sono l'uno l'immagine speculare dell'altro
D Isomeri conformazionali
E Isomeri strutturali senza particolari proprietà

102 **I composti CH_3–CH_2–O–CH_2–CH_3 e CH_3–CO–CH_3 sono, nell'ordine:**

A un etere e un chetone
B un chetone e un estere
C un estere e un chetone
D un chetone e un etere
E una anidride e un etere

103 **Qual è il nome sistematico (IUPAC) del composto CH_3–CH_2–CH_2–CO–CH_3?**

A Propinato di metile
B Metil-propiletere
C Metil-propilchetone
D 2-pentanale
E 2-pentanone

104 **Gli acidi grassi sono acidi formati da lunghe catene di atomi di carbonio, le quali possono essere:**

A sempre sature
B sempre insature
C sia sature che insature
D la domanda non ha senso
E sempre ramificate

105 **Quale delle seguenti formule è quella dell'acido formico?**

A CH_3CH_2COOH
B C_6H_5COOH
C CH_3CH_2OH
D HCOOH
E CH_3COOH

106 **Qual è la struttura dell'etere dietilico?**

A CH_3–O–CH_3
B C_2H_5–O–C_2H_5
C C_3H_7–O–C_2H_5
D CH_3–O–C_2H_5
E C_2H_5–O–COOH

107 **Il lattosio è un disaccaride costituito da:**

A una molecola di glucosio e una molecola di fruttosio
B due molecole di glucosio
C due molecole di galattosio
D una molecola di galattosio e una molecola di fruttosio
E una molecola di glucosio e una molecola di galattosio

108 Quale dei seguenti composti è una proteina?

A $C_{12}H_{22}O_{11}$
B $C_6H_2O_6$
C $C_{708}H_{1130}O_{224}N_{180}S_4P_4$
D $(C_6H_{10}O_5)_n$
E $C_{17}H_{35}COOH$

109 L'urea è un composto azotato. Pertanto non può derivare dal metabolismo di:

A peptidi
B polisaccaridi
C polipeptidi
D glicoproteine
E amminoacidi

110 Il legame glicosidico:

A è presente nei polisaccaridi
B è presente nelle proteine
C è presente nei grassi semplici
D non esiste
E è presente negli acidi grassi

Soluzioni e commenti

1 Il legno è un materiale complesso, formato da numerose sostanze chimiche; la risposta **A** è quindi errata. L'acido cloridrico è un composto formato dagli elementi idrogeno e cloro; anche la **B** si può quindi scartare. Il bronzo è una lega metallica, cioè una soluzione solida formata da rame e un altro metallo che di solito è lo stagno; la **C** è errata. Il lapislazzulo è una pietra preziosa formata da diversi minerali, ognuno dei quali ha una propria specifica composizione chimica; anche la **E** è quindi errata. La risposta corretta è la **D**: l'alluminio infatti è un elemento chimico, un metallo i cui atomi sono caratterizzati da uno specifico numero atomico.

2 Un sistema formato da 7 protoni, 7 neutroni e 6 elettroni ha una carica positiva in più rispetto al numero delle cariche negative, quindi avrà carica netta +1; risposta **D**.

3 Il numero atomico (Z) rappresenta il numero di protoni contenuti nel nucleo di un atomo, mentre il numero di massa (A) è dato dalla somma dei protoni e dei neutroni. Gli elettroni si trovano in movimento intorno al nucleo e, in un atomo neutro, sono presenti in numero pari ai protoni. Se per il berillio (Be) $A = 9$ e $Z = 4$, si può stabilire che questo atomo è formato da 4 protoni, 5 neutroni ($9 - 4 = 5$) e 4 elettroni; la risposta corretta è la **A**.

4 Un atomo neutro di magnesio possiede 12 protoni e 12 elettroni. Il Mg neutro si trasforma in ione Mg^{2+} perdendo due elettroni. Il numero di elettroni in uno ione Mg^{2+} è dunque pari a $12 - 2 = 10$; risposta **C**.

5 Il simbolo chimico del potassio è K; la risposta corretta è quindi la **E**.

6 Per rispondere al quesito è necessario ricordare quanti orbitali comprende ogni livello energetico, tenendo presente che ogni orbitale può ospitare al massimo due elettroni.

Il primo livello energetico, con $n = 1$, comprende un solo orbitale di tipo *s* (l'orbitale 1*s*). Il secondo livello, con $n = 2$, comprende l'orbitale 2*s* e i 3 orbitali 2*p*. Il primo livello quindi ospita al massimo 2 elettroni e il secondo 8 elettroni.

Il terzo livello, con $n = 3$, comprende l'orbitale 3*s*, i 3 orbitali 3*p* e i 5 orbitali 3*d*. Il terzo livello può quindi ospitare 18 elettroni.

Il quesito propone un atomo con $Z = 15$, in questo caso 10 elettroni trovano posto nei primi due livelli, mentre 5 si trovano nel livello esterno; risposta **D**.

7 Per rispondere al quesito è necessario ricordare le regole di riempimento degli orbitali di un atomo: ogni orbitale ospita al massimo 2 elettroni, e l'ordine di riempimento, per i primi sottolivelli energetici è il seguente:

$$1s, 2s, 2p, 3s, 3p, 4s, 3d, 4p$$

Se il cloro ha $Z = 17$, allo stato neutro un atomo di questo elemento possiede 17 elettroni. Distribuendo 17 elettroni negli orbitali, e ricordando che gli orbitali *p* sono 3 e quindi ospitano 6 elettroni, si ottiene la seguente configurazione elettronica:

$$1s^2, 2s^2, 2p^6, 3s^2, 3p^5$$

La risposta corretta è quindi la **E**.

8 Dato che la configurazione con il guscio di valenza completo (ottetto) è la più stabile, gli atomi tendono a cedere, acquistare o condividere elettroni per raggiungere questa configurazione.

L'elemento proposto ha 3 elettroni nel livello energetico esterno (con n=3), quindi tenderà a perderli per raggiungere la configurazione elettronica del gas nobile che lo precede nella tavola periodica. In questo modo si trasforma in un catione con carica +3. La **B** è la risposta esatta.

9 Sono chiamati alogeni gli elementi del gruppo VIIA della tavola periodica (il gruppo 17, secondo la numerazione IUPAC più aggiornata). Caratterizzati da configurazione elettronica esterna s^2p^5, hanno una forte tendenza ad accettare un elettrone, in tal modo si trasformano in ioni monovalenti negativi e completano l'ottetto di valenza. La risposta corretta è la **A**.

10 La titolazione di un acido è il procedimento che permette di stabilire la concentrazione (ignota) di una soluzione di acido aggiungendo gradualmente una soluzione di base la cui concentrazione è nota. Durante la titolazione, gli ioni OH^- prodotti dalla base neutralizzano gli ioni H^+ prodotti dall'acido, quindi il pH via via aumenta, prima gradualmente poi bruscamente. Il momento in cui l'aumento di pH si verifica più rapidamente è quello in cui sono stati aggiunti tanti equivalenti di ioni OH^- quanti erano gli equivalenti di ioni H^+, ed è detto "punto equivalente". Al punto equivalente il numero di equivalenti di base è pari al numero di equivalenti di acido; dato che il numero di equivalenti di sostanza presenti in una soluzione si ricava dal prodotto della normalità per il volume, ponendo:

- volume della base = V_B
- normalità della base = N_B
- volume dell'acido = V_A
- normalità dell'acido = N_A

avremo:

$$N_B \cdot V_B = N_A \cdot V_A$$

Dato che:

$$V_B = 11{,}5 \text{ ml}, \; N_B = 0{,}2 \text{ mol/l} = 0{,}2 \text{ eq/l} \; \text{ e } \; V_A = 25 \text{ ml}$$

sarà:

$$N_A = \frac{N_B \cdot V_B}{V_A} = \frac{0,2 \text{ eq/l} \cdot 11,5 \text{ ml}}{25 \text{ ml}} = 0,092 \text{ eq/l}$$

La soluzione di HCl titolata è una soluzione 0,092 M, o $9{,}2 \cdot 10^{-2}$ M; risposta esatta: **A**.

11 L'elettronegatività, cioè la tendenza di un atomo, impegnato in un legame, ad attrarre gli elettroni di legame, è una proprietà periodica degli elementi: aumenta nei periodi da sinistra a destra e diminuisce nei gruppi, dall'alto verso il basso, quindi gli elementi più elettronegativi sono quelli in alto a destra nella tavola periodica. Per rispondere correttamente al quesito, indicando l'alternativa **C**, è sufficiente ricordare che il fluoro (F) è l'elemento più elettronegativo.

12 L'azoto è un non metallo; l'ottone è una lega formata da rame e zinco; l'acciaio è una lega formata da ferro e carbonio; l'onice è un minerale, quindi ha una composizione chimica specifica e non è un metallo. La risposta corretta è la **E**: il rame è un elemento chimico appartenente al gruppo dei metalli.

13 Gli isotopi di un elemento sono atomi aventi lo stesso numero atomico ma diverso numero di massa perché contenenti un diverso numero di neutroni nel nucleo. Gli atomi di questo tipo hanno le stesse caratteristiche chimiche, ma diverse proprietà fisiche (la **A** è quindi sbagliata). La definizione corretta, fra quelle proposte è la **E**.

14 In chimica Hg è il simbolo dell'elemento mercurio; risposta **C**.

15 Nel simbolo $^{60}_{27}Co$ il numero in alto (60) è il numero di massa A, cioè la somma dei protoni e dei neutroni presenti nel nucleo. Il numero in basso invece (27) è il numero atomico, Z, cioè il numero dei protoni. Quindi questo nuclide contiene 27 protoni e 33 neutroni, infatti il numero dei neutroni si ricava come differenza fra A e Z: A – Z = 60 – 27 = 33. La risposta corretta è la **C**.

CHIMICA

16 Per rispondere al quesito è necessario individuare l'affermazione falsa. Il nuclide ^{12}C, ha Z = 6 e A = 12, quindi allo stato neutro è formato da un nucleo contenente 6 neutroni e 6 protoni, e da 6 elettroni disposti negli orbitali intorno al nucleo. È vero che il numero atomico (Z = 6) è uguale al numero dei neutroni e a quello degli elettroni, le alternative **A** e **B** posso quindi essere escluse. Analogamente l'affermazione **C**, corretta, può essere scartata. È vero anche che il numero atomico di ^{12}C è uguale a quello di ^{14}C; mentre l'affermazione falsa è la **E**: il numero atomico di un elemento è una caratteristica intrinseca dell'elemento; la media ponderata delle masse degli isotopi ci fornisce invece la massa atomica.

17 Per calcolare il peso molecolare di un composto è necessario sommare i pesi atomici degli atomi che lo compongono, tenendo conto dei rispettivi indici:

$$PM_{H_2CO_3} = PA_H \cdot 2 + PA_C + PA_O \cdot 3 = (1 \cdot 2) + 12 + (16 \cdot 3) = 62$$

La risposta esatta è quindi la **E**.

18 La mole è quella quantità di una data sostanza che contiene un numero di particelle (molecole, ioni o atomi) pari al numero di atomi contenuti in 12 g di ^{12}C. Questo numero, detto numero di Avogadro, è pari a $6{,}02 \cdot 10^{23}$. Una mole di ossigeno molecolare (O_2) contiene $6{,}02 \cdot 10^{23}$ molecole di O_2 e quindi un numero doppio di atomi di ossigeno, cioè $12{,}04 \cdot 10^{23}$, che possiamo anche indicare come $1{,}204 \cdot 10^{24}$; risposta **D**.

19 Dato che una mole di qualsiasi sostanza contiene $6{,}02 \cdot 10^{23}$ particelle, si può facilmente ricavare che mezza mole di fosforo contiene un numero di atomi pari alla metà del numero di Avogadro, cioè $3{,}01 \cdot 10^{23}$; risposta **D**.

20 Una millimole corrisponde a 10^{-3} (0,001) moli, mentre una micromole corrisponde a 10^{-6} moli, quindi se una mole di atomi contiene $6{,}02 \cdot 10^{23}$atomi, una micromole ne contiene $6{,}02 \cdot 10^{17}$; risposta **B**.

21 Per rispondere al quesito è necessario ricordare che il peso di una mole di qualsiasi sostanza corrisponde al peso atomico, o al peso molecolare, espresso in grammi. Approssimando a 1 il peso atomico di H e a 16 il peso atomico di O, si può dire che $PM_{H_2O} = 18$. Una mole di H_2O pesa 18 g, quindi 2 moli pesano 36 g; risposta **D**.

22 Il boro (B) ha Z = 5 e A = 11, il suo peso atomico è quindi 11 u.m.a. e una mole di boro pesa 11 g; risposta **A**.

23 Se il peso atomico di Al è 27 e quello di Pb è 207, una mole di Al pesa 27 g mentre una mole di Pb pesa 207 g; quindi una mole di Al contiene lo stesso numero di atomi di una mole di Pb, ma la prima pesa molto meno.

1 g di Al corrisponde a $1/27$ moli di Al, mentre 1 g di Pb corrisponde a $1/207$ moli di Pb, quindi 1 g di Al contiene un numero di atomi più elevato rispetto a 1 g di Pb; risposta **D**.

24 Per calcolare quante moli di C-12 sono contenute in 3 grammi di C-12, dobbiamo applicare la formula che mette in relazioni il numero di moli (*n*) con il peso molecolare (PM) e con la massa del campione (*m*): $n = m/\text{PM}$. Avremo quindi:

$$n = 3\ \text{g}/12\ \text{gmol}^{-1} = 0{,}25\ \text{mol}$$

Per calcolare quale massa di zolfo corrisponde a 0,25 moli dovremo applicare la formula inversa: $m = n \cdot \text{PM}$. Avremo quindi:

$$m = 0{,}25\ \text{mol} \cdot 32\ \text{gmol}^{-1} = 8$$

La **A** è la risposta esatta.

25 In condizioni standard ($T = 0\ °\text{C}$ e $P = 1$ atm) una mole di qualsiasi gas occupa un volume pari a 22,4 litri: la risposta corretta è quindi la **C**.

26 La densità (*d*) di una sostanza indica la massa (*m*) per l'unità di volume (*V*), secondo la formula $d = \frac{m}{V}$, da cui si ricava $V = \frac{m}{d}$. Nel caso proposto, se $d = 8\ \text{g/cm}^3$, e $m = 4000$ g, avremo:

$$V = \frac{4000\ \text{g}}{8\ \text{g/cm}^3} = 500\ \text{cm}^3$$

Dato che 1 dm^3 corrisponde a 1000 cm^3, si deduce che la risposta corretta è la **B**.

27 Un legame covalente consiste nella condivisione di due elettroni tra due atomi, con formazione di un orbitale molecolare in cui si vengono a trovare i due elettroni.
Quando si forma un legame covalente fra due atomi di uguale elettronegatività la nuvola elettronica dell'orbitale molecolare è ugualmente condivisa dai due atomi e il legame non è polare. Quando invece si forma un legame covalente fra due atomi di diversa elettronegatività, la diversa intensità con cui i due nuclei attraggono gli elettroni in comune fa sì che la nuvola elettronica sia asimmetrica e più densa verso l'elemento più elettronegativo. Si ha infatti un parziale trasferimento del doppietto di legame dall'atomo meno elettronegativo, che acquista una parziale carica positiva, a quello più elettronegativo, che acquista una parziale carica negativa. In questi casi si parla di *legame covalente polare* e le molecole risultanti si comportano come dipoli elettrici; risposta **C**.

28 Dato che i due atomi costituenti la molecola H_2 sono uguali, la loro differenza di elettronegatività è nulla. Il legame che li unisce è di conseguenza un legame covalente puro e non polare. La risposta esatta è la **B**.

29 Quando si incontra un quesito di questo tipo è necessario leggere il brano con grande attenzione: infatti, questo contiene tutte le informazioni utili per individuare la risposta corretta, e concentrandosi sul significato delle parole e delle frasi è possibile rispondere correttamente anche quando siano presentati argomenti di chimica piuttosto complessi. In questo caso si chiede di individuare l'informazione che NON può essere dedotta dalla lettura del brano. Il testo proposto dal quesito sostiene chiaramente che l'atomo di azoto si trova nello stato di ibridazione sp^3 sia nell'ammoniaca (NH_3) che nello ione ammonio (NH_4^+), quindi l'informazione proposta in **D** è corretta e la risposta **D** è sbagliata. Secondo lo stesso brano si può immaginare che lo ione NH_4^+ si formi grazie a un legame dativo fra il doppietto elettronico non condiviso di NH_3 (donatore) e lo ione H^+, privo di elettroni (accettore), anche le affermazioni in **B** e in **E** sono quindi deducibili dal brano. Dato poi che il carbonio appartiene al gruppo IV A e possiede 4 elettroni nel livello energetico esterno, mentre l'azoto appartiene al gruppo V A e possiede 5 elettroni nello stesso livello, l'ipotetico ione N^+ (isoelettronico con il carbonio) possiede 4 elettroni nell'ultimo livello, quindi anche la risposta **C** è da scartare. La risposta corretta, cioè l'informazione non deducibile dal brano, è quella proposta in **A**, secondo la quale gli atomi di azoto e di carbonio hanno ugual numero di elettroni nell'ultimo livello; l'azoto infatti possiede, nel livello più esterno, un elettrone in più del carbonio.

30 Gli orbitali ibridi sp^2 si formano dalla combinazione dell'orbitale *s* con due orbitali *p*; sono tre orbitali isoenergetici che si dispongono su un piano, diretti verso i vertici di un triangolo equilatero. L'orbitale *p* che non partecipa all'ibridazione è formato da due lobi, disposti lungo un asse perpendicolare al piano degli orbitali sp^2. La risposta corretta è quindi la **B**.

31 L'interazione fra il polo positivo di una molecola e il polo negativo di un'altra è un legame debole definito interazione dipolo-dipolo; risposta **E**.

32 La miscibilità di due liquidi dipende dalla loro polarità: in generale, le sostanze polari si sciolgono in quelle polari, mentre le sostanze apolari si sciolgono in quelle apolari ("il simile scioglie il suo simile"). Dato che l'acqua è una sostanza polare, mentre l'olio d'oliva è una miscela di molecole organiche lipidiche, apolari e idrofobiche, i due liquidi sono totalmente immiscibili. Si conclude pertanto che la risposta esatta è la **B**.

33 Un cristallo di cloruro di sodio (NaCl) è formato da un enorme numero di ioni Na^+ e Cl^-, ordinati in un reticolo tridimensionale. La parola non corretta è "molecole"; risposta **E**.

34 Gli elementi proposti sono alogeni, appartenenti al gruppo VII A (o gruppo 17) della tavola periodica. Tutti sono presenti in natura come molecole biatomiche, ma il loro stato fisico è diverso perché le forze di Van der Waals, che si instaurano fra molecole apolari come F_2, Cl_2, Br_2 e I_2, sono tanto più intense quanto più grandi sono le molecole interessate. Il fluoro e il cloro hanno molecole più piccole e in condizioni "normali" (pressione di 1 bar e temperatura di 25 °C) si trovano allo stato gassoso; il bromo forma molecole di dimensioni maggiori e lo iodio ancora maggiori, per questo motivo il bromo (Br_2), in condizioni normali è un liquido e lo iodio (I_2) è un solido; la **C** è la risposta corretta.

35 I materiali che meglio fungono da conduttori della corrente elettrica sono i metalli allo stato solido e le soluzioni di composti ionici. Fra le alternative proposte dal quesito, l'unico metallo è il rame; risposta **D**.

36 Per rispondere al quesito è necessario ricordare alcune regole che, data la formula di un composto, permettono di calcolare il numero di ossidazione (N.O.) degli atomi che compaiono nella formula stessa:

- tutte le sostanze allo stato elementare hanno numero di ossidazione nullo;
- il numero di ossidazione di uno ione monoatomico è uguale alla carica dello ione;
- la somma dei numeri di ossidazione di tutti gli atomi presenti in una molecola neutra è pari a 0, mentre in uno ione poliatomico è pari alla carica dello ione;
- il N.O. dell'idrogeno è + 1, tranne che nei composti con i metalli (idruri) in cui è – 1;
- nella maggior parte dei composti il N.O. dell'ossigeno è – 2 (tranne nei perossidi, come H_2O_2, in cui è –1 e in OF_2, in cui è +2);
- il N.O. degli elementi del gruppo I A è + 1, il N.O. degli elementi del gruppo II A è + 2, il N.O. di Al è +3.

Considerando il solfato di alluminio, $Al_2(SO_4)_3$, poiché la somma dei numeri di ossidazione degli elementi che formano questo composto deve essere pari a zero, e poiché $N.O._O = -2$, e $N.O._{Al} = +3$, sarà:

$$3 \cdot N.O._S + 2 \cdot N.O._{Al} + 12 \cdot N.O._O = 0$$

quindi:

$$N.O._S = \frac{-(12 \cdot N.O._O)-(2 \cdot N.O._{Al})}{3} = \frac{-(12 \cdot -2)-(2 \cdot 3)}{3} = \frac{24-6}{3} = +6$$

Il numero di ossidazione di S in $Al_2(SO_4)_3$ è +6; risposta **B**.

PARTE SECONDA

37 Per rispondere al quesito è necessario calcolare il N.O. con cui l'azoto è presente nei diversi composti proposti.

in N_2O_4: $N.O._N = +4$ in HNO_3: $N.O._N = +5$

in NO: $N.O._N = +2$ in HNO_2: $N.O._N = +3$

in N_2H_4: $N.O._N = -2$

Si deduce che la sequenza ordinata secondo i numeri di ossidazione crescenti è la D: N_2H_4, NO, HNO_2.

38 Il bicarbonato di calcio (denominato anche, più correttamente, idrogenocarbonato di calcio) è un sale acido risultante dalla combinazione dello ione bicarbonato con lo ione calcio (Ca^{2+}). Lo ione bicarbonato deriva formalmente dalla perdita di un solo atomo di idrogeno da parte dell'acido carbonico (H_2CO_3), che è un acido biprotico. La formula dello ione è pertanto HCO_3^-.

Dato che la formula scritta deve corrispondere a un insieme elettricamente neutro e quindi il numero globale delle cariche positive deve essere uguale a quello delle cariche negative, il rapporto di combinazione tra gli ioni Ca^{2+} e gli ioni HCO_3^- è pari a 1:2 e la formula esatta del composto è $Ca(HCO_3)_2$; risposta B.

39 Il composto proposto dal quesito, di formula H_2SO_3 è un *ossiacido*, non un anidride, contiene infatti idrogeno, zolfo e ossigeno, mentre un'anidride (o ossido acido) è formata semplicemente da ossigeno e da un non metallo. Si possono quindi scartare le risposte D ed E. Anche la risposta che fa riferimento all'acido solfidrico (la B) è errata, infatti la desinenza idrico è riferita agli idracidi, che sono acidi binari: l'acido solfidrico ha formula H_2S.

Nel composto H_2SO_3 il numero di ossidazione dello zolfo è +4, numero intermedio fra quelli possibili per questo elemento (± 2, +4, +6), si tratta quindi dell'acido solforoso, mentre l'acido solforico ha formula H_2SO_4. La risposta esatta è la A.

40 Tutti gli atomi allo stato elementare hanno numero di ossidazione 0; risposta esatta: A.

41 I metalli hanno bassa elettronegatività, mentre i non metalli hanno elettronegatività elevata; la risposta A è quindi errata. Non tutti i metalli sono resistenti alla corrosione e non sempre formano legami ionici; anche la D e la E si possono scartare. Reagendo con l'ossigeno i metalli formano ossidi basici, mentre i non metalli formano ossidi acidi; la risposta corretta è quindi la B.

42 $MgCl_2$ è un composto binario formato dall'anione monovalente cloruro, Cl^-, e dal catione bivalente magnesio, Mg^{2+}. Poiché il nome di un composto binario come questo si attribuisce indicando prima il nome dello ione negativo, poi quello dello ione positivo preceduto dalla preposizione *di*, il nome corretto del composto è *cloruro di magnesio*. La risposta esatta è quindi la D.

43 Gli idracidi sono composti binari formati da idrogeno e da un elemento molto elettronegativo. Sono idracidi per esempio HF (acido fluoridrico) e HCl (acido cloridrico). Il carattere acido di questi composti è dovuto all'elevata differenza di elettronegatività fra l'idrogeno e l'altro elemento, per questo motivo gli idracidi in acqua si comportano come acidi liberando ioni H^+ (risposta B).

44 I sali sono composti ionici formalmente derivati dagli acidi per sostituzione totale o parziale degli atomi di idrogeno con uno o più cationi metallici, tanti quanti ne occorrono per neutralizzare la carica dell'anione. Secondo questa definizione un sale è formato da un catione metallico e da un anione contenente un non metallo, derivante da un acido.

La più tipica reazione che porta alla formazione di un sale è quella fra un idrossido e un acido, o comunque una reazione che coinvolga una specie chimica contenente un metallo e una specie non metallica. Fra le reazioni proposte dal quesito, quella tra un acido e un metallo porta alla formazione del sale corrispondente ed è accompagnata sviluppo di idrogeno gassoso. La risposta corretta è la E.

45 La digestione (alternativa **A**) consiste nella scomposizione delle macromolecole alimentari in molecole più piccole. La maturazione di una mela (alternativa **B**) comporta una serie di trasformazioni chimiche che interessano gli zuccheri e altre sostanze che formano la polpa della mela. L'ingiallimento delle foglie (alternativa **D**) è dovuto alla degradazione della clorofilla, pigmento di colore verde, e all'aumento percentuale di pigmenti di colore giallo e rosso. La degradazione di una busta di plastica (alternativa **E**) comporta la rottura di legami chimici all'interno delle molecole polimeriche di cui è costituita.

Tutti questi sono fenomeni chimici, mentre la comparsa dell'arcobaleno è un fenomeno fisico: la luce solare viene rifratta e scomposta nelle diverse lunghezze d'onda (diversi colori) per azione delle minuscole gocce d'acqua che rimangono nell'atmosfera dopo un temporale.

La risposta corretta è quindi la **C**.

---

46 In un'equazione chimica bilanciata ogni elemento compare con lo stesso numero di atomi nei reagenti e nei prodotti (per la legge di conservazione della massa). Per rispondere al quesito è sufficiente provare le diverse combinazioni di coefficienti proposte, e individuare quella che soddisfa la legge di conservazione della massa.

La risposta corretta è la **E**, infatti con questa combinazione di coefficienti si ottiene l'equazione:

$$2\,HBrO_3 + 5\,H_2S \rightarrow Br_2 + 5\,S + 6\,H_2O$$

Possiamo verificare che sia nei reagenti che nei prodotti, H compare con 12 atomi, O con 6 atomi, Br con 2 atomi e S con 5 atomi.

---

47 Prendendo in considerazione le combinazioni di coefficienti proposte, si deduce che la condizione di equazione chimica bilanciata (ovvero quando ogni elemento compare con lo stesso di numero di atomi sia nei reagenti che nei prodotti) è soddisfatta solo dall'alternativa **E**, secondo la quale:

$$2\,C_6H_6 + 15\,O_2 \rightarrow 12\,CO_2 + 6\,H_2O$$

In questa equazione compaiono infatti, sia nei reagenti che nei prodotti, 12 atomi di carbonio, 30 atomi di ossigeno e 12 atomi di idrogeno.

---

48 La reazione cui fa riferimento il quesito coinvolge l'acido cloridrico, HCl, e l'idrossido di bario, $Ba(OH)_2$, e si forma il sale cloruro di bario, $BaCl_2$. La reazione bilanciata è rappresentata dalla seguente equazione:

$$2\,HCl + Ba(OH)_2 \rightarrow BaCl_2 + 2\,H_2O$$

Se 2 moli di HCl reagiscono con 1 mole di $Ba(OH)_2$ si forma 1 mole di $BaCl_2$; risposta **D**.

---

49 Il glucosio è un composto organico che non manifesta comportamento acido né basico, la **A** si può quindi scartare. K_2SO_4, KCl, Na_2CO_3 e $NaNO_3$ sono sali e per stabilire che tipo di soluzioni danno bisogna ricordare che quando si scioglie un sale in acqua si ottiene una soluzione che può essere acida, neutra o basica, a seconda delle caratteristiche degli ioni che compongono il sale disciolto:

- un sale che si può considerare derivato da un acido forte e da una base forte dà luogo a una soluzione con pH neutro;
- un sale formato da una base forte e un acido debole dà luogo a una soluzione basica;
- un sale formato da un acido forte e una base debole dà luogo a soluzioni acide.

K_2SO_4 si può considerare derivato dalla reazione fra H_2SO_4 (acido solforico, acido forte) e KOH (idrossido di sodio, base forte), quindi dà una soluzione neutra.

KCl si può considerare derivato dalla reazione fra HCl (acido cloridrico, acido forte) e KOH (base forte), quindi dà una soluzione neutra.

Anche $NaNO_3$, derivato dalla reazione fra la base forte NaOH e l'acido forte HNO_3 (acido nitrico) dà soluzioni con pH neutro. Possiamo quindi dire che questi sali sciolti in acqua non si comportano da acidi né da basi, e non ne modificano il pH.

Na_2CO_3, invece, è un sale derivato dalla reazione tra una base forte (NaOH) e un acido debole (H_2CO_3); lo ione CO_3^{2-}, base coniugata di un acido debole, si comporta da base. In altre parole possiamo dire che questo sale sciolto in acqua dà luogo a idrolisi basica, la soluzione risultante è pertanto basica e non neutra; si conclude che la risposta corretta è la **D**.

PARTE SECONDA

---

50 Quando un elemento che partecipa a una reazione di ossidoriduzione perde elettroni, cioè si ossida, il suo numero di ossidazione aumenta; risposta **E**.

---

51 La reazione proposta è una reazione di ossidoriduzione nella quale bisogna individuare la specie che si ossida e quella si riduce. Poiché nel corso della reazione il numero di ossidazione del rame passa da + 2 a 0 in seguito all'acquisto di due elettroni, il rame si riduce ed è quindi l'agente ossidante. Il numero di ossidazione del ferro passa invece da 0 a + 2 in seguito alla cessione di due elettroni: il ferro dunque si ossida ed è perciò l'agente riducente; risposta **B**.

---

52 Una reazione di neutralizzazione è una reazione fra un acido e una base, che porta alla formazione di un sale e acqua. L'unica reazione di questo tipo, fra quelle proposte, è la reazione dell'idrossido di potassio con acido cloridrico, che produce cloruro di potassio e acqua; risposta **D**.

---

53 Se nel corso di una reazione il numero di ossidazione di un elemento diminuisce significa che quella specie chimica ha accettato elettroni e si è ridotta. Risposta esatta: **A**.

---

54 Il quesito propone la reazione del carbonato di calcio con acido cloridrico, che produce anidride carbonica, cloruro di calcio e acqua, con i rapporti stechiometrici descritti dall'equazione chimica seguente:

$$CaCO_3 + 2\,HCl \rightarrow CO_2 + CaCl_2 + H_2O$$

Dall'equazione chimica si osserva che una mole di $CaCO_3$ reagendo con HCl produce una mole di CO_2. Quindi per avere 0,5 moli di CO_2 si dovranno far reagire 0,5 moli di $CaCO_3$. Il peso molecolare di $CaCO_3$ si ricava nel modo seguente:

$$PM_{CaCO_3} = PA_{Ca} + PA_C + PA_O \cdot 3 = 40 + 12 + (16 \cdot 3) = 100$$

Se il peso molecolare di $CaCO_3$ è 100, una mole di questo composto pesa 100 g e 0,5 moli corrispondono a 50 g; risposta **D**.

---

55 Per rispondere al quesito è necessario individuare l'affermazione che NON può essere dedotta dal brano proposto.

Secondo questo brano, due liquidi immiscibili costituiscono un sistema a due fasi, in cui ogni liquido rappresenta una fase; l'alternativa **E**, in accordo con quanto appena visto, può quindi essere scartata.

Se uno dei due liquidi contiene una sostanza disciolta, una certa quantità di questa può passare all'altra fase, raggiungendo una condizione di equilibrio in cui il soluto è ripartito in maniera caratteristica fra i due solventi. Il rapporto fra il soluto disciolto in un solvente e quello disciolto nell'altro, detto *coefficiente di ripartizione del soluto*, dipende dalla natura dei due liquidi e dalla temperatura, ed è costante a parità di temperatura. Si noti che le affermazioni **A**, **B** e **D** sono in accordo con il brano e non rappresentano risposte corrette al quesito.

La risposta esatta è la **C**, infatti dal brano non si può dedurre che al variare della temperatura il soluto tende a sciogliersi in uno solo dei due solventi.

CHIMICA

56 Se una soluzione è satura di un soluto X non vi si può sciogliere altro soluto X alla stessa temperatura. In queste condizioni è possibile sciogliervi un soluto diverso da X, mentre per sciogliervi altro soluto X è necessario aumentare la temperatura. Si deduce che l'alternativa corretta è la **B**.

57 Mescolando due gas che reagiscono tra loro il risultato potrebbe essere anche una sostanza allo stato solido; se invece misceliamo due gas che non reagiscono tra loro la miscela risultante è sempre omogenea, quindi è una soluzione; risposta esatta: **D**.

58 La solubilità di un gas in un liquido è direttamente proporzionale alla pressione parziale del gas e inversamente proporzionale alla temperatura. La risposta corretta è quindi la **A**.

59 La *molalità* di una soluzione (da non confondere con la *molarità*) indica il numero di moli di soluto contenute in un chilogrammo di solvente; risposta **E**.

60 Diluire una soluzione significa aggiungere solvente, in questo modo la concentrazione della soluzione finale sarà minore rispetto alla soluzione di partenza. Risposta corretta: **E**.

61 Dato un composto A, con PM = 50, una soluzione 1 M contiene 50 g di A in un litro di soluzione, una soluzione 0,5 molale contiene 0,5 moli di A in un kg, ma dato che il solvente è l'acqua, 1 kg si avvicina molto a 1 litro, quindi si può dire che contiene circa 25 g in un litro. Una soluzione al 5% peso/volume contiene 5 g in 100 ml, quindi 50 g in 1 litro; infine una soluzione al 10% peso/volume contiene 10 g in 100 ml, quindi 100 g in 1 litro. La soluzione che contiene la maggiore quantità del composto A per litro di soluzione è quindi la **B**.

62 La *normalità* (N) di una soluzione indica il numero di *equivalenti* di soluto presenti in un litro di soluzione. Per ricavare la normalità di una soluzione di cui sia nota la molarità (M) si applica la seguente formula:

$$N = n_{eq} \cdot M$$

dove n_{eq} rappresenta il numero di *equivalenti* contenuti in una mole, cioè il numero di moli di ioni H^+ che una mole di acido può cedere dissociandosi.

H_2SO_4 è un acido *biprotico*, contenente due ioni H^+ dissociabili secondo la reazione globale:

$$H_2SO_4 \rightarrow SO_4^{2-} + 2\,H^+$$

Dato che, nel caso proposto $n_{eq} = 2$ e $M = 1$

sarà: $N = 2 \cdot 1 = 2$

Una soluzione di H_2SO_4 1 M è 2 N; risposta **E**.

63 La molarità (o "concentrazione molare") indica il numero di moli di soluto contenute in un litro di soluzione, secondo la formula $M = n/V$, dove n = numero di moli di soluto e V = volume in litri. Per calcolare la concentrazione molare della soluzione proposta dobbiamo innanzitutto calcolare il peso molecolare di NaOH:

$$PM_{NaOH} = PA_{Na} + PA_O + PA_H = 23 + 16 + 1 = 40$$

Una mole di NaOH pesa 40 g (m), e il corrispondente numero di moli (n) si ricava tramite la formula $n = m/PM$, da cui:

$$n = 10\text{ g} : 40\text{ g/mol} = 0{,}25\text{ mol}$$

Ora possiamo calcolare che:

$$M = n/V = 0{,}25\text{ mol} : 0{,}5\text{ l} = 0{,}5\text{ mol/l}.$$

La soluzione proposta è 0,5 M; risposta **E**.

64 Per preparare una soluzione 0,1 M di idrossido di sodio (NaOH) bisogna sciogliere 0,1 moli di questo composto in un litro di acqua; quindi il numero di moli da utilizzare per preparare 200 ml di soluzione si ricava dalla proporzione seguente:

$$0{,}1\ \text{mol} : 1000\ \text{ml} = x\ \text{mol} : 200\ \text{ml}$$

$$\text{da cui: } x = \frac{0{,}1\ \text{mol} \cdot 200\ \text{ml}}{1000\ \text{ml}} = 0{,}02\ \text{mol}$$

Per preparare la soluzione richiesta bisogna sciogliere 0,02 moli di NaOH in 200 ml di acqua. Per calcolare a quanti grammi corrisponde questa quantità è sufficiente moltiplicare il numero di moli per il peso di una mole, che corrisponde numericamente al peso molecolare (40):

$$0{,}02\ \text{mol} \cdot 40\ \text{g/mol} = 0{,}8\ \text{g}$$

Per preparare 200 ml di soluzione 0,1 M di NaOH occorrono 0,8 grammi di questa sostanza; risposta **E**.

65 Quando si aggiunge un soluto all'acqua pura, si determinano alcuni effetti che sono indipendenti dalla natura chimica del soluto, ma dipendono solo dal numero di particelle presenti in soluzione. Questi effetti, detti *proprietà colligative delle soluzioni*, sono:

- innalzamento della temperatura di ebollizione;
- abbassamento della temperatura di congelamento;
- comparsa di una pressione osmotica.

La risposta esatta è la **A**.

66 Una soluzione di KBr, rispetto all'acqua pura, ha punto di congelamento più basso e punto di ebollizione più alto, la risposta corretta è quindi la **C**.

67 L'aggiunta di un soluto non volatile a un solvente dà luogo a una soluzione con punto di ebollizione maggiore rispetto al solvente puro (fenomeno noto come *innalzamento ebullioscopico*). L'entità dell'innalzamento è proporzionale alla concentrazione molale (m) della soluzione secondo la relazione:

$$T_{eb}\ \text{soluzione} - T_{eb}\ \text{solvente} = \Delta T_{eb} = K_{eb} \cdot \text{m}$$

dove K_{eb} è la *costante ebullioscopica molale* specifica del solvente.

Se il soluto è un elettrolita, dato che si dissocia in ioni, il suo effetto sulle proprietà colligative sarà maggiore, perché ogni mole di soluto darà origine a 2, 3, o più moli di particelle, a seconda della formula del soluto stesso. In questo caso è quindi necessario considerare il numero di particelle in cui l'elettrolita si dissocia, introducendo nella formula il *coefficiente di Van't Hoff* (i), dove i = numero di ioni in cui l'elettrolita è dissociato.

Nel caso in cui il soluto sia un elettrolita, l'innalzamento ebullioscopico (ΔT_{eb}) si calcola quindi tramite la formula seguente:

$$\Delta T_{eb} = K_{eb} \cdot \text{m} \cdot i$$

Nel caso proposto dal quesito: $K_{eb} = 0{,}5$, m = 1 e $i = 2$

avremo quindi: $\Delta T_{eb} = K_{eb} \cdot \text{m} \cdot i = 0{,}5 \cdot 1 \cdot 2 = 1$

L'innalzamento ebullioscopico della soluzione considerata è pari a 1 °C, questa soluzione quindi bolle a 101 °C; risposta **A**.

68 La soluzione meno concentrata fra quelle proposte è quella che contiene il minor numero di moli per litro di soluzione. Per individuarla è sufficiente utilizzare la formula che definisce la concentrazione molare (M) come rapporto fra il numero di moli (n) e il volume della soluzione (V):

$$\text{M} = n/V$$

Le concentrazioni molari delle soluzioni proposte saranno quindi le seguenti:

A. M = 1 mol/3 l = 0,33 mol/l
B. M = 2 mol/10 l = 0,20 mol/l
C. M = 2 mol/8 l = 0,25 mol/l
D. M = 1 mol/1 l = 1,0 mol/l
E. M = 1 mol/8 l = 0,125 mol/l

La soluzione meno concentrata, risposta corretta al quesito, è la **E**.

---

69 Quando una soluzione viene diluita, la quantità di soluto presente (espresso in numero di moli oppure in grammi) rimane la stessa. La prima cosa da fare, per rispondere al quesito, è stabilire quanti grammi di sale sono contenuti in 10 ml della soluzione proposta.

Se 100 ml contengono 5,00 g di sale, in 10 ml sono contenuti 0,50 g di sale.

Se 10 ml della soluzione di partenza, contenenti 0,50 g di sale, sono diluiti a 100 ml, questa seconda soluzione conterrà in totale 0,50 g di sale e questo è il residuo secco, cioè ciò che rimane dopo aver fatto evaporare completamente l'acqua dalla soluzione. Risposta esatta **E**.

---

70 La pressione osmotica di una soluzione (π) è proporzionale al numero di particelle presenti in soluzione, secondo la formula:

$$\pi = M \cdot RT$$

dove M è la concentrazione molare, R la costante dei gas e *T* la temperatura assoluta.

La formula appena vista è valida quando il soluto non è un elettrolita; se invece è un elettrolita, e in soluzione si dissocia in ioni, è necessario usare la formula seguente:

$$\pi = M \cdot RT \cdot i$$

dove *i* è un coefficiente che rappresenta il numero di ioni in cui si dissocia il composto considerato.

Per individuare, fra quelle proposte, la soluzione che esercita la maggior pressione osmotica, considerato che il fattore R*T* è costante, è sufficiente confrontare il valore che si ottiene moltiplicando la concentrazione molare di ogni soluzione per il valore di *i*.

Il cloruro di sodio (NaCl) è un elettrolita forte e in soluzione si dissocia secondo la reazione:

$$NaCl \rightarrow Na^+ + Cl^-$$

liberando complessivamente due ioni. In questo caso, quindi *i* = 2 e dunque:

$$\pi = 0{,}1 \cdot RT \cdot 2 = RT \cdot 0{,}2$$

L'acido acetico è un acido debole e si dissocia solo parzialmente, quindi il valore di *i* sarà di poco superiore a 1 e in una sua soluzione 0,1 M avremo:

$$\pi \approx RT \cdot 0{,}1$$

Il glucosio non è un elettrolita, quindi per una sua soluzione 0,1 M avremo:

$$\pi = RT \cdot 0{,}1$$

Il cloruro di bario ($BaCl_2$) in soluzione si dissocia nel modo seguente:

$$BaCl_2 \rightarrow Ba^{2+} + 2\,Cl^-$$

liberando complessivamente tre ioni. In questo caso si ha quindi *i* = 3 e dunque, in una sua soluzione 0,1 M avremo:

$$\pi = 0{,}1 \cdot RT \cdot 3 = RT \cdot 0{,}3$$

L'acido formico è un acido debole e si dissocia solo parzialmente, quindi il valore di *i* sarà di poco superiore a 1 e in una sua soluzione 0,2 M avremo:

$$\pi \approx RT \cdot 0{,}2$$

La soluzione che esercita la maggiore pressione osmotica è dunque quella di $BaCl_2$; risposta **D**.

71 ΔG indica la variazione di energia libera di un sistema chimico quando si svolge una reazione. In una reazione in cui ΔG è positivo l'energia libera dei prodotti è maggiore dell'energia libera dei reagenti e la reazione non è spontanea. Una reazione con ΔG negativo è invece spontanea, mentre una reazione con $\Delta G = 0$ è all'equilibrio. La risposta corretta è la **C**.

72 Quando una sostanza passa dallo stato liquido a quello gassoso non cambia la sua composizione, né la massa atomica, né il numero di ossidazione; le risposte **B**, **C** ed **E** si possono quindi scartare. Il passaggio dallo stato liquido a quello gassoso è accompagnato dalla rottura di legami intermolecolari, infatti le particelle di un gas sono unite da interazioni molto più deboli di quelle che uniscono fra loro le particelle che costituiscono un liquido. Le particelle che formano un gas quindi si muovono molto più liberamente e possiedono, a parità di temperatura, un'energia cinetica molto più elevata rispetto alle particelle di un liquido.
Lo stato gassoso è meno "ordinato" dello stato liquido, quindi questo passaggio di stato è accompagnato da un aumento di entropia; risposta **D**.

73 Una reazione che richiede rifornimento di energia dall'esterno è detta endoergonica; risposta esatta: **E**.

74 La velocità di una reazione chimica, che si può misurare sperimentalmente determinando la diminuzione della concentrazione dei reagenti (o l'aumento della concentrazione dei prodotti) nel tempo, dipende da diversi fattori, principalmente dalla concentrazione di uno o più reagenti e dalla temperatura.
La velocità di una reazione chimica aumenta all'aumentare della concentrazione dei reagenti, secondo relazioni matematiche specifiche di ogni reazione; inoltre, aumenta sempre all'aumentare della temperatura. La risposta corretta è la **B**.

75 Quando una reazione raggiunge l'equilibrio, il rapporto fra il prodotto delle concentrazioni dei prodotti, ognuna elevata a una potenza pari al coefficiente stechiometrico, e il prodotto delle concentrazioni dei reagenti, ognuna elevata a una potenza pari al coefficiente stechiometrico, assume un valore costante ed è chiamato *costante di equilibrio* (K_{eq}). La K_{eq} è una costante specifica per ogni reazione, a una data temperatura, e varia al variare della temperatura. La concentrazione dei reagenti e la velocità di formazione dei prodotti non influenzano il valore della K_{eq}, mentre la pressione può influenzare la K_{eq} delle reazioni in fase gassosa. Si deduce che la risposta corretta è la **E**.

76 Data una generica reazione chimica reversibile:

$$\alpha\,A + \beta\,B \rightleftarrows \gamma\,C + \delta\,D$$

ponendo a reagire le specie chimiche A e B la reazione procederà verso la formazione dei prodotti C e D; questo processo però non arriverà a esaurire i reagenti, perché i prodotti, una volta formati, possono reagire tra loro per riformare i reagenti. La reazione diretta e quella inversa procedono con velocità diverse fino al raggiungimento di uno stato di equilibrio; una volta raggiunto questo stato, la concentrazione dei reagenti e dei prodotti non varia nel tempo. Questo non significa che una volta raggiunto l'equilibrio non ci siano più molecole di reagenti che si trasformano in prodotti e viceversa: le concentrazioni rimangono costanti perché le velocità della reazione diretta e di quella inversa si equivalgono.
La risposta corretta è la **A**.

77 Per rispondere correttamente alla domanda bisogna individuare l'affermazione che NON può essere dedotta dalla lettura del brano proposto. In esso si legge che l'energia di attivazione è l'energia necessaria a formare il complesso attivato, che è un intermedio di reazione e non il suo prodotto finale. La risposta **C** è in accordo col brano, quindi va scartata. Nel testo si legge inoltre che per raggiungere lo stato attivato le molecole devono possedere una certa quantità di energia: questa affermazione è in accordo sia con la risposta **B** sia con la risposta **E**, entrambe da escludere.

Infine il brano afferma che il valore dell'energia di attivazione influenza la velocità di reazione, in accordo con la risposta **D**, anch'essa da scartare. L'unica affermazione che non può essere dedotta dal testo è quindi la **A**.

---

78 Un acido è detto poliprotico quando reagendo con acqua può cedere più di uno ione H^+; gli acidi poliprotici, fra quelli proposti dal quesito, sono H_2SO_4, H_2S e H_3PO_4; risposta **D**. L'acido acetico, CH_3COOH, pur contenendo più di un atomo di H, non è un acido poliprotico perché il protone acido è quello legato all'ossigeno nel gruppo carbonilico, COOH, mentre gli idrogeni legati al carbonio metilico, CH_3, non lo sono.

---

79 Nella definizione di Brønsted e Lowry un *acido* è una sostanza che cede protoni a un'altra sostanza, detta *base*, che li acquista. Quando l'acido cede il protone alla base, si trasforma nella corrispondente base coniugata, in quanto questa specie è in grado a sua volta di accettare protoni, comportandosi come una base. Contemporaneamente, la base che accetta il protone si trasforma nel corrispondente acido coniugato. Per un generico acido HA, in grado di reagire con l'acqua, si formerà pertanto il seguente equilibrio acido-base:

$$\underset{\text{acido}}{HA} + \underset{\text{base}}{H_2O} \rightleftarrows \underset{\text{base coniugata}}{A^-} + \underset{\text{acido coniugato}}{H_3O^+}$$

Ciò significa che, in presenza di un acido, l'acqua si comporta da base e acquista un protone per trasformarsi in ione idronio H_3O^+. Lo ione idronio H_3O^+ è l'acido coniugato della base acqua, pertanto la risposta corretta è la **D**.

---

80 Tenendo a mente la definizione di Brønsted e Lowry data nel commento precedente, possiamo rispondere al quesito. Fra i composti proposti, gli ioni HPO_3^{2-} (risposta **C**), HPO_4^{2-} (**D**) e HSO_4^- (**E**) possono comportarsi sia come acidi che come basi. Questi infatti hanno una carica negativa, quindi possono accettare uno ione H^+ (comportandosi da base); allo stesso tempo, però contengono ancora atomi di H che possono cedere come ioni H^+ (comportandosi da acidi).

Lo ione fosfato PO_4^{3-} (risposta **B**) non contiene atomi di H dissociabili, quindi si può comportare solamente come base.

Lo ione NH_4^+ infine, acido coniugato dell'ammoniaca, si può comportare solamente come acido, cedendo uno ione H^+ ad H_2O. La risposta corretta è quindi la **A**.

---

81 Un acido triprotico è un acido che contiene tre atomi di H che possono essere ceduti come ioni H^+. L'acido solfidrico ha formula H_2S, l'acido cloridrico HCl, l'acido acetico CH_3COOH, l'acido fosforico H_3PO_4 e l'acido solforico H_2SO_4. Le formule che contengono almeno tre atomi di idrogeno sono CH_3COOH e H_3PO_4; nell'acido acetico però è presente un solo H che si può dissociare, ed è quello del gruppo COOH, mentre il gruppo CH_3 non si dissocia. L'acido triprotico è quindi l'acido fosforico; risposta esatta: **D**.

---

82 In qualsiasi soluzione acquosa (con $T = 25$ °C), il prodotto fra la concentrazione degli ioni H_3O^+ e la concentrazione degli ioni OH^-, detto *prodotto ionico dell'acqua* (K_w), è costante e pari a:

$$K_w = [H_3O^+] \cdot [OH^-] = 10^{-14}$$

Con pH = 7 si ha: $[H_3O^+] = [OH^-] = 10^{-7}$.

In una soluzione basica, invece, pH > 7 e $[H_3O^+] < [OH^-] < 10^{-7}$.

La risposta corretta è quindi la **E**.

83 Abbiamo appena visto che:

$$K_w = [H_3O^+] \cdot [OH^-] = 10^{-14}$$

Se in una soluzione acquosa $[OH^-] = 10^{-3}$ mol/l avremo

$$[H_3O^+] = K_w/[OH^-] = 10^{-14}/10^{-3} \text{ mol/l} = 10^{-11} \text{ mol/l}$$

Nella soluzione proposta la concentrazione degli ioni idrogeno è pari a 10^{-11} mol/l. La risposta corretta è quindi la **C**.

84 Dato che il prodotto ionico dell'acqua è costante e pari a:

$$K_w = [H_3O^+] \cdot [OH^-] = 10^{-14}$$

in una soluzione con $[OH^-] = 10^{-12}$ si avrà $[H_3O^+] = 10^{-2}$ e pH = 2. Una soluzione di questo tipo è acida.
La risposta esatta è quindi la **A**.

85 In una soluzione basica la concentrazione degli ossidrili (OH^-) è superiore a quella degli ioni idrogeno (H^+); risposta corretta: **A**.

86 NaOH (idrossido di sodio) è una base forte e in acqua si dissocia completamente secondo la reazione:

$$NaOH \rightarrow Na^+ + OH^-$$

La concentrazione di ioni OH^- in una soluzione di NaOH è pari alla concentrazione della base, nel caso proposto dal quesito tale concentrazione sarà quindi pari a 0,1 M, o 10^{-1} M.
La concentrazione di ioni OH^- può essere espressa dal pOH, definito come l'inverso del logaritmo della concentrazione di ioni OH^-. Nella soluzione proposta il pOH sarà:

$$pOH = -\text{Log}\,[OH^-] = -\text{Log}\,10^{-1} = 1$$

Dato che in qualsiasi soluzione acquosa:

$$pH + pOH = 14$$

Il pH della soluzione proposta sarà:

$$pH = 14 - pOH = 14 - 1 = 13$$

Una soluzione 0,1 M di NaOH ha pH = 13.
La risposta corretta è pertanto la **B**.

87 Per rispondere al quesito è necessario ricordare che il pH è l'inverso del logaritmo della concentrazione di ioni H_3O^+:

$$pH = -\text{Log}\,[H_3O^+]$$

e che HCl è un acido forte monoprotico. Come tutti gli acidi forti, HCl in soluzione acquosa reagisce completamente con H_2O, secondo la reazione:

$$HCl + H_2O \rightarrow Cl^- + H_3O^+$$

La concentrazione degli ioni H_3O^+ nella soluzione sarà dunque pari alla concentrazione iniziale dell'acido (C_A):

$$pH = -\text{Log}\,[H_3O^+] = -\text{Log}\,C_A$$

Dato che, nel caso proposto dal quesito, $C_A = 0{,}1\ M = 10^{-1}$ M, sarà:

$$pH = -\text{Log}\,C_A = -\text{Log}\,10^{-1} = 1{,}0$$

Una soluzione di HCl 0,1 M ha pH = 1,0; risposta **C**.
In generale si può quindi dire che una soluzione di acido forte monoprotico 10^{-1} M ha pH = 1, 10^{-2} M ha pH = 2, e così via.

88 Possiamo innanzitutto scartare la risposta **C**, infatti l'ammoniaca è una base debole e una sua soluzione acquosa ha sempre pH > 7.

A questo punto è necessario tenere presente che mentre gli acidi deboli in soluzione acquosa si dissociano solo in parte, gli acidi forti si dissociano completamente. Si ricordi ora che gli acidi poliprotici, contenenti più di un atomo di H, in soluzione acquosa liberano tante moli di ioni H^+ quanti sono gli H nella molecola.

Considerando gli acidi proposti dal quesito, si avranno quindi le seguenti reazioni:

acido acetico (debole): $CH_3COOH \rightleftarrows CH_3COO^- + H^+$

acido cloridrico (forte): $HCl \rightarrow Cl^- + H^+$

acido solforico (forte): $H_2SO_4 \rightarrow SO_4^- + 2\,H^+$

Nella soluzione di acido cloridrico la concentrazione di ioni H^+ sarà pari alla concentrazione iniziale dell'acido, cioè 0,001 M (o 10^{-3} M). Nella soluzione di acido solforico la concentrazione di ioni H^+ sarà pari al doppio della concentrazione iniziale, cioè $2 \cdot 10^{-3}$ M. Nella soluzione di acido acetico, infine, essendo questo un acido debole, la concentrazione di ioni H^+ sarà minore della concentrazione iniziale dell'acido, cioè $< 10^{-3}$ M.

Dato che $pH = -\text{Log}\,[H^+]$, sarà:

- per la soluzione di acido acetico: pH > 3
- per la soluzione di acido cloridrico: $pH = -\text{Log}\,10^{-3} = 3$
- per la soluzione di acido solforico: pH < 3; $(\text{Log}\,(2 \cdot 10^{-3}) = 2{,}7)$

La risposta corretta è quindi la **D**.

89 Il prodotto delle concentrazioni molari degli ioni H^+ e OH^-, definito prodotto ionico dell'acqua (K_W), è costante a temperatura costante, e a 25 °C è pari a 10^{-14}:

$$[H^+] \cdot [OH^-] = 10^{-14}$$

Si deduce che una soluzione con $[H^+] = 10^{-5}$ e $[OH^-] = 10^{-8}$ non può esistere.

La risposta corretta è quindi la **A**.

90 Il pH è definito come:

$$pH = -\text{Log}\,[H^+]$$

$$\text{da cui consegue: } [H^+] = 10^{-pH}$$

Se una soluzione ha pH = 2, la concentrazione di ioni H^+ sarà:

$$[H^+] = 10^{-pH} = 10^{-2}$$

In una soluzione con pH = 2 la concentrazione di ioni H^+ è pari a 10^{-2} mol/l; risposta esatta: **A**.

91 Il *tornasole* è un indicatore che assume colore blu in ambiente basico e rosso in ambiente acido. Per rispondere al quesito è necessario individuare, fra le alternative proposte, la sostanza che in soluzione acquosa ha comportamento acido. KOH è una base forte e NH_3 una base debole, le risposte **E** e **A** possono quindi essere scartate.

NaCl è un sale formato dagli ioni Na^+ e Cl^-, che si può considerare derivante dalla reazione fra l'acido forte HCl e la base forte NaOH. Cl^- è la base coniugata di HCl e Na^+ è l'acido coniugato di NaOH; poiché la base coniugata di un acido forte è una base debolissima, mentre l'acido coniugato di una base forte è un acido debolissimo, si deduce che NaCl sciolto in acqua non si comporta da acido né da base, e non modifica il pH. Anche la risposta **D** è quindi errata.

$NaHCO_3$ è un sale formato dagli ioni Na^+ e HCO_3^-, derivante dalla reazione fra la base forte NaOH e l'acido debole H_2CO_3. Na^+ non si comporta da base né da acido, mentre HCO_3^-, base coniugata di un acido debole, ha comportamento basico. La soluzione di $NaHCO_3$ è debolmente basica, quindi la risposta **C** può essere scartata.

L'unica sostanza acida tra quelle proposte è l'acido cloridrico (HCl) che in soluzione acquosa si ionizza e si dissocia liberando ioni H^+; risposta **B**.

92 Per la definizione di molarità, 1 litro di una soluzione 0,1 M di acido solforico (H_2SO_4) contiene 0,1 moli di acido, quindi 100 ml di questa soluzione contengono 0,01 moli di acido. Se a questa soluzione viene aggiunto idrossido di sodio, che è una base forte, si verifica la seguente reazione di neutralizzazione:

$$H_2SO_4 + 2\ NaOH \rightarrow Na_2SO_4 + 2\ H_2O$$

L'equazione chimica bilanciata indica che 1 mole di H_2SO_4 reagisce con 2 moli di NaOH per produrre 1 mole di Na_2SO_4 e 2 moli di H_2O. Per neutralizzare 0,01 moli di H_2SO_4 saranno quindi necessarie 0,02 moli di NaOH; risposta **C**.

93 Una soluzione tampone è una soluzione acquosa contenente sia un acido debole sia un suo sale con una base forte (oppure una base debole e un suo sale con un acido forte) in concentrazioni abbastanza elevate e quasi uguali.

Quando una soluzione tampone viene diluita il pH non varia; queste soluzioni inoltre hanno la proprietà di mantenere il proprio pH quasi invariato anche dopo l'aggiunta di piccole quantità di acidi o di basi anche forti.

La risposta corretta è quindi la **D**.

94 Gli alcheni sono idrocarburi insaturi caratterizzati dalla presenza di almeno un doppio legame fra gli atomi di C. Il termine più semplice è l'etene, a due atomi di C, detto anche etilene; gli atomi di C che formano doppi legami sono ibridati sp^2.

Tutti i termini proposti sono relativi a questa classe di idrocarburi tranne l'alternativa **A**, che è la risposta corretta: il termine paraffina non è riferito agli alcheni bensì agli alcani.

95 La formula minima indica il rapporto minimo di combinazione tra gli elementi che formano un composto, mentre la formula molecolare indica il rapporto effettivo esistente fra gli elementi che formano una molecola. La formula minima si ottiene dividendo per il massimo comune denominatore i numeri che compaiono ai pedici dei diversi elementi nella formula molecolare.

La formula minima CH_2O indica un composto in cui il rapporto fra gli elementi è C : H : O = 1 : 2 :1 e, considerando le formule proposte, questo rapporto si trova in $C_6H_{12}O_6$, in $C_5H_{10}O_5$ e in $C_7H_{14}O_7$. Ricordando che il peso atomico di C è 12, quello di H è 1 e quello di O è 16, si può calcolare il peso molecolare dei tre composti e stabilire che la formula corretta è $C_6H_{12}O_6$.

La risposta corretta è quindi la **D**.

96 Gli alcani hanno ibridazione sp^3, gli alcheni ibridazione sp^2 e gli alchini ibridazione *sp*. Dato che il quesito chiede quale fra i composti proposti ha tutti gli atomi di carbonio tetraedrici, quindi ibridati sp^3, in base a quanto appena visto possiamo escludere ciclopropene (risposta **B**), propene (**D**) e propino (**E**), perché sono due alcheni e un alchino. Anche il propanone (risposta **A**) è da scartare perché la desinenza *-one* indica che è un chetone e contiene il gruppo carbonilico C=O che non ha struttura tetraedrica. Gli alcani invece, come il propano, hanno tutti gli atomi di carbonio tetraedrici; l'alternativa corretta è quindi la **C**.

97 Il gruppo funzionale –COOH (detto gruppo *carbossilico*) è caratteristico degli acidi carbossilici; risposta **D**.

98 Gli alcheni sono idrocarburi contenenti almeno un doppio legame fra atomi di carbonio. La formula generale di questa classe di composti è C_nH_{2n}; si può dire quindi che il numero degli atomi di carbonio in un alchene è pari alla metà del numero degli atomi di idrogeno.

La risposta esatta è quindi la **C**.

99 Per rispondere correttamente al quesito è necessario ricordare che gli alcoli sono caratterizzati dalla presenza del gruppo ossidrilico (–OH), e che un alcol è detto *secondario* quando il gruppo ossidrilico è legato a un C secondario, cioè un atomo di C che è legato ad altri due C.

L'ossidazione parziale di un composto di questo tipo produce il corrispondente chetone; l'ossidazione del 2-propanolo, per esempio, produce il 2-propanone, o acetone:

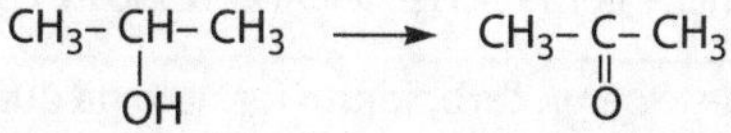

2-propanolo 2-propanone

La risposta corretta è quindi la **A**.

100 Gli idrocarburi sono composti organici costituiti da due soli elementi: carbonio e idrogeno; la **A** è quindi errata. Questi composti vengono distinti in due gruppi: *saturi* e *insaturi*. Mentre gli atomi di carbonio che formano gli idrocarburi saturi sono sempre legati tramite legami semplici, gli idrocarburi insaturi sono caratterizzati dalla presenza di uno o più legami multipli fra atomi di carbonio. La risposta corretta è quindi la **B**.

101 Gli *enantiomeri* sono due isomeri che sono uno l'immagine speculare, non sovrapponibile, dell'altro; composti di questo tipo hanno la peculiarità di ruotare il piano di polarizzazione della luce polarizzata dello stesso angolo in direzioni opposte. Risposta esatta: **C**.

102 I chetoni hanno formula generale:

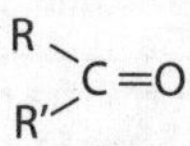

quindi possiedono un gruppo carbonilico (C=O) in posizione interna nella catena idrocarburica.

Gli eteri hanno formula generale R – O – R e si possono considerare formalmente derivati dall'acqua per sostituzione dei due atomi di H con due gruppi alchilici.

Gli esteri hanno formula generale: 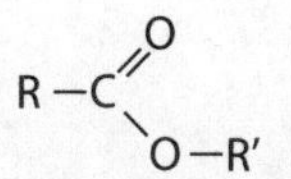

e sono formalmente derivati dagli acidi per sostituzione del gruppo –OH con un gruppo –OR, detto gruppo *alcossidico*.

Le anidridi hanno formula generale $R-\overset{O}{\overset{\|}{C}}-O-\overset{O}{\overset{\|}{C}}-R$ e si preparano per condensazione fra acidi carbossilici.

Da quanto appena visto si deduce che il composto di formula $CH_3–CH_2–O–CH_2–CH_3$ è un etere e il composto $CH_3–CO–CH_3$ è un chetone; risposta esatta: **A**.

103 Il composto $CH_3–CH_2–CH_2–CO–CH_3$ è formato da una catena a 5 atomi di C e contiene un gruppo carbonilico (C=O) in posizione interna alla catena. Questo gruppo funzionale è tipico dei chetoni, composti il cui nome si ricava da quello dell'idrocarburo corrispondente, aggiungendo la desinenza *-one*. Il composto proposto è un chetone che deriva dal pentano, quindi si chiamerà *pentanone*; per avere il nome corretto è necessario indicare in quale posizione si trova il gruppo carbonilico, numerando gli atomi di C della catena in modo tale che il sostituente risulti legato all'atomo di C più vicino all' "origine" della catena. In questo caso il nome sarà 2-pentanone; risposta **E**.

104 Gli acidi grassi sono acidi carbossilici formati da lunghe catene di atomi di carbonio che possono essere sia sature che insature; risposta esatta: **C**.

105 L'acido formico (o acido metanoico) è l'acido carbossilico più semplice, contenente un solo atomo di C. La formula di struttura è riportata a lato e può essere indicata anche come HCOOH; risposta **D**.

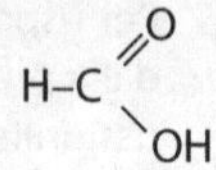

106 Un etere è un composto che deriva dalla reazione fra due alcoli, con eliminazione di H_2O. L'etere dietilico è deriva dalla reazione fra due molecole di etanolo e ha formula $CH_3–CH_2–O–CH_2–CH_3$, che possiamo indicare anche come $C_2H_5–O–C_2H_5$. Risposta corretta: **B**.

107 Il lattosio è un disaccaride, cioè un carboidrato formato da due monosaccaridi uniti mediante un *legame glicosidico*; questo composto è costituito da una molecola di glucosio e da una di galattosio: risposta esatta: **E**.

108 Le proteine sono polimeri di amminoacidi a elevato peso molecolare; sono formate da diverse decine di amminoacidi fino a diverse migliaia. Dato che ogni amminoacido contiene sempre C, H, O e N, e in alcuni casi anche S e P, ne consegue che fra le formule proposte dal quesito l'unica che può corrispondere a una proteina è la **C**.

109 L'urea è, nei mammiferi, il prodotto finale del metabolismo dell'azoto; rappresenta cioè la principale sostanza di rifiuto che si forma in seguito all'utilizzo dei composti contenenti azoto.
Il quesito chiede di individuare da quale delle sostanze proposte NON PUÒ derivare urea; è necessario quindi individuare la sostanza che non contiene azoto.
Gli amminoacidi contengono il gruppo $–NH_2$, e così pure i peptidi e i polipeptidi che sono polimeri di amminoacidi; anche le glicoproteine contengono azoto, infatti sono proteine con una porzione glucidica.
Gli unici composti dai quali non si forma urea sono quindi i polisaccaridi; risposta **B**.

110 Il legame glicosidico è quello che si forma fra molecole di monosaccaridi quando questi si uniscono per formare disaccaridi o polisaccaridi; risposta corretta: **A**.

parte terza

MATEMATICA

Quesiti

1 **Quale dei seguenti numeri è divisibile per 3?**

A 241
B 1662
C 4912
D 3131
E 7777

2 **(0,4) × (0,4) × (0,4) è uguale a:**

A 0,16
B 0,64
C 0,016
D 0,064
E 0,0064

3 **Quanti sono i numeri primi tra 7 e 21 (7 e 21 compresi, se primi)?**

A 7
B 4
C 5
D 3
E 6

4 **Quanto fa 0,036/0,9?**

A 0,0004
B 0,004
C 0,04
D 0,4
E 400

5 **Calcolare il M.C.D. e il m.c.m. di 48, 60 e 72.**

A 2 e 1440
B 3 e 720
C 12 e 720
D 24 e 1440
E 36 e 720

6 **Disporre in ordine crescente i seguenti numeri:**

$$p = 0{,}12 \qquad q = 10^{-1} \qquad r = 27/200 \qquad s = 6/25$$

A p, q, r, s
B s, r, q, p
C s, q, r, p
D q, p, s, r
E q, p, r, s

7 **Se il risultato di una divisione è negativo significa che:**

- A il denominatore è maggiore del numeratore
- B il numeratore è compreso tra 0 e 1 e il denominatore è maggiore di 1
- C sia il numeratore che il denominatore sono negativi
- D numeratore e denominatore hanno segno opposto
- E non è possibile che il risultato di una divisione sia negativo

8 **Fra i seguenti numeri reali quello che rende minima la somma del numero stesso con il suo reciproco è:**

- A 1/2
- B 1
- C 0
- D $\sqrt{2}$
- E $\sqrt{3}$

PARTE TERZA

9 **Nella relazione $\frac{1}{p} + \frac{1}{q} = \frac{1}{r}$ si ponga $p = 3$ e $q = 5$; r risulta uguale a:**

- A 8
- B 15
- C $\frac{15}{8}$
- D $\frac{8}{15}$
- E 4

10 **Il 2 per mille di 4000 è:**

- A l'un per mille di 8000
- B 400
- C l'un per mille di 2000
- D 200
- E il quattro per mille di 1000

11 **La classe dei numeri reali è l'insieme dei numeri:**

- A razionali
- B razionali e irrazionali
- C irrazionali
- D naturali e razionali
- E nessuno dei precedenti

12 **Sia *n* un intero positivo non divisibile per 3. Dire quale delle seguenti affermazioni è vera per ogni valore di *n*.**

- A Il numero 3 divide entrambi i numeri $n-1$ e $n+1$
- B Il numero 3 divide solo il numero $n-1$
- C Il numero 3 divide solo il numero $n+1$
- D Il numero 3 divide solo il numero $n-1$ o solo il numero $n+1$
- E Il numero 3 non divide né $n-1$ né $n+1$

13 **Un'infermiera deve numerare 238 provette in serie progressiva (1, 2, 3, ..., 238). Le sono state messe a disposizione solo etichette numerate da 0 a 9.**

Quante etichette dovrà utilizzare per portare a termine il lavoro affidatole?

A 3
B 238
C 606
D 714
E 999

14 **Determinare la somma:**

$$3^{30} + 3^{30} + 3^{30}$$

A 9^{30}
B 27^{30}
C 27^{90}
D 3^{31}
E 3^{90}

15 **In una comunità di 5000 persone, il 5% viene colpito da una malattia infettiva che richiede il ricovero nel 50% dei casi. Quanti ricoveri si sono avuti?**

A 50
B 100
C 125
D 150
E 175

16 **I valori delle potenze 2^{-2}, $\left(\frac{1}{3}\right)^{-3}$, $(-4)^{-4}$ sono rispettivamente:**

A 4, 27, impossibile
B $-\frac{1}{4}$, $\frac{1}{27}$, 128
C $\frac{1}{4}$, 27, impossibile
D $\frac{1}{4}$, impossibile, $\frac{1}{128}$
E nessuna delle precedenti è corretta

17 **L'espressione 10^x è uguale a:**

A 10 per $x = 0$
B 1000 per $x = 4$
C 1 per $x = 1$
D 0,1 per $x = -1$
E 0 per $x = 0$

18 **L'espressione $10^9 + 10^8 + 10^8 + 10^9$ è uguale a:**

A 10^{34}

B 40^{34}

C duemilioniduecentomila

D duemiliardiduecentomilioni

E $20^9 + 20^8$

19 **Quanto vale l'espressione $\frac{43^{65} \cdot (43^2)^3}{43^{-12} \cdot 43^{20}}$?**

A 43^{78}

B $43^{-1,625}$

C 43^{-43}

D 43^{-2}

E $(43^3)^{21}$

PARTE TERZA

20 **a^{-3} è equivalente a:**

A $-\frac{3}{a}$

B $\frac{1}{a^3}$

C $-a^3$

D $\frac{-a}{3}$

E $\sqrt[3]{a}$

21 **Il M.C.D. e il m.c.m. fra $8ab^2$, $3a$, $2abc$ sono rispettivamente:**

A $3c$, $2abc$

B a, $24ab^2c$

C $2abc$, $48a^3b^3c$

D $8a$, $24a$

E $3a$, $8ab^3c$

22 $\frac{a^8 - b^4}{a^2 - b} =$

A $(a^4 + b^2)(a^2 + b)$

B $a^6 - b^3$

C $a^4 - b^4$

D $a^2 + b^2$

E $(a^2 - b)(a^2 + b)$

23 **Quale dei seguenti polinomi è un quadrato perfetto?**

A $4x^2 + 9$

B $4x^2 - 6x + 9$

C $4x^2 + 6x + 9$

D $4x^2 - 12x + 9$

E $4x^2 + 12x - 9$

24 **La scomposizione in fattori del polinomio $x^4 - 7x^3 + 18x^2 - 20x + 8$ è:**

A $(x-1) \cdot (x^3 - 2)$

B $(x-1) \cdot (x-2)^3$

C $(x-1)^2 \cdot (x+1)$

D $(x-1)^2 \cdot (x-2)^2$

E $(x-1) \cdot (x^3 + 2)$

25 **Se $x + \frac{1}{x} = 2$ quanto vale $x^3 + \frac{1}{x^3}$?**

A 2

B 5

C 4

D 3

E 8

26 **$\sqrt[3]{5} \cdot \sqrt[5]{5}$ è uguale a:**

A $\sqrt[8]{5}$

B $\sqrt[15]{5^8}$

C $\sqrt[15]{5}$

D $\sqrt{5}$

E $\sqrt[15]{5^2}$

27 **Il radicale algebrico $\sqrt[3]{a^6b^2}$ corrisponde a:**

A $ab^{1/2}\sqrt[3]{a^2b}$

B $a\sqrt[3]{a^2b^2}$

C $a^2\sqrt[3]{a^2b^2}$

D $a^2\sqrt[3]{b^2}$

E quesito senza soluzione univoca o corretta

MATEMATICA

PARTE TERZA

28 **La radice cubica di 64 è uguale a:**

A 8
B 4
C 16
D 12
E 2

29 **Qual è la relazione tra le radici quadrate dei numeri sotto riportati?**

$$a = (30/31)^{15} \quad b = (30/31)^{16} \quad c = (31/30)^{15} \quad d = (31/30)^{16}$$

A $a < b < c < d$
B $c < a < b < d$
C $b < a < c < d$
D $a < c < b < d$
E Nessuna delle risposte riportate

30 **L'equazione $(x - 2) \cdot (x - 3) = 0$ ha come radici:**

A $x = 2, x = 3$
B $x = 3, x = 0$
C $x = -1/2, x = -1/3$
D $x = -2, x = -3$
E $x = 3, x = -2$

31 **Quale espressione si ottiene per x risolvendo l'equazione $ab - \dfrac{bc}{x} = 0$ con a, b e c numeri reali non nulli?**

A $x = bc + ab$
B $x = 1/abc$
C $x = bc - ab$
D $x = a/c$
E $x = c/a$

32 **Determinare quale relazione deve sussistere tra a e b (reali) affinché l'equazione:**

$$ax^2 + (a - b)x - b = 0$$

abbia radici reali la cui somma sia uguale a 1.

A Non esistono radici reali
B a e b qualunque
C $b - 2a = 0$
D $b - 2a > 0$
E Nessuna delle precedenti risposte è corretta

33 **Un padre ha 50 anni e il figlio 26. Quando l'età del padre è stata o sarà tripla di quella del figlio?**

A Mai
B 14 anni fa
C Fra 14 anni
D Non è possibile stabilirlo
E Fra 24 anni

34 **L'equazione $x^3 + x^2 - x = 0$:**

- A non ha radici reali
- B ha una radice tripla (tre radici coincidenti)
- C ha una radice reale e due radici complesse
- D ha tre radici reali distinte
- E nessuna delle precedenti alternative è corretta

35 **L'equazione $6^x = -36$:**

- A ha due soluzioni irrazionali
- B non ammette soluzioni nel campo reale
- C ha come radici 2 e – 2
- D ha come unica radice 2
- E ha come unica radice – 2

MATEMATICA

36 **Se al numero *N* si toglie il *k* % e il risultato è *R*, il valore di *N* è:**

- A $R + \frac{k}{100}$
- B $\frac{R}{\left(1 - \frac{k}{100}\right)}$
- C $\frac{R}{1-k}$
- D $R + k$
- E $\frac{R}{k+1}$

37 **Se il 20% di *N* è 200, quanto vale *N* ?**

- A 10
- B 20
- C 200
- D 400
- E 1000

38 **Se 96 : 16 = *x* : 13 , quanto vale *x*?**

- A 78
- B 99
- C 93
- D 81
- E 104

39 **Log_{10} 2.567.000.000.000 è un numero compreso tra:**

- A 0 e 1
- B 10 e 11
- C 12 e 13
- D 25 e 26
- E 11 e 12

PARTE TERZA

40 Il sistema $\begin{cases} x^2 = y^2 \\ x = y + 10 \end{cases}$:

A ha per soluzioni $x = 10, y = 0$, e $x = 5, y = -5$
B non ha soluzioni
C ha per soluzioni $x = 5, y = -5$ e $x = 5, y = 5$
D ha solo la soluzione $x = 5, y = -5$
E ha solo la soluzione $x = 10, y = 0$

41 $\log_4 2 + \log_2 4$ vale:

A non si possono sommare logaritmi con base diversa
B 2
C 4
D 2,5
E 3

42 Sia x un numero reale tale che $x \log x < 0$. Ciò equivale a:

A $0 < x < 1$
B $x > 1$
C $x < -1$
D $x < 0$
E $-1 < x < 0$

43 Il logaritmo L in base 10 di 12345,6 è uguale a:

A $L = 1 - \log_{10} 123456$
B $L = 2 - \log_{10} 12345{,}6$
C $L = -2 + \log_{10} 123456$
D $L = -1 + \log_{10} 123456$
E $L = -2 - \log_{10} 123456$

44 Quale dei seguenti numeri è più vicino a $\log_2 15$?

A 15
B 5
C 2
D 4
E 6

45 È possibile definire logaritmi dei numeri negativi?

A Sì, se la base è compresa tra 0 e 1
B Sì, se la base è negativa
C Sì, se la base è minore di 1
D Sì, se la base è positiva
E No, mai

46 **Supponiamo che *x*, *y* siano reali positivi, $xy \neq 1$. La disuguaglianza:**

$$\frac{x^2}{1-xy} > \frac{x}{y(1-xy)}$$

vale per:

A $x > y$

B $x > 1$ e $y > 1$

C $1 - xy > 0$

D mai

E $x < y$

47 **La disequazione**

$$\frac{1+x}{x-4} < 0$$

è equivalente a:

A $x - 4 < 0$

B $x + 4 < 0$

C $1 + x < 0$

D $(x - 4)(1 + x) < 0$

E nessuna delle precedenti

48 **Quanti valori di *n* (intero positivo) soddisfano la disuguaglianza $2^n \leq n^2$?**

A Nessuno

B Uno

C Due

D Tre

E Più di tre

49 **Quanto vale la distanza tra due punti che in un piano cartesiano hanno coordinate (1; 4) e (5; 1)?**

A $\sqrt{3}$

B $\sqrt{2}$

C 5

D 4

E 7

50 **Considerare l'equazione parametrica $mx - y - 2m + 1 = 0$ dove *m* è un parametro reale. Individuare, tra le seguenti, la proposizione CORRETTA.**
Al variare di *m* l'equazione data:

A non rappresenta alcuna retta orizzontale

B non rappresenta alcuna retta passante per l'origine

C individua tutte le rette del piano passanti per il punto (2; 1), eccetto una

D individua tutte le rette del piano passanti per il punto (2; 1), eccetto due

E individua tutte le rette del piano passanti per il punto (2; 1)

51 **Quanti sono nel piano cartesiano Oxy i punti le cui coordinate x e y soddisfano tutte e tre le condizioni seguenti?**

$$xy > 0 \qquad x^2 + y^2 = 1 \qquad x + y = 1$$

A Nessuno
B Uno
C Due
D Quattro
E Nessuna delle precedenti risposte è esatta

52 **Data la parabola $y = ax^2 + bx + c$, se $a > 0$ essa ha in comune con l'asse delle x:**

A 2 punti
B un punto
C non vi sono elementi per giudicare
D nessun punto
E un punto coincidente con l'origine

53 **Se il sistema di secondo grado formato dall'equazione di una circonferenza e dall'equazione di una retta non ammette soluzioni reali, significa che:**

A la retta è tangente alla circonferenza nell'origine degli assi
B la retta interseca la circonferenza
C la retta contiene il diametro parallelo all'asse delle ascisse
D la retta non ha punti in comune con la circonferenza
E quesito senza soluzione univoca o corretta

54 **In un piano cartesiano, quale delle seguenti equazioni descrive una circonferenza?**

A $y + x = r$
B $y = \sqrt{r^2 + x^2}$
C $x^2 + y^2 = r^2$
D $(x + y)^2 = r^2$
E $(x - y)^2 = r^2$

55 **Due rette di equazioni $x - y = 0$ e $2x - 1 = 0$ hanno in comune il punto di coordinate:**

A (1; 1)
B (2; 2)
C (0; 1)
D (1/2; 1/2)
E (0; 0)

56 **L'equazione $y = k$ rappresenta:**

A una retta di coefficiente angolare k
B un fascio di rette proprio
C un fascio di rette improprio
D non rappresenta niente
E un fascio di rette parallele all'asse delle y

57 **L'equazione $y^2 = -8x$ rappresenta una circonferenza o una parabola? Se è una circonferenza, determinare il centro C e il raggio R; se è una parabola, determinare il fuoco F e l'equazione della direttrice.**

A È una circonferenza di centro $C = (0;0)$ e raggio $R = 1$

B È una circonferenza di centro $C = (1;1/8)$ e raggio $R = 1$

C È una parabola di fuoco $F = (0;-3)$ e direttrice $x = 0$

D È una parabola di fuoco $F = (-2;0)$ e direttrice $x = 2$

E È una parabola di fuoco $F = (0;-2)$ e direttrice $x = 0$

58 **La funzione $f(x) = x^3$:**

A è sempre positiva

B ammette funzione reciproca per ogni $x \in \mathbb{R}$

C non è dispari

D non ha zeri

E ammette funzione inversa e la sua funzione inversa è $g(x) = \sqrt[3]{x}$

59 **La funzione $f(x) = \dfrac{x-1}{x+1}$ è definita:**

A per ogni x reale

B per ogni x diverso da -1

C per ogni x diverso da -1 e da 1

D per $x > 0$

E per $x < 0$

60 **La funzione $f(x) = 10^x$:**

A è definita solo per $x > 0$

B è una funzione dispari

C non ammette funzione inversa

D ammette come funzione reciproca $g(x) = 2^{1/x}$

E ammette funzione inversa e la sua funzione inversa è $g(x) = \log_{10} x$

61 **Determinare quale tra le seguenti affermazioni è corretta.**

A La funzione $f(x) = x^3 + 3x^2 + 2x$ ha tre intersezioni con l'asse delle ordinate

B La funzione $g(x) = \dfrac{x^2-3}{x+1}$ ha due intersezioni negative con l'asse delle x

C La funzione $f(x) = x^3 + 3x^2 + 2x$ ha tre intersezioni con l'asse delle ascisse

D La funzione $g(x) = \dfrac{x^2-3}{x+1}$ ha due intersezioni positive con l'asse delle x

E Nessuna delle precedenti affermazioni è corretta

PARTE TERZA

62 **Le lunghezze in centimetri di due lati di un triangolo sono 3 e 2, e l'angolo fra essi compreso misura 45°. La lunghezza in centimetri del terzo lato è approssimativamente:**

A 1
B 2
C 3
D 2,5
E 5

63 **Considerata l'equazione trigonometrica $\operatorname{sen}x - 2\cos 2x + 2 = 0$, quale dei seguenti angoli espressi in gradi è una radice?**

A 30°
B 90°
C 150°
D 180°
E 270°

64 **Si consideri la funzione trigonometrica $y = \operatorname{tg}x$ con $0 < x \leq \pi$ (x esprime l'ampiezza dell'angolo in radianti). I valori della funzione $\operatorname{tg}1$, $\operatorname{tg}\frac{\pi}{3}$, $\operatorname{tg}3$, $\operatorname{tg}\pi$, disposti in ordine crescente, risultano:**

A $\operatorname{tg}3$, $\operatorname{tg}\pi$, $\operatorname{tg}1$, $\operatorname{tg}\frac{\pi}{3}$
B $\operatorname{tg}1$, $\operatorname{tg}3$, $\operatorname{tg}\pi$, $\operatorname{tg}\frac{\pi}{3}$
C $\operatorname{tg}\pi$, $\operatorname{tg}1$, $\operatorname{tg}\frac{\pi}{3}$, $\operatorname{tg}3$
D $\operatorname{tg}\frac{\pi}{3}$, $\operatorname{tg}\pi$, $\operatorname{tg}3$, $\operatorname{tg}1$
E $\operatorname{tg}1$, $\operatorname{tg}\frac{\pi}{3}$, $\operatorname{tg}3$, $\operatorname{tg}\pi$

65 **Quale delle seguenti relazioni NON è necessariamente vera per $0 < \alpha < \frac{\pi}{2}$?**

A $\operatorname{sen}\alpha < \operatorname{tg}\alpha$
B $\operatorname{sen}\alpha < \alpha$
C $\operatorname{sen}\alpha + \cos\alpha < 1$
D $\operatorname{sen}^2\alpha + \cos^2\alpha = 1$
E $\operatorname{sen}\alpha\cos\alpha < 1$

66 **Dati i seguenti valori 1, 3, 4, 2, 5, 3, 3, 2, 6, 5, la mediana vale:**

A 4
B 3,4
C 3
D 3,5
E non possiamo determinarlo

67 **Nel lancio di un dado con sei facce sia *E* l'evento: "esce un numero maggiore di 2". La probabilità dell'evento $\bar{E}$ (complementare di *E*) è:**

A $\frac{2}{3}$

B $-\frac{2}{3}$

C $\frac{3}{4}$

D $\frac{1}{2}$

E $\frac{1}{3}$

68 **Un'urna contiene 100 palline numerate da 1 a 100. Qual è la probabilità di estrarre una pallina con un numero maggiore di 95 o minore 6?**

A 95%
B 6%
C 101%
D 10%
E 12%

69 **La media aritmetica dei numeri –5, –2, 0, 4, 5 è:**

A 3,2
B 2
C 0,5
D 0,4
E 0,75

70 **In un sacchetto ci sono 8 caramelle alla menta e 2 alla frutta. Quante caramelle alla frutta bisogna aggiungere per fare in modo che la probabilità di estrarre una caramella alla frutta sia pari a 1/3?**

A 4
B 6
C 5
D 3
E 2

71 **Dati tre mazzi di 40 carte ciascuno, qual è la probabilità di estrarre da ognuno di essi, contemporaneamente, l'asso di picche o l'asso di cuori?**

A $\frac{1}{40}$ B $\frac{3}{20}$ C $\frac{3}{40}$ D $\frac{1}{8000}$ E $\frac{1}{16.000}$

72 **Disponendo di 7 lettere dell'alfabeto, tutte diverse, il numero di parole con 4 lettere che si possono formare potendo ripetere 2 o 3 o 4 volte la stessa lettera è:**

A 4^4 B 4^7 C 7^4 D 7^7 E 49

MATEMATICA

73 **Due cerchi hanno raggi di lunghezza l'una tripla dell'altra. Qual è il rapporto tra la misura della superficie del cerchio di raggio maggiore e quella della superficie del cerchio di raggio minore?**

A 3

B π

C 9

D 3π

E 2π

74 **Un cubo e una sfera hanno rispettivamente il lato e il raggio uguale a *r*. Allora il rapporto tra il volume del cubo e quello della sfera è:**

A π B $\frac{4\pi}{3}$ C $\frac{3}{4\pi}$ D $\frac{1}{\pi}$ E 1

75 **Il parallelepipedo è una figura solida con:**

A 8 vertici, 12 spigoli, 4 diagonali

B 8 vertici, 8 spigoli, 2 diagonali

C 4 vertici, 8 spigoli, 2 diagonali

D 8 vertici, 14 spigoli, 4 diagonali

E 12 vertici, 8 spigoli, 4 diagonali

76 **Tra le seguenti figure geometriche quale ha la superficie maggiore?**

A Quadrato di lato *a*

B Triangolo equilatero di lato *a*

C Cerchio di raggio uguale ad *a*

D Esagono regolare di lato *a*

E Non è possibile stabilirlo

77 **L'area della superficie totale di un parallelepipedo vale S. Allora l'area della superficie totale del parallelepipedo ottenuto dal precedente raddoppiandone le dimensioni è uguale a:**

A $8\,S^3$

B $2\,S$

C $4\,S$

D $8\,S$

E S^2

78 **Dato un quadrato Q di lato *a*, si considerino il cerchio inscritto in Q, il cerchio circoscritto a Q e la corona circolare da essi determinata. L'area della corona circolare è uguale a quella del cerchio inscritto:**

A per nessun valore di *a*

B per ogni valore di *a*

C se e solo se $a \geq \sqrt{2}/2$

D se e solo se $a \leq \sqrt{2}/2$

E solo se $a = \sqrt{2}/2$

79 **La semiretta PT è tangente alla circonferenza di raggio *r* nel punto T e il segmento PO misura 2*r*. L'angolo OPT vale:**

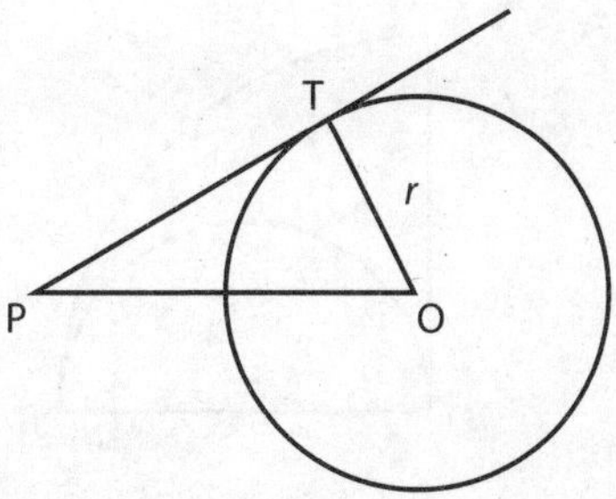

A 36°

B 27°

C 60°

D 45°

E 30°

80 **Quale delle seguenti terne di numeri può rappresentare la lunghezza dei lati di un triangolo rettangolo?**

A 7, 7, 7

B 7, 6, 15

C 30, 40, 50

D 2, 3, 2

E Nessuna delle precedenti terne

81 **Dato un triangolo scaleno ABC si può affermare che:**

A la bisettrice coincide con l'altezza

B altezza e mediana coincidono

C mediana e bisettrice coincidono

D altezza e bisettrice coincidono

E nessuna delle risposte è corretta

82 **Sia T un triangolo isoscele con gli angoli alla base di 45°. Se la base misura 10, quanto misura l'altezza relativa alla base?**

A $5\sqrt{2}$

B $\frac{10}{\sqrt{2}}$

C 5

D $\sqrt{75}$

E 10

MATEMATICA

83 **Nel settore circolare AOB l'area della porzione di piano S delimitata dai due archi di circonferenza e dal raggio OA di lunghezza *r* vale:**

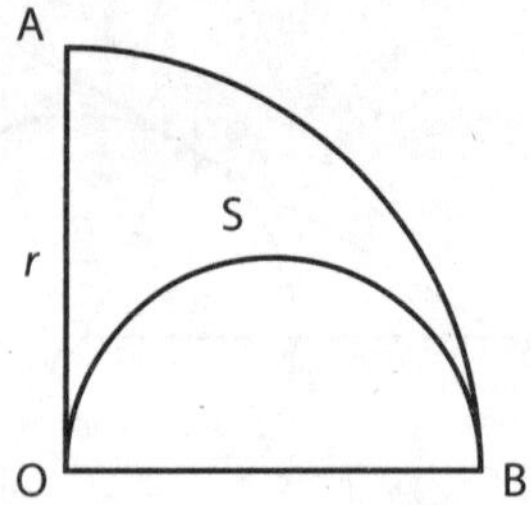

A $\frac{\pi r^2}{6}$

B $\frac{\pi r^2}{10}$

C $\frac{\pi r^2}{8}$

D $\frac{r^2}{2}$

E $\frac{r^2}{3}$

84 **Le ampiezze di due angoli di un pentagono sono 90° e 150° mentre le ampiezze dei rimanenti tre angoli sono proporzionali ai numeri 5, 7 e 13.**
Quale delle seguenti terne rappresenta le ampiezze dei tre angoli incogniti?

A 60° 84° 156°
B 50° 90° 160°
C 60° 80° 160°
D 64° 82° 154°
E 72° 100° 128°

85 **Si assumano per l'uomo le seguenti dimensioni: altezza 170 cm, spessore "medio" 250 mm, larghezza "media" 0,5 m. Ciò porta a un volume stimato di:**

A 2,1 centimetri cubi
B 212 centimetri cubi
C 0,21 centimetri cubi
D 0,21 metri cubi
E 2,1 metri cubi

Soluzioni e commenti

MATEMATICA

1 Un numero è divisibile per 3 se e solo se la somma delle sue cifre è divisibile per 3: tra i valori proposti, solo il numero 1662 soddisfa questa condizione (infatti $1 + 6 + 6 + 2 = 15$). La risposta corretta è dunque la **B**.

2 Il quesito è di puro calcolo. Essendo:

$$0{,}4 \times 0{,}4 \times 0{,}4 = 0{,}16 \times 0{,}4 = 0{,}064$$

la risposta corretta è la **D**.

3 Si dicono numeri primi quei numeri che non ammettono altri divisori oltre a sé stessi e all'unità. I primi compresi tra 7 e 21 sono: 7, 11, 13, 17, 19. Essi sono dunque 5 come indicato nell'alternativa **C**.

4 Per semplificare il calcolo conviene trasformare numeratore e denominatore in frazioni:

$$0{,}036 \div 0{,}9 = \frac{36}{1000} \div \frac{9}{10} = \frac{36}{1000} \cdot \frac{10}{9} = \frac{4}{100} = 0{,}04$$

La risposta corretta è pertanto la **C**.

5 Il primo passo consiste nella scomposizione in fattori primi dei numeri dati:

$$48 = 2^4 \cdot 3$$

$$60 = 2^2 \cdot 3 \cdot 5$$

$$72 = 2^3 \cdot 3^2$$

per cui risulta:

$$\text{M.C.D.} = 2^2 \cdot 3 = 12$$

$$\text{m.c.m.} = 2^4 \cdot 3^2 \cdot 5 = 720$$

La risposta corretta è dunque la **C**.

6 Esprimendo i numeri dati in forma frazionaria, si ha:

$$p = \frac{12}{100} \quad q = \frac{1}{10} \quad r = \frac{27}{200} \quad s = \frac{6}{25}$$

Le stesse frazioni ridotte a denominatore comune 200 sono uguali a:

$$p = \frac{12 \cdot 2}{100 \cdot 2} = \frac{24}{200} \quad q = \frac{1 \cdot 20}{10 \cdot 20} = \frac{20}{200} \quad r = \frac{27}{200} \quad s = \frac{6 \cdot 8}{25 \cdot 8} = \frac{48}{200}$$

Dal confronto fra i numeratori si ricava che $q < p < r < s$ (risposta **E**).

7 Il risultato di una divisione è negativo se gli operandi, cioè il numeratore e il denominatore, sono discordi. La risposta esatta è la **D**.

8 Dato un numero x, la somma di tale numero con il suo reciproco è pari a $x + \frac{1}{x}$, quindi è immediato escludere l'alternativa C, dal momento che 0 non può essere il denominatore di una frazione. Sostituendo a x i valori proposti dalle restanti alternative, si ottiene:

- $\frac{1}{2} + \frac{1}{1/2} = \frac{1}{2} + 2 = \frac{5}{2}$
- $1 + \frac{1}{1} = 1 + 1 = 2$
- $\sqrt{2} + \frac{1}{\sqrt{2}} = \frac{2+1}{\sqrt{2}} = \frac{3}{\sqrt{2}} = \frac{3}{2}\sqrt{2} = \sqrt{2 \cdot \frac{9}{4}} = \sqrt{\frac{9}{2}}$
- $\sqrt{3} + \frac{1}{\sqrt{3}} = \frac{3+1}{\sqrt{3}} = \frac{4}{\sqrt{3}} = \frac{4}{3}\sqrt{3} = \sqrt{3 \cdot \frac{16}{9}} = \sqrt{\frac{16}{3}}$

L'alternativa che rende minima la somma considerata è dunque la B, essendo:

$$2 < \frac{5}{2} \qquad 2 = \sqrt{4} < \sqrt{\frac{9}{2}} \qquad 2 = \sqrt{4} < \sqrt{\frac{16}{3}}$$

9 Sostituendo p e q con i valori proposti si ottiene:

$$\frac{1}{p} + \frac{1}{q} = \frac{1}{3} + \frac{1}{5} = \frac{5+3}{15} = \frac{8}{15} = \frac{1}{r} \quad \rightarrow \quad r = \frac{15}{8}$$

La risposta corretta è dunque la C.

10 La scrittura frazionaria del 2 per mille di 4000 è:

$$\frac{2}{1000} \cdot 4000 = 8 = \frac{8000}{1000} = \frac{1}{1000} \cdot 8000$$

La risposta corretta è la A.

11 Per definizione, l'insieme dei reali $\mathbb{R}$ è costituito dall'unione tra l'insieme dei razionali $\mathbb{Q}$ e quello degli irrazionali $\mathbb{I}$. La risposta corretta è quindi la B.

12 Nella sequenza di numeri naturali: 1, 2, **3**, 4, 5, **6**, 7, 8, **9**, 10, 11, … i multipli di 3, evidenziati, sono separati da due numeri non divisibili per 3. Ciascuno di questi numeri n ha dunque solo il numero precedente, $n - 1$, o solo il numero successivo, $n + 1$, divisibile per 3. La risposta corretta è quindi la D.

13 È necessario contare quante cifre ci sono nell'insieme formato dai numeri:

$$1, 2, 3, \ldots, 9, 10, 11, \ldots, 99, 100, 101, \ldots, 238$$

Da 1 a 9 vi sono 9 numeri, ciascuno dei quali è formato da una cifra, per un totale di 9 cifre; da 10 a 99 vi sono 90 numeri, ciascuno formato da due cifre, per un totale di $2 \cdot 90 = 180$ cifre; da 100 a 199 vi sono 100 numeri, ciascuno formato da tre cifre, per un totale di $3 \cdot 100 = 300$ cifre e da 200 a 238 vi sono 39 numeri di tre cifre, per un totale di $3 \cdot 39 = 117$ cifre.

Complessivamente il numero delle etichette che l'infermiera dovrà utilizzare è:

$$9 + 180 + 300 + 117 = 606 \text{ (risposta C)}$$

14 La risposta corretta è la D. Infatti sfruttando le proprietà delle potenze si ha:

$$3^{30} + 3^{30} + 3^{30} = 3 \cdot 3^{30} = 3^1 \cdot 3^{30} = 3^{30+1} = 3^{31}$$

15 Il numero delle persone della comunità colpite dalla malattia infettiva è pari al 5% di 5000, ossia:

$$5000 \cdot \frac{5}{100} = 250$$

Di queste il 50% (ossia la metà) richiede il ricovero, per cui il numero di ricoveri è pari a:

$$250 \cdot \frac{50}{100} = 250 \cdot \frac{1}{2} = 125$$

per cui la risposta corretta è la **C**.

16 Applicando le proprietà delle potenze si ottiene:

$$2^{-2} = \frac{1}{2^2} = \frac{1}{4} \qquad \left(\frac{1}{3}\right)^{-3} = 3^3 = 27 \qquad (-4)^{-4} = \frac{1}{(-4)^4} = \frac{1}{256}$$

La risposta corretta è pertanto la **E**.

17 Calcolando le potenze di 10 richieste si ha:

- per $x = 0$ $10^0 = 1$;
- per $x = 4$ $10^4 = 10.000$;
- per $x = 1$ $10^1 = 10$;
- per $x = -1$ $10^{-1} = 0,1$.

La risposta esatta è quindi la **D**.

18 L'espressione $10^9 + 10^8 + 10^8 + 10^9$ è uguale a $2 \cdot 10^9 + 2 \cdot 10^8$. Ora poiché 10^9 è pari a un miliardo e $10^8 = 10^2 \cdot 10^6$ equivale a cento milioni, la risposta corretta è rappresentata dall'alternativa **D**.

19 I passaggi sono i seguenti:

$$\frac{43^{65} \cdot (43^2)^3}{43^{-12} \cdot 43^{20}} = \frac{43^{65} \cdot 43^6}{43^{-12} \cdot 43^{20}} = \frac{43^{71}}{43^8} = 43^{63} = (43^3)^{21}$$

per cui la risposta corretta è la **E**.

20 L'alternativa corretta è la **B**, infatti una potenza con esponente negativo è uguale al reciproco della stessa potenza avente esponente opposto. Si ha dunque:

$$a^{-3} = \frac{1}{a^3}$$

21 Per calcolare il M.C.D. e il m.c.m., si riducono i monomi in fattori primi:

$$8ab^2 = 2^3ab^2; \quad 3a = 3a; \quad 2abc = 2abc$$

Calcolando il prodotto di tutti i fattori, numerici e letterali, comuni ai tre monomi, presi una sola volta con il minimo esponente, si ottiene:

$$\text{M.C.D.} = a$$

mentre calcolando il prodotto di tutti i fattori comuni e non comuni, presi ciascuno una sola volta con il massimo esponente, si ha:

$$\text{m.c.m.} = 3 \cdot 2^3ab^2c = 24ab^2c$$

per cui la risposta corretta è la **B**.

MATEMATICA

22 L'alternativa esatta è la **A**. Infatti, osservando che a numeratore si ha una differenza di quadrati pari a $a^8 - b^4 = (a^4 + b^2)(a^4 - b^2)$ e che uno dei due fattori rappresenta ancora una differenza di quadrati, si può semplificare la frazione algebrica nel modo seguente:

$$\frac{a^8 - b^4}{a^2 - b} = \frac{(a^4 + b^2)(a^4 - b^2)}{a^2 - b} = \frac{(a^4 + b^2)(a^2 - b)(a^2 + b)}{a^2 - b} = (a^4 + b^2)(a^2 + b)$$

23 L'unico quadrato perfetto tra i polinomi proposti è indicato dall'alternativa **D**, essendo:

$$4x^2 - 12x + 9 = (2x - 3)^2$$

Si ricordi che perché un trinomio rappresenti il quadrato di un binomio $a + b$, deve contenere i quadrati delle due basi, a^2 e b^2, e il loro doppio prodotto, $2ab$.
Vale infatti la regola generale:

$$(a \pm b)^2 = a^2 \pm 2ab + b^2$$

PARTE TERZA

24 Per risolvere il quesito proposto, conviene partire dalle risposte calcolando i prodotti presenti nelle alternative. In primo luogo si osserva che la **C** è sicuramente errata in quanto il prodotto indicato non dà luogo a un polinomio di quarto grado, bensì di terzo: infatti il termine di grado massimo del polinomio prodotto (che dovrebbe essere un termine di quarto grado) può solo derivare dal prodotto dei termini di grado massimo dei polinomi fattori (rispettivamente di secondo e primo grado, il cui prodotto è un termine di terzo grado).
Similmente si osserva che le alternative **A**, **D** ed **E** sono anch'esse sicuramente errate in quanto i prodotti indicati generano dei polinomi il cui termine noto è diverso da 8: infatti il termine noto di ciascun polinomio prodotto (che dovrebbe essere pari a 8) può solo derivare dal prodotto dei termini noti dei polinomi fattori (che invece danno luogo a prodotti pari a 2, 4 e –2 rispettivamente).
Quindi per esclusione la risposta esatta è la **B**. Effettivamente svolgendo il prodotto si ottiene:

$$(x - 1) \cdot (x - 2)^3 = (x - 1) \cdot (x^3 - 6x^2 + 12x - 8) = x^4 - 7x^3 + 18x^2 - 20x + 8$$

25 Per rispondere al quesito occorre osservare che la somma di monomi $x^3 + \frac{1}{x^3}$ compare nello sviluppo del cubo del binomio $\left(x + \frac{1}{x}\right)^3$ e che raccogliendo opportunamente si ha:

$$\left(x + \frac{1}{x}\right)^3 = x^3 + 3 \cdot x + 3 \cdot \frac{1}{x} + \frac{1}{x^3} = x^3 + \frac{1}{x^3} + 3\left(x + \frac{1}{x}\right)$$

Di conseguenza, poiché $x + \frac{1}{x} = 2$, la risposta corretta è la **A**. Infatti:

$$x^3 + \frac{1}{x^3} = \left(x + \frac{1}{x}\right)^3 - 3\left(x + \frac{1}{x}\right) = 2^3 - (3 \cdot 2) = 8 - 6 = 2$$

26 L'alternativa esatta è la **B**. Per rispondere al quesito è possibile procedere in due modi.
Ricordando che si può eseguire una moltiplicazione fra radicali solo nel caso in cui questi abbiano lo stesso indice, si riducono i due fattori allo stesso indice e poi se ne calcola il prodotto. Dato che $\text{m.c.m.}(3, 5) = 15$ si ha:

$$\sqrt[3]{5} \cdot \sqrt[5]{5} = \sqrt[15]{5^5} \cdot \sqrt[15]{5^3} = \sqrt[15]{5^5 \cdot 5^3} = \sqrt[15]{5^{5+3}} = \sqrt[15]{5^8}$$

Risulta però sicuramente più rapido trasformare i due radicali in potenze con esponente frazionario. Si ottiene infatti:

$$\sqrt[3]{5} \cdot \sqrt[5]{5} = 5^{1/3} \cdot 5^{1/5} = 5^{\frac{1}{3}+\frac{1}{5}} = 5^{8/15} = \sqrt[15]{5^8}$$

---

27 Il teorema del trasporto fuori dal segno di radice afferma che se $a \geq 0$ allora $\sqrt[n]{a^n b} = a\sqrt[n]{b}$.

In questo caso si ha dunque:

$$\sqrt[3]{a^6 b^2} = \sqrt[3]{(a^2)^3 b^2} = a^2\sqrt[3]{b^2} \text{ (alternativa D)}$$

---

28 Ricordando che 64 è pari a 4^3, è immediato ottenere:

$$\sqrt[3]{64} = \sqrt[3]{4^3} = 4 \text{ (risposta B)}$$

In alternativa, esprimendo 64 come potenza di 2, si ottiene ancora:

$$\sqrt[3]{64} = \sqrt[3]{2^6} = \sqrt[3]{(2^2)^3} = 2^2 = 4$$

---

29 La frazione 30/31 è un numero positivo minore di uno, per cui, elevandolo a potenze via via crescenti, si ottengono numeri via via più piccoli.

Viceversa, la frazione 31/30 è un numero positivo maggiore di uno, per cui elevandolo a potenze via via crescenti si ottengono numeri via via più grandi. Il corretto ordinamento crescente dei numeri dati è quindi $b < a < c < d$.

Il quesito richiede però di indicare la relazione esistente fra le *radici* delle quattro quantità: ricordando che la funzione radice quadrata è crescente, si ricava che l'ordinamento non cambia se si considerano le quattro quantità oppure le corrispondenti quattro radici quadrate.

La risposta corretta è dunque la C.

---

30 È possibile rispondere al quesito sfruttando la legge dell'annullamento del prodotto: il primo membro (costituito dal prodotto fra due fattori di primo grado) si annulla se e solo se almeno uno dei due fattori è nullo. Il valore di x per cui si annulla il primo fattore è $x = 2$, mentre il valore in corrispondenza del quale si annulla il secondo è $x = 3$. La risposta corretta è quindi la A.

---

31 L'equazione data è un'equazione frazionaria che risolta dà:

$$ab - \frac{bc}{x} = 0 \xrightarrow{\text{C.E.: } x \neq 0} abx - bc = 0 \rightarrow abx = bc \rightarrow x = \frac{bc}{ab} = \frac{c}{a}$$

La risposta esatta è la E.

---

32 Affinché le soluzioni di una equazione di secondo grado siano reali è necessario che il discriminante dell'equazione non sia negativo. Nel caso in esame si ha:

$$\Delta = (a-b)^2 + 4ab = a^2 + b^2 + 2ab = (a+b)^2 \geq 0$$

È dunque evidente che le due soluzioni sono **sempre** reali (per qualsiasi valore di a e di b).

Affinché la somma delle radici sia uguale a uno si deve avere:

$$-\frac{a-b}{a} = 1 \rightarrow b - a = a \rightarrow b - 2a = 0$$

La risposta esatta è dunque la C.

MATEMATICA

33 Il metodo più rapido per rispondere al quesito è provare a sostituire le alternative **B**, **C** ed **E**: si osserva subito che la risposta corretta è la **B**.

Matematicamente, la risposta può essere trovata traducendo il problema in una opportuna equazione. Indicato con x il numero di anni che trascorrono dal momento che il padre e il figlio hanno rispettivamente 50 e 26 anni, si cerca quale valore di x rende l'età del padre tripla di quella del figlio, ovvero si risolve l'equazione:

$$50 + x = 3(26 + x)$$

La soluzione di tale equazione è $x = -14$. Si noti che tale risultato è negativo in quanto l'età del padre è stata tripla di quella del figlio 14 anni fa. Infatti, in quel momento il padre aveva $50 - 14 = 36$ anni e il figlio $26 - 14 = 12$.

34 Poiché l'equazione riportata è di terzo grado, per ricavarne le radici è utile scomporla in fattori e sfruttare la legge di annullamento del prodotto.

Effettuando un raccoglimento a fattor comune si ottiene:

$$x^3 + x^2 - x = x(x^2 + x - 1)$$

Il primo fattore si annulla se $x = 0$ mentre il secondo è un trinomio di secondo grado tale che:

$$x^2 + x - 1 = 0 \quad \rightarrow \quad x = \frac{-1 \pm \sqrt{5}}{2}$$

L'equazione $x^3 + x^2 - x = 0$ ha dunque tre radici reali distinte come indicato nell'alternativa **D**.

35 L'equazione $6^x = -36$ è un'equazione esponenziale elementare avente primo membro, essendo una potenza a esponente reale, positivo per ogni valore della x, e secondo membro negativo: l'equazione data non ammette quindi soluzioni nel campo reale (alternativa **B**).

36 La traduzione in simboli del testo della domanda è:

$$N - \frac{k}{100} \cdot N = R$$

Eseguendo i seguenti passaggi, si ottiene il valore cercato:

$$N \cdot \left(1 - \frac{k}{100}\right) = R \quad \rightarrow \quad N = \frac{R}{\left(1 - \frac{k}{100}\right)}$$

quindi la risposta esatta è la **B**.

37 Se $\frac{20}{100}N = 200$ si ha che:

$$N = \frac{200 \cdot 100}{20} = 1000$$

L'alternativa esatta è dunque la **E**.

38 La proprietà fondamentale delle proporzioni asserisce che il prodotto dei medi (16 e x) deve essere uguale al prodotto degli estremi (96 e 13). Si avrà dunque:

$$16x = 96 \cdot 13 \quad \rightarrow \quad x = \frac{96 \cdot 13}{16}$$

e pertanto la soluzione è data da $x = 78$ (alternativa **A**).

39 Si osservi che:

$$1.000.000.000.000 < 2.567.000.000.000 < 10.000.000.000.000$$

quindi il numero 2.567.000.000.000 è compreso tra 10^{12} e 10^{13}:

$$10^{12} < 2.567.000.000.000 < 10^{13}$$

Log rappresenta la funzione logaritmo in base 10 che, avendo la base maggiore di 1, è crescente; applicando tale funzione alla relazione appena scritta, si ottiene quindi:

$$\mathrm{Log}\,10^{12} < \mathrm{Log}\,2.567.000.000.000 < \mathrm{Log}\,10^{13}$$

Utilizzando poi la definizione di logaritmo, si ottiene:

$$12 < \mathrm{Log}\,2.567.000.000.000 < 13$$

quindi la risposta esatta è la **C**.

---

40 Si tratta di un sistema di secondo grado: il metodo più rapido consiste nel verificare le alternative proposte.
Si ricava facilmente che la soluzione è quella indicata dalla lettera **D**.

---

41 Si osservi innanzitutto che non è possibile applicare la regola:

$$\log a + \log b = \log(a \cdot b)$$

dal momento che i logaritmi considerati non hanno la stessa base. È quindi necessario calcolare il valore di ogni singolo logaritmo, applicando la definizione stessa:

$$\log_4 2 = x \leftrightarrow 4^x = 2 \rightarrow x = \frac{1}{2}$$

$$\log_2 4 = x \leftrightarrow 2^x = 4 \rightarrow x = 2$$

La relazione data equivale quindi a:

$$\log_4 2 + \log_2 4 = \frac{1}{2} + 2 = 0{,}5 + 2 = 2{,}5$$

pertanto la risposta esatta è la **D**.

---

42 In mancanza di indicazione diversa, si può assumere che il logaritmo sia decimale, ossia in base 10. Per l'esistenza del logaritmo, l'argomento deve essere positivo, ossia deve valere la condizione:

$$x > 0$$

Affinché il prodotto $x \log x$ sia negativo, come richiede il testo del quesito, $\log x$ deve essere negativo (x è sicuramente positivo) e per le note condizioni sul segno del logaritmo, se la base è maggiore dell'unità, l'argomento deve essere compreso fra 0 e 1:

$$\log_{10} x < 0 \quad \rightarrow \quad 0 < x < 1$$

quindi la risposta corretta è la **A**.

---

43 Si osservi innanzitutto che $12345,6 = \frac{123456}{10}$, quindi il numero L cercato è:

$$L = \log_{10} 12345,6 = \log_{10} \frac{123456}{10}$$

Ricordando che il logaritmo di un quoziente di numeri positivi equivale alla differenza fra il logaritmo del numeratore e quello del denominatore, si ricava:

$$L = \log_{10} \frac{123456}{10} = \log_{10} 123456 - \log_{10} 10 = \log_{10} 123456 - 1 \quad \text{(alternativa D)}$$

MATEMATICA

44 L'alternativa corretta è la **D**. Infatti, dalla definizione di logaritmo, si ha che il $\log_2 15$ è un valore x tale che $2^x = 15$. Le potenze di 2 che minorano e maggiorano 15 sono rispettivamente 3 e 4:

$$2^3 = 8 < 15 < 16 = 2^4$$

Tra le alternative proposte il numero che più si avvicina al $\log_2 15$ è 4 e la risposta esatta è la **D**.

---

45 L'alternativa corretta è la **E**, infatti il logaritmo di un numero negativo non esiste nell'insieme dei numeri reali. Infatti, dalla definizione di logaritmo si ha:

$$\log_a b = x \rightarrow a^x = b$$

e sappiamo che una potenza a esponente reale assume sempre valori positivi, per cui anche l'argomento b dovrà essere tale.

---

46 Portando tutto a primo membro e riducendo le frazioni a denominatore comune, si ottiene:

$$\frac{x^2}{1-xy} > \frac{x}{y(1-xy)} \rightarrow \frac{x^2}{1-xy} - \frac{x}{y(1-xy)} > 0 \rightarrow \frac{x(xy-1)}{y(1-xy)} > 0$$

Ora, osservando che:

$$xy - 1 = -(1-xy)$$

si può scrivere:

$$\frac{x(xy-1)}{y(1-xy)} > 0 \rightarrow -\frac{x(1-xy)}{y(1-xy)} > 0$$

Poiché per ipotesi $xy \neq 1$ è possibile semplificare, ottenendo:

$$-\frac{x}{y} > 0 \rightarrow \frac{x}{y} < 0$$

Dal momento che x e y sono numeri positivi, anche il loro quoziente è positivo, quindi la disequazione $\frac{x}{y} < 0$ e, di conseguenza, quella di partenza, non sono mai verificate.

La risposta corretta è pertanto la **D**.

---

47 Come per le equazioni, due disequazioni si dicono *equivalenti* quando ammettono le stesse soluzioni. Per le disequazioni $\frac{1+x}{x-4} < 0$ e $(x-4)(1+x) < 0$ si può verificare che ciò è senz'altro vero perché vale la relazione:

$$\mathrm{A} \cdot \mathrm{B} < 0 \leftrightarrow \frac{\mathrm{A}}{\mathrm{B}} < 0 \leftrightarrow \text{A e B sono discordi}$$

dove A e B sono due espressioni algebriche sempre definite.
Osservando il grafico seguente:

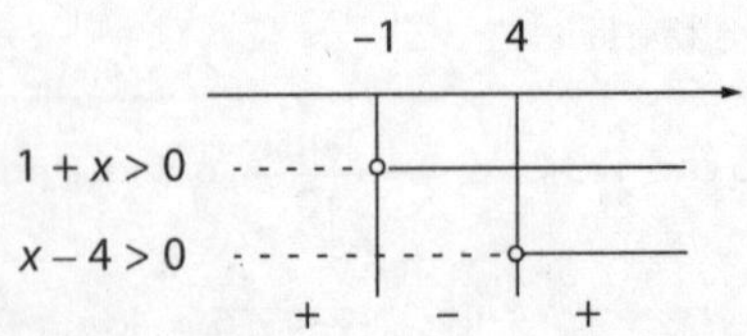

si ricava agevolmente che entrambe queste due disequazioni sono soddisfatte per:

$$-1 < x < 4$$

poiché in tale intervallo i termini della prima disequazione e, rispettivamente, i fattori della seconda, sono discordi. La risposta corretta è pertanto la **D**.

48 Si procede per tentativi. Essendo n un intero positivo, il più piccolo valore che può assumere è 1: per $n = 1$ si ottiene $2^1 > 1^2$, quindi la disuguaglianza non è verificata. Viceversa, per $n = 2$, 3 e 4 la disuguaglianza è verificata: infatti, si ricava rispettivamente:

$$2^2 \le 2^2 \qquad 2^3 \le 3^2 \qquad 2^4 \le 4^2$$

Per valori di n superiori a 4 la disuguaglianza non è mai verificata (si provi a sostituire $n = 5, 6, ...$): la risposta corretta è dunque la **D**.

49 Applicando la formula generale per il calcolo della distanza tra due punti A e B di coordinate $(x_1; y_1)$ e $(x_2; y_2)$ si ricava che l'alternativa corretta è la **C**. Infatti:

$$\overline{AB} = \sqrt{(x_2 - x_1)^2 + (y_2 - y_1)^2} = \sqrt{(5-1)^2 + (1-4)^2} = \sqrt{16+9} = \sqrt{25} = 5$$

50 Le coordinate del punto (2; 1) soddisfano l'equazione data indipendentemente da m:

$$mx - y - 2m + 1 = 0 \rightarrow 2m - 1 - 2m + 1 = 0 \rightarrow 0 = 0$$

quindi l'equazione considerata rappresenta un insieme di rette passanti per tale punto.

Esplicitando l'equazione si ottiene la forma canonica $y = mx - 2m + 1$ e, ricordando che tale forma rappresenta tutte le rette del piano a eccezione di quelle perpendicolari all'asse delle ascisse (essendo il coefficiente della y diverso da zero), si deduce immediatamente che l'equazione data rappresenta tutte le rette passanti per il punto (2; 1) tranne quella di equazione $x = 2$, pertanto la risposta esatta è la **C**.

Si osservi che l'alternativa **A** può essere esclusa perché, se $m = 0$, l'equazione diventa $y = 1$ e rappresenta una retta parallela all'asse delle x; allo stesso modo, la risposta **B** può essere eliminata perché, se $m = \frac{1}{2}$, l'equazione diventa $y = \frac{1}{2}x$ e rappresenta una retta passante per l'origine.

51 L'equazione $x^2 + y^2 = 1$ rappresenta la circonferenza avente centro nell'origine e raggio 1, mentre l'equazione $x + y = 1$ è quella della retta parallela alla bisettrice del secondo e del quarto quadrante, passante per il punto $(0; 1)$.
I punti che appartengono contemporaneamente alle due curve sono dunque solo quelli di coordinate $(0; 1)$ e $(1; 0)$.

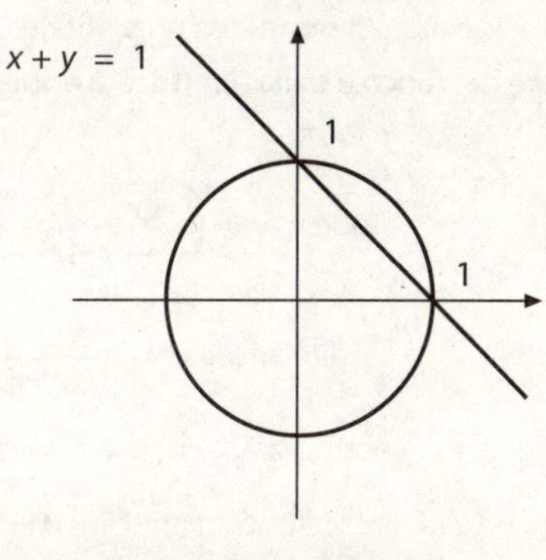

Poiché in entrambi i casi il prodotto delle coordinate è nullo, la condizione $xy > 0$ non è mai soddisfatta: non esiste quindi alcun punto le cui coordinate soddisfino contemporaneamente le tre condizioni date, pertanto la risposta corretta è la **A**.

52 Tutto ciò che si sa di questa parabola è che il suo asse di simmetria è parallelo all'asse y e che la sua concavità è rivolta verso l'alto ($a > 0$). Nella figura sono rappresentate due possibili configurazioni della parabola in esame.

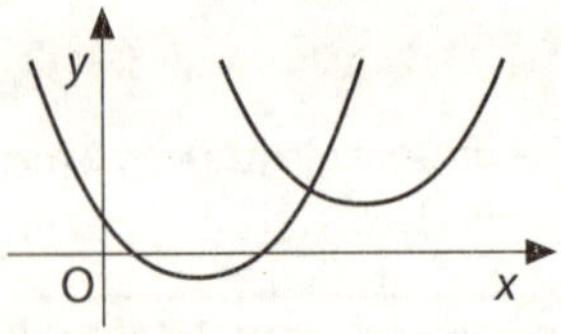

Si conclude che i dati forniti non sono sufficienti per individuare il numero di intersezioni tra la parabola e l'asse delle ascisse (risposta **C**).

53 Dato un sistema di secondo grado formato dalle equazioni di una circonferenza e di una retta, se esso non ammette soluzioni la retta è esterna alla circonferenza (alternativa **D**). Nel caso in cui il sistema abbia una sola soluzione la retta risulterà tangente alla circonferenza, mentre in presenza di due soluzioni la retta sarà secante.

54 L'espressione contenuta nella risposta **C** è l'equazione canonica della circonferenza di raggio r e centro nell'origine, per cui la **C** risulta essere la risposta esatta. A questa conclusione si sarebbe potuti giungere anche procedendo per esclusione: l'espressione contenuta nella risposta **A** è un'equazione di primo grado, quindi rappresenta (in coordinate cartesiane) una retta. Le espressioni contenute nelle risposta **D** ed **E**, una volta sviluppati i quadrati a primo membro, contengono il termine in xy per cui non possono rappresentare una circonferenza. Infine, l'alternativa **B** non contiene i termini di secondo grado ed è dunque anch'essa da escludere.

55 Le coordinate del punto di intersezione tra due curve generiche sono la soluzione del sistema tra le equazioni delle curve. In particolare, il punto di intersezione di due rette si trova risolvendo il sistema lineare tra le equazioni delle due rette:

$$\begin{cases} x - y = 0 \\ 2x - 1 = 0 \end{cases} \rightarrow \begin{cases} x = y \\ x = 1/2 \end{cases} \rightarrow x = 1/2 \text{ e } y = 1/2$$

La risposta corretta è dunque la **D**.

56 La risposta corretta è la **C**: infatti $y = k$ rappresenta (al variare di k) un fascio di rette parallele all'asse x, ossia un fascio improprio di rette.

57 Si tratta di una parabola con asse di simmetria orizzontale.

Per trovare le coordinate del fuoco e della direttrice si applicano le due formule seguenti (riferite all'equazione generale $x = ay^2 + by + c$):

$$\text{fuoco: } F = \left(-\frac{\Delta}{4a} + \frac{1}{4a}; -\frac{b}{2a}\right)$$

$$\text{direttrice: } x = -\frac{\Delta}{4a} - \frac{1}{4a}$$

dove $\Delta = b^2 - 4ac$. Nel caso in esame $a = -1/8$ e $b = c = 0$ (per cui $\Delta = 0$), quindi:

$$\text{fuoco: } F = (-2; 0)$$

$$\text{direttrice: } x = 2$$

per cui la risposta corretta è la **D**.

PARTE TERZA

58 Si esamini il grafico della funzione $f(x) = x^3$.

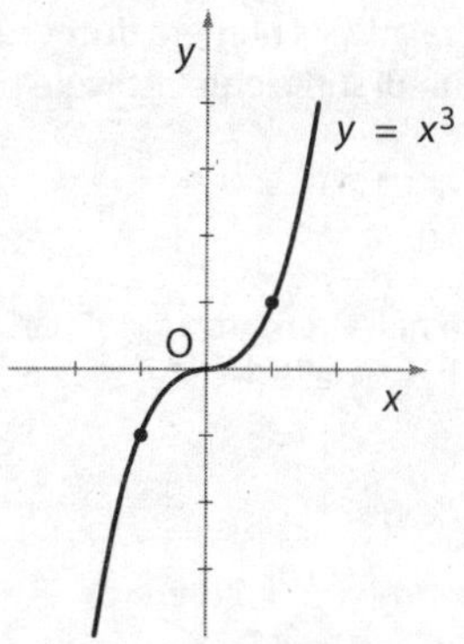

Si vede facilmente, come si ricava anche dallo studio del segno, che la funzione non è sempre positiva, è dispari e ha uno zero nel punto $x = 0$ (alternative **A**, **C**, **D** errate). Nel punto in cui la funzione interseca l'asse delle x, ovvero nell'origine, la funzione reciproca $\frac{1}{f(x)} = \frac{1}{x^3}$ non è definita, in quanto si annulla il denominatore (alternativa **B** errata). Invece la sua inversa, ovvero la funzione che permette di "tornare" dall'elemento $y = f(x)$ all'elemento x, si ottiene esplicitando la variabile x in funzione della variabile y:

$$y = x^3 \rightarrow x = \sqrt[3]{y}$$

ed è sempre definita in quanto è una funzione irrazionale avente indice dispari. La risposta corretta è pertanto la **E**.

59 La funzione in esame è frazionaria: il suo denominatore deve quindi essere diverso da zero.

$$x + 1 \neq 0 \rightarrow x \neq -1$$

L'alternativa corretta è pertanto la **B**.

60 La funzione esponenziale $f(x) = 10^x$ è definita su tutto l'insieme dei reali, quindi l'alternativa **A** è errata. Inoltre la funzione esponenziale non è né pari né dispari in quanto:

$$f(-x) = 10^{-x} = \frac{1}{10^x}$$

e quindi anche l'alternativa **B** risulta errata.

La sua funzione reciproca è proprio:

$$\frac{1}{f(x)} = \frac{1}{10^x}$$

e dunque anche l'alternativa **D** è errata.

La sua inversa, invece, è per definizione la funzione logaritmica avente base 10. La risposta corretta è pertanto la **E**.

MATEMATICA

PARTE TERZA

61 Nel quesito compaiono due funzioni: $f(x) = x^3 + 3x^2 + 2x$ e $g(x) = \frac{x^2 - 3}{x + 1}$ e si chiede di verificare quale delle alternative, relative al numero di intersezioni di tali funzioni con gli assi, sia quella corretta. Per rispondere è quindi sufficiente risolvere i sistemi:

$$\begin{cases} y = x^3 + 3x^2 + 2x \\ x = 0 \end{cases} \quad \text{e} \quad \begin{cases} y = x^3 + 3x^2 + 2x \\ y = 0 \end{cases}$$

per la funzione $f(x)$ (poiché nell'alternativa A si parla di intersezioni con l'asse delle ordinate e nella C di intersezioni con l'asse delle ascisse) e:

$$\begin{cases} y = \frac{x^2 - 3}{x + 1} \\ y = 0 \end{cases}$$

per la funzione $g(x)$ (poiché nelle alternative B e D si parla solo di intersezioni con l'asse delle ascisse).

Poiché i primi due sistemi ammettono rispettivamente una e tre soluzioni, mentre il terzo ammette le due soluzioni di segno opposto $x_1 = \sqrt{3}$ e $x_2 = -\sqrt{3}$, si deduce che:

- la funzione $f(x)$ ammette una sola intersezione con l'asse delle ordinate e tre con l'asse delle ascisse;
- la funzione $g(x)$ ammette due intersezioni di segno opposto con l'asse delle x.

La risposta esatta è quindi la C.

62 Applicando il teorema di Carnot si deduce immediatamente che la risposta corretta è la B. Tale teorema, infatti, afferma che conoscendo la lunghezza di due lati di un triangolo e il valore dell'angolo tra essi compreso, è possibile determinare la lunghezza del terzo lato:

$$a^2 = b^2 + c^2 - 2 \cdot b \cdot c \cdot \cos\alpha$$

dove b e c sono le lunghezze dei lati noti, α l'angolo tra essi compreso e a la lunghezza del lato incognito.

Nel caso in esame si ha $b = 3$, $c = 2$ e $\alpha = 45°$, quindi si ottiene:

$$a^2 = 3^2 + 2^2 - 2 \cdot 3 \cdot 2 \cdot \cos 45° = 13 - 12 \cdot \frac{\sqrt{2}}{2} \approx 4{,}6$$

Calcolando ora la radice quadrata di entrambi i membri, si ricava:

$$a^2 \approx 4{,}6 \ \rightarrow \ a \approx \sqrt{4{,}6} \approx 2{,}1$$

Tra le alternative proposte quella che approssima meglio tale valore è proprio la B.

63 Il metodo più rapido per rispondere alla domanda consiste nel sostituire le alternative indicate, ricordando i valori delle funzioni trigonometriche per gli angoli principali e le formule di addizione e sottrazione:

- $\text{sen}30° - 2\cos 60° + 2 = \frac{1}{2} - \left(2 \cdot \frac{1}{2}\right) + 2 \neq 0$
- $\text{sen}90° - 2\cos 180° + 2 = 1 - 2 \cdot (-1) + 2 \neq 0$
- $\text{sen}150° - 2\cos 300° + 2 = \text{sen}(180° - 30°) - 2\cos(-60°) + 2 = \text{sen}30° - 2\cos 60° + 2 \neq 0$
- $\text{sen}180° - 2\cos 360° + 2 = 0 - (2 \cdot 1) + 2 = 0$
- $\text{sen}270° - 2\cos 540° + 2 = \text{sen}270° - 2\cos 180° + 2 = -1 - 2 \cdot (-1) + 2 \neq 0$

La risposta corretta è dunque la D.

64 Posizionando nel modo corretto i valori 1, 3, $\frac{\pi}{3}$ e π sull'asse delle ascisse di un piano cartesiano (è sufficiente ricordare che $\pi = 3,1412\ldots$) in cui è riportato il grafico della funzione $y = \text{tg}\, x$, con $0 < x \leq \pi$, è possibile visualizzare le relative immagini:

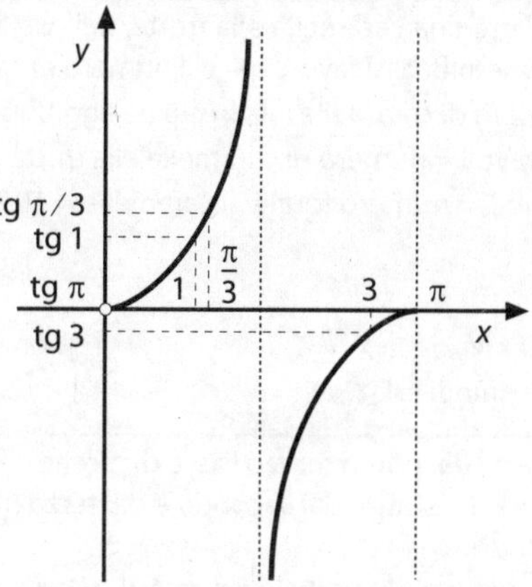

e dedurre immediatamente che $\text{tg}\, 3 < \text{tg}\, \pi < \text{tg}\, 1 < \text{tg}\, \frac{\pi}{3}$ (risposta **A**).

65 La relazione non necessariamente vera per $0 < \alpha < \frac{\pi}{2}$ è la **C**: è vero che per i valori considerati dell'angolo α le funzioni seno e coseno assumono valori strettamente compresi tra 0 e 1, ma è vero anche che la somma di due di tali valori può essere maggiore di 1, come si osserva considerando i valori che si ottengono, per esempio, per $\alpha = \frac{\pi}{4}$:

$$\text{sen}\frac{\pi}{4} + \cos\frac{\pi}{4} = \frac{\sqrt{2}}{2} + \frac{\sqrt{2}}{2} = \sqrt{2} > 1$$

Si osservi che la risposta **D** è vera per ogni valore di α, essendo la relazione fondamentale della goniometria.

66 Data una distribuzione ordinata di valori, la mediana è l'osservazione che occupa la posizione centrale della successione. La successione ordinata 1, 2, 2, 3, 3, 3, 4, 5, 5, 6 è costituita da $N = 10$ elementi. Gli elementi che occupano le posizioni centrali sono dunque 3 e 3 e la loro semisomma rappresenta la mediana:

$$\frac{1}{2} \cdot \left[\frac{N}{2} + \left(\frac{N}{2} + 1\right)\right] = \frac{3+3}{2} = 3 \text{ (alternativa C)}$$

67 L'evento $\bar{E}$, complementare di E, è: "esce un numero minore o uguale a 2", cioè nel lancio del dado esce l'1 oppure il 2. Ci sono quindi 2 possibilità di "successo" su un totale di 6. La probabilità di $\bar{E}$ è quindi 2/6, ossia 1/3 e la risposta esatta è la **E**.

68 Occorre applicare il teorema delle probabilità totali: se E e F sono due eventi incompatibili, la probabilità che si verifichi E oppure F è uguale alla somma delle probabilità dei singoli eventi. La probabilità di estrarre un numero maggiore di 95 è pari a 5/100 (ossia 5%). Anche la probabilità di estrarre un numero minore di 6 è pari a 5/100 (quindi ancora 5%).
La somma di queste probabilità dà una probabilità totale pari al 10%.
La risposta corretta è quindi la **D**.

69 Applicando la definizione, si ha che la media aritmetica M dei cinque numeri dati è uguale a:

$$M = \frac{-5-2+0+4+5}{5} = \frac{2}{5} = 0{,}4$$

La risposta esatta è dunque la **D**.

70 La probabilità di estrarre una caramella alla frutta, in base alla definizione di probabilità, è data dal rapporto tra il numero di casi favorevoli e il numero di casi possibili.

Pertanto se x è il numero di caramelle alla frutta da aggiungere, allora si ottiene:

- numero casi favorevoli = numero di caramelle alla frutta = $x + 2$
- numero casi possibili = numero totale di caramelle = $10 + x$
- $P = \frac{x+2}{10+x} = \frac{1}{3}$

da cui $3(x+2) = 10 + x$, ossia $x = 2$.

La risposta corretta è quindi la **E**.

PARTE TERZA

71 La probabilità di estrarre dal primo mazzo l'asso di picche o l'asso di cuori è pari a 2 / 40. Allo stesso modo, la probabilità di estrarre dal secondo e dal terzo mazzo l'asso di picche o l'asso di cuori è ancora pari a 2 / 40.

I tre eventi "estraggo un asso di picche o un asso di cuori dal primo mazzo", "estraggo un asso di picche o un asso di cuori dal secondo mazzo" ed "estraggo un asso di picche o un asso di cuori dal terzo mazzo" sono indipendenti. Per il teorema delle probabilità composte, la probabilità che i tre eventi si verifichino contemporaneamente è data da:

$$P_{TOT} = \frac{2}{40} \cdot \frac{2}{40} \cdot \frac{2}{40} = \frac{8}{6400} = \frac{1}{8000} \text{ (risposta D)}$$

72 Si tratta di disposizioni con ripetizione di 7 oggetti a 4 a 4: il numero di parole che si può formare è 7^4 come indicato nell'alternativa **C**.

Si noti che tale valore considera già tutti i casi di ripetizione possibili per una lettera: nessuna ripetizione, 2 ripetizioni, 3 o 4.

73 Poiché la superficie di un cerchio di raggio r vale $A = \pi r^2$, il rapporto tra la superficie del cerchio di raggio maggiore e quella della superficie del cerchio di raggio minore è data da:

$$\frac{A}{A'} = \frac{\pi \cdot (3r)^2}{\pi r^2} = \frac{9 \cdot \pi r^2}{\pi r^2} = 9 \text{ (alternativa C)}$$

74 Poiché il raggio della sfera e il lato del cubo hanno la stessa dimensione, il rapporto tra il volume del cubo e quello della sfera è:

$$\frac{V_c}{V_s} = \frac{r^3}{\frac{4}{3}\pi r^3} = \frac{3}{4\pi} \text{ (alternativa C)}$$

75 Il parallelepipedo è un poliedro avente 12 spigoli o lati, 8 vertici (i punti di incontro dei lati) e 4 diagonali che uniscono a due a due i vertici opposti. La risposta corretta è dunque la **A**.

76 La risposta corretta è la **C**. Infatti la superficie del quadrato vale a^2, la superficie del triangolo equilatero vale $\frac{\sqrt{3}}{4} \cdot a^2$, la superficie dell'esagono regolare vale $\frac{3\sqrt{3}}{2}a^2$ e, infine, la superficie del cerchio vale $\pi \cdot a^2$.

77 La superficie di un solido qualsiasi è proporzionale al quadrato delle dimensioni lineari (così come il volume è proporzionale al cubo delle dimensioni lineari) per cui, raddoppiando le dimensioni lineari, la superficie aumenta di quattro volte. La risposta corretta è pertanto la **C**.

78 Si osserva che il raggio r_i della circonferenza inscritta nel quadrato Q è uguale a metà del lato a, cioè $r_i = a/2$, mentre il raggio r_c della circonferenza circoscritta al quadrato Q è uguale alla metà della diagonale d del quadrato stesso, cioè $r_c = \frac{d}{2} = \frac{a\sqrt{2}}{2}$.

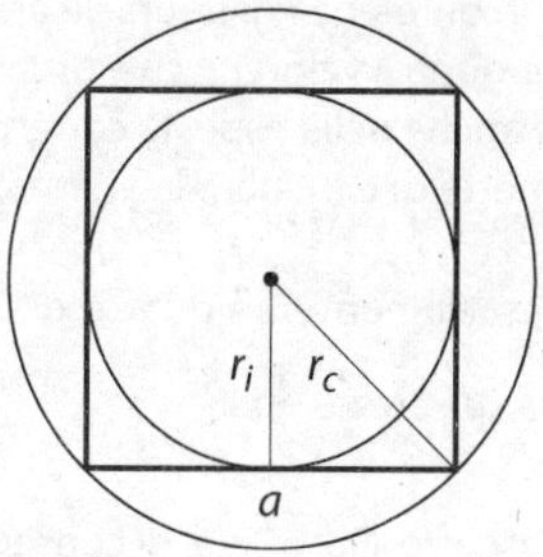

Pertanto, l'area A della corona circolare è uguale a:

$$A = \pi r_c^2 - \pi r_i^2 = \pi(r_c^2 - r_i^2) = \pi\left[\left(\frac{a\sqrt{2}}{2}\right)^2 - \left(\frac{a}{2}\right)^2\right] = \pi\left(\frac{a^2}{2} - \frac{a^2}{4}\right) = \frac{\pi}{4}a^2$$

Tale area risulta essere uguale a quella del cerchio inscritto (pari a $\frac{\pi}{4}a^2$) per ogni valore di a. La risposta esatta è dunque la **B**.

79 La retta PT, essendo tangente in T alla circonferenza, forma con il raggio indicato un angolo retto quindi si deduce che il triangolo PTO è rettangolo e i suoi cateti sono uno il doppio dell'altro ($\overline{PO} = 2r$, $\overline{OT} = r$).

Un triangolo di questo tipo è esattamente la metà di un triangolo equilatero, come illustrato nella figura seguente:

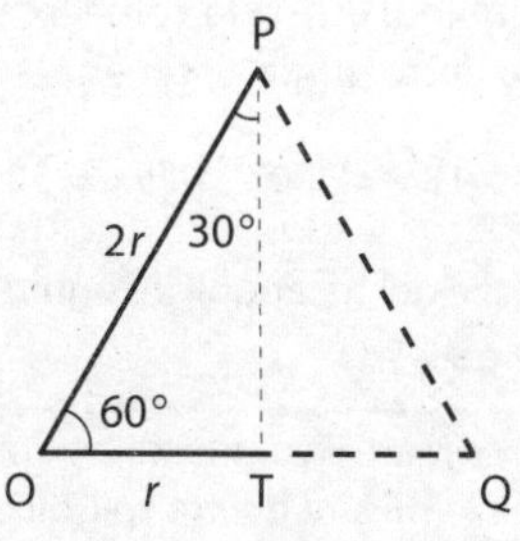

quindi è immediato dedurre che la misura dell'angolo $O\hat{P}T$ è 30° (risposta **E**).

80 Affinché una terna di numeri rappresenti la lunghezza dei lati di un triangolo rettangolo, essa deve essere una *terna pitagorica*, ossia deve soddisfare il teorema di Pitagora: il quadrato costruito sul lato maggiore (ipotenusa) è pari alla somma dei quadrati costruiti sui due lati rimanenti (cateti). L'unica terna che soddisfa il teorema di Pitagora è quella individuata dalla lettera **C**.

81 La risposta corretta è la **E**: le prime quattro affermazioni valgono infatti solo in casi particolari, ma non in generale.

82 La risposta corretta è la **C** in quanto l'altezza (CH in figura) divide il triangolo di partenza ABC in due triangoli ACH e BCH simili al triangolo ABC (quindi ancora isosceli).

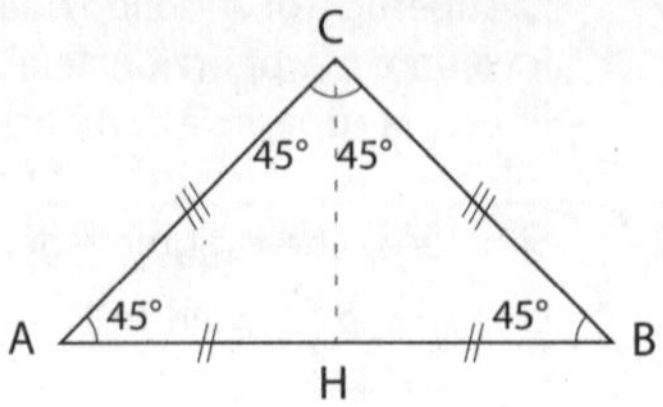

Essendo:

$$\overline{AH} \equiv \overline{BH} \equiv \overline{CH} \text{ e } \overline{AH} + \overline{BH} \equiv \overline{AB} = 10$$

si ricava:

$$\overline{CH} = 5$$

83 La porzione di piano S si ottiene per differenza, togliendo al settore circolare la semicirconferenza di figura: le aree di entrambe le figure contengono il valore π che, di conseguenza, dovrà comparire anche nella risposta corretta; questo ragionamento permette di eliminare le alternative **D** ed **E**.

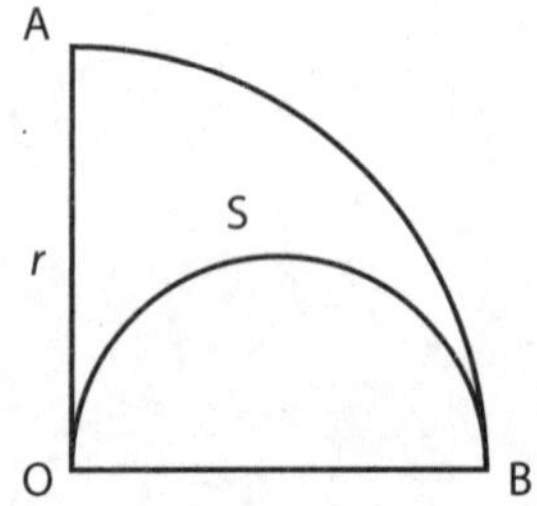

Il settore circolare AOB è esattamente un quarto di un cerchio di raggio r, quindi la sua area è $\frac{1}{4}\pi r^2$.

La semicirconferenza ha diametro $\overline{OB} = r$ e, di conseguenza, raggio pari a $\frac{r}{2}$: la sua area è dunque $\frac{1}{2}\pi\left(\frac{r}{2}\right)^2 = \frac{1}{8}\pi r^2$. L'area della porzione di piano S vale dunque:

$$A_S = \frac{1}{4}\pi r^2 - \frac{1}{8}\pi r^2 = \frac{1}{8}\pi r^2$$

quindi la risposta esatta è la **C**.

84 La somma degli angoli interni di un poligono è data dalla formula $(N-2) \cdot 180°$, dove N indica il numero di lati del poligono: nel caso di un pentagono si ottiene quindi che la somma degli angoli interni vale $3 \cdot 180° = 540°$. Per differenza si ha che la somma delle ampiezze dei 3 angoli incogniti è 300°. È facile osservare che tutte le terne proposte soddisfano questa condizione e quindi, basandosi solo su questa osservazione, non è possibile escludere nessuna delle alternative. I tre angoli incogniti del pentagono devono anche essere proporzionali ai numeri 5, 7 e 13: le ampiezze degli stessi possono essere quindi espresse come $5x$, $7x$ e $13x$, rispettivamente, e la loro somma deve valere 300° per quanto detto prima. Si ottiene:

$$5x + 7x + 13x = 300° \rightarrow 25x = 300° \rightarrow x = \frac{300°}{25} = 12°$$

da cui si ricava che le ampiezze dei tre angoli incogniti valgono rispettivamente 60°, 84° e 156°: la risposta corretta è quindi la **A**.

85 Si tratta in sostanza di approssimare il volume di un uomo con il volume di un parallelepipedo rettangolo. Indicate con a, b e c le misure dei tre spigoli del parallelepipedo, la misura del volume è data dal loro prodotto $a \cdot b \cdot c$. Ponendo:

$$a = 170 \text{ cm} = 1{,}7 \text{ m} \qquad b = 250 \text{ mm} = 0{,}25 \text{ m} \qquad c = 0{,}5 \text{ m}$$

si ottiene il seguente valore per il volume V richiesto:

$$V = 1{,}7 \cdot 0{,}25 \cdot 0{,}5 \text{ m}^3 = 0{,}2125 \text{ m}^3 \approx 0{,}21 \text{ m}^3$$

per cui la risposta corretta è la **D**.

parte quarta

FISICA

Quesiti

1 **Un ettaro equivale a:**

A $10.000\ m^2$ B $10\ m^2$ C $1000\ m^2$ D $1\ m^2$ E $100\ m^2$

2 **Due forze agiscono in direzioni perpendicolari l'una rispetto all'altra. I moduli delle due forze sono rispettivamente 3 N e 4 N. Quanto vale il modulo della forza risultante?**

A 7 N B 5 N C 1 N D 12 N E 4/3 N

3 **Due forze hanno lo stesso modulo *F*, formano tra loro un angolo $\alpha < 90°$ e sono applicate allo stesso punto. Il modulo della risultante è:**

A $F^2 \cos\alpha$ B $2F \operatorname{sen}\alpha$ C $F^2 \operatorname{sen}\alpha$ D $2F \operatorname{sen}(\alpha/2)$ E $2F \cos(\alpha/2)$

4 **Determinare la sequenza crescente delle seguenti unità di misura delle lunghezze: nm, cm, Gm, m, km.**

A nm, Gm, cm, m, km
B Gm, nm, cm, m, km
C km, m, cm, Gm, nm
D nm, cm, m, km, Gm
E nm, Gm, m, cm, km

5 **Individuare le alternative in cui le grandezze fisiche si susseguono secondo la serie: scalare, vettore, scalare.**

A Forza peso, massa, volume
B Massa, forza peso, volume
C Massa, volume, forza peso
D Temperatura, volume, spostamento
E Spostamento, temperatura, massa

6 **La costante di gravitazione universale G ha dimensioni definite dall'espressione:**

$$G = F \cdot L^2 / M^2$$

dove F = forza, L = lunghezza, M = massa. Si indichi qual è l'unità di misura di G nel sistema di unità di misura MKS.

A $kg^3 \cdot m^3 \cdot s^{-1}$
B $dyn \cdot m^2 \cdot kg^{-2}$
C $kg^{-1} \cdot m^3 \cdot s^{-2}$
D $kg^{-1} \cdot cm^3 \cdot s^{-2}$
E $kg^{-1} \cdot m^2$

7 **Quanto vale il prodotto scalare di due vettori antiparalleli e aventi lo stesso modulo, pari a 5?**

A 25

B –25

C 5

D – 5

E Il prodotto scalare di due vettori antiparalleli vale sempre zero

8 **Un'auto percorre 15 km in 10 minuti e, successivamente, 5 km in 5 minuti. La sua velocità media è:**

A 50 km/h B 60 km/h C 70 km/h D 80 km/h E 90 km/h

9 **Un'automobile parte da ferma con accelerazione costante uguale a 0,1 m/s^2. Dopo un minuto ha percorso:**

A 0,05 m B 1 m C 180 m D 524 m E 981 m

10 **Un corpo costretto a percorrere un'orbita circolare di raggio 10 metri, alla velocità di 10 metri al secondo, percorrerà in 1 secondo un arco di circonferenza corrispondente a un angolo pari a:**

A 1 radiante

B 10 radianti

C 0,1 radianti

D tutto l'angolo giro

E metà angolo giro

11 **Indicare la maggiore tra le seguenti velocità:**

A 18 km/h

B $7 \cdot 10^7$ cm/giorno

C 1 m/s

D c/100 (dove c è la velocità della luce nel vuoto)

E 7*g* (dove *g* è l'accelerazione di gravità)

12 **Un'automobile percorre un rettilineo infinitamente lungo. Esprimo lo spazio percorso in chilometri (km) e il tempo in ore (h). La velocità dell'auto sia costante e uguale a 100 km/h. A partire da un certo istante in poi l'auto subisce un'accelerazione negativa costante, uguale a –200 km/h^2. Dopo quanti minuti si inverte il senso di marcia?**

A 1 B 5 C 30 D 60 E Mai

13 **Che cosa significa che un moto è uniformemente accelerato?**

A Che la velocità è una funzione lineare del tempo

B Che l'accelerazione è nulla

C Che l'accelerazione è una funzione lineare del tempo

D Che il corpo che si muove ha densità uniforme

E Che il corpo si muove di moto uniforme

14 **Il grafico mostra come varia nel tempo la velocità di un corpo che si muove di moto rettilineo.**

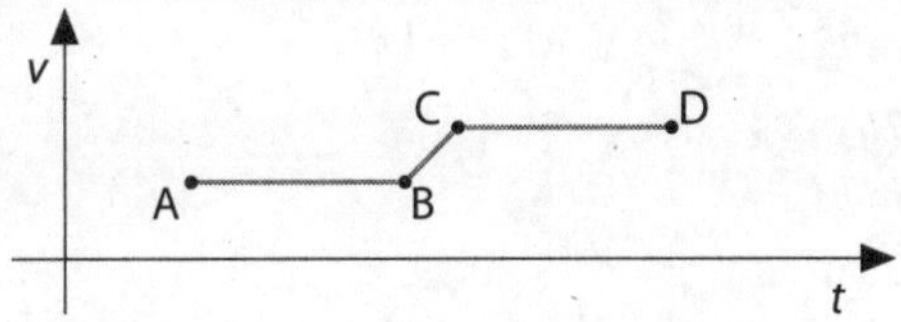

Nel tratto BC si ha:

A accelerazione nulla
B accelerazione uniforme
C accelerazione variabile
D non si può dire nulla sull'accelerazione perché nel grafico compare solo la velocità
E velocità costante

15 **Un grave, inizialmente in quiete, cade verticalmente dall'altezza di 5 m. Il tempo di caduta, trascurando la resistenza dell'aria, vale circa:**

A 1/5 di secondo
B 0,5 secondi
C 1 secondo
D 2 secondi
E 5 secondi

16 **Se il periodo *T* di un oscillatore è 2 s, la sua frequenza vale:**

A 2 Hz
B 0,5 s
C 0,5 Hz
D 2 s
E non è possibile determinare la frequenza dalla conoscenza del solo periodo

17 **Un sasso ruota attorno a un centro fisso trattenuto da un filo lungo 1 m con velocità angolare $\omega = \sqrt{10}$ rad/s. Se *g* è l'accelerazione di gravità, qual è (entro il 2%) la giusta proposizione?**

A È sottoposto ad accelerazione pari a 1 *g*
B È sottoposto ad accelerazione pari a 10 *g*
C La velocità periferica è 10π m/s
D La velocità periferica è π^2 m/s
E La frequenza del moto è 2 Hz

18 **Si ricavi il peso specifico del benzene sapendo che la sua densità vale:**

$$\rho_{benzene} = 879 \text{ kg/m}^3$$

A 8614 N / m^3
B 879 N / m^3
C 8614 kg / m^3
D 879 kg / m^3
E Nessuna delle precedenti

FISICA

19 **Un carrello di massa M = 10 kg si sta muovendo orizzontalmente alla velocità v = 5 m / s; a un certo punto si stacca dal carrello un pezzo di massa m = 2 kg. Cosa succede al carrello?**

A Prosegue a 4 m / s
B Prosegue a 6,75 m / s
C Prosegue a 5 m / s
D Prosegue a 8,25 m / s
E Si ferma

20 **Un uomo pesa 72 kg nel bagno di casa propria su una comune bilancia pesapersone; porta poi la bilancia sull'ascensore, si pesa, e osserva che la bilancia segna sempre 72 kg. Da questa osservazione si deduce che:**

A l'ascensore è fermo
B l'ascensore è fermo oppure sale o scende di moto rettilineo uniforme
C l'ascensore è fermo oppure scende di moto rettilineo uniforme
D l'uomo non può dedurre nulla sul moto dell'ascensore dal momento che la bilancia misura comunque il suo peso
E l'uomo non può dedurre nulla sul moto dell'ascensore dal momento che la bilancia misura comunque la sua massa

PARTE QUARTA

21 **La leva è una macchina semplice che:**

A può equilibrare due forze diverse
B consente di compiere maggior lavoro
C consente di sviluppare maggior potenza
D è in equilibrio solo se i "bracci" sono uguali
E è in equilibrio solo se i "bracci" sono sulla stessa retta

22 **Un'asse del peso di 20 kg_p e lunga 8 m è appoggiata alle sponde di una stretta insenatura. Un uomo di 100 kg_p cammina sull'asse passando da una sponda all'altra. Durante il percorso la somma delle forze di reazione vincolare esercitate sugli estremi dell'asse per mantenere in equilibrio l'intero sistema:**

A varia con la posizione dell'uomo sull'asse
B dipende dalla natura del materiale utilizzato per costruire l'asse
C è nulla
D è sempre uguale a 120 kg_p
E è sempre uguale a 100 kg_p

23 **Un astronauta, che sulla Terra ha una massa di 66 kg, sulla Luna ha una massa di:**

A circa 10 kg B 66 kg C circa 66 kg D circa 400 kg E 10 kg

24 **Il baricentro di un solido di massa m è:**

A un punto materiale di massa m
B un punto geometrico necessariamente appartenente al solido
C un punto geometrico anche non appartenente al solido
D un punto geometrico necessariamente non appartenente al solido
E nessuna delle precedenti risposte è corretta

25 **Se la Terra avesse una massa doppia e un raggio pari alla metà dei valori reali, la forza peso sulla Terra risulterebbe:**

A quattro volte maggiore
B otto volte maggiore
C uguale
D la metà
E il doppio

26 **Il momento di una forza rispetto a un punto:**

A si misura in $N \cdot s$
B misura l'istante in cui la forza è applicata
C non è una grandezza scalare
D non è mai nullo
E è in funzione della massa nel punto

27 **Sia data una forza costante e di modulo $F_1 \neq 0$. Sia inoltre dato un punto A_1 giacente sulla retta di azione di F_1. Il punto A_1 disti L_1 (con $L_1 \neq 0$) dal punto di applicazione di F_1. Analogamente, sia data una seconda forza costante, di modulo $F_2 \neq 0$, e un punto A_2 giacente sulla retta di azione di F_2. Sia $L_2 \neq 0$ la distanza di A_2 dal punto di applicazione di F_2. Che relazione c'è tra il momento M_1 di F_1 rispetto ad A_1 e il momento M_2 di F_2 rispetto ad A_2?**

A Non si può rispondere se non si conoscono i valori di F_1, F_2, L_1 e L_2
B $M_1 > M_2$ se $L_2 > L_1$
C $M_1 > M_2$ se $F_1 > F_2$ e contemporaneamente $L_1 > L_2$
D $M_1 = M_2 = 0$
E $M_1 > M_2$ se $L_2 < L_1$

28 **Un pendolo semplice viene lasciato libero da fermo a una quota iniziale *h* rispetto alla posizione di equilibrio. Nel caso in cui si trascuri la resistenza dell'aria, l'altezza massima raggiunta dal pendolo nelle successive oscillazioni è:**

A uguale a *h*
B maggiore di *h*
C minore di *h*
D maggiore o minore di *h* a seconda della massa del pendolo
E maggiore o minore di *h* a seconda della lunghezza del pendolo

29 **Un ragazzo di massa *m* fa pattinaggio sopra un lago ghiacciato percorrendo un tratto di lunghezza *l*. Se l'accelerazione di gravità è *g*, il lavoro fatto dalla gravità vale:**

A zero
B mgl
C ml
D $mg\text{sen}(90°)$
E $mg\cos(90°)$

FISICA

30 **Una centrale idroelettrica si avvale dell'acqua di un laghetto che si trova sopraelevato di *h*. Nell'ultimo trimestre ha consumato la massa *m* di acqua e g è l'accelerazione di gravità. Allora:**

A la pressione presente sulla turbina era mgh

B la potenza prodotta è stata mgh

C la potenza prodotta è stata mg/h

D l'energia prodotta è stata mgh

E l'energia prodotta è stata mg/h

31 **Una pallina di gomma viene lasciata cadere, da ferma, da un'altezza di 1 m, e rimbalza sul pavimento. Si osserva che l'energia cinetica della pallina, tra l'istante subito prima e l'istante subito dopo ogni rimbalzo, diminuisce del 20%. Dopo il terzo rimbalzo, trascurando l'attrito con l'aria, a quale altezza massima ci aspettiamo che possa arrivare la pallina?**

A Meno di 10 cm

B Circa 20 cm

C Circa 33 cm

D Circa 40 cm

E Circa 51 cm

PARTE QUARTA

32 **Ho un lampadario in cui è montata una lampadina da 100 W. Questo numero è il valore:**

A del rapporto numerico tra corrente e tensione

B della tensione di alimentazione delle lampadina

C della potenza assorbita dalla lampadina

D dell'intensità di corrente che passa nella lampadina

E del rapporto numerico tra tensione e corrente

33 **Una forza F di modulo $F = 32$ N sposta il suo punto di applicazione nella direzione e nel verso indicati in figura da uno spostamento $S = 450$ cm. Il lavoro compiuto dalla forza F è:**

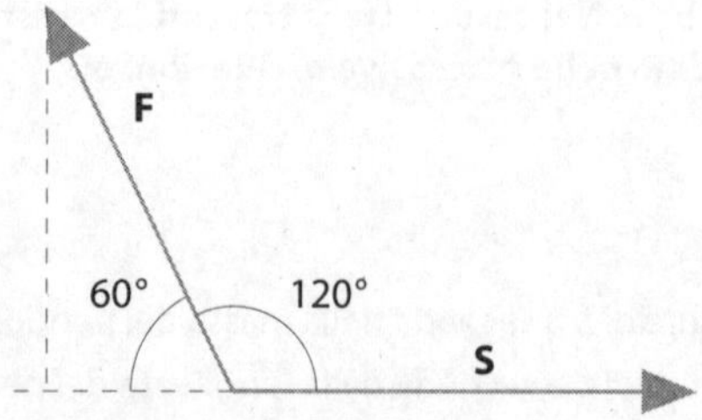

A $32\text{ N} \cdot 450 \times 10^{-2}\text{ m} \cdot \cos 120° = -72\text{ J}$

B $-32\text{ N} \cdot 450 \times 10^{-2}\text{ m} \cdot \cos 120° = 72\text{ J}$

C $-32\text{ N} \cdot 450\text{ cm} \cdot \cos 60° = -7200\text{ J}$

D $-32\text{ N} \cdot 450 \times 10^{-2}\text{ m} \cdot \text{sen} 60° = -72\sqrt{3}\text{ J}$

E $32\text{ N} \cdot 450 \times 10^{-2}\text{ m} \cdot \text{sen} 120° = 72\sqrt{3}\text{ J}$

34 **L'energia cinetica di un punto materiale può essere negativa?**

- A La domanda non ha senso fisico
- B Sì, se il moto è uniformemente ritardato
- C Sì, se la massa è negativa
- D Sì, se la velocità è negativa
- E No, per come è definita

35 **Il candidato immagini di dividere una pressione (al numeratore) per una forza (al denominatore). Cosa ottiene come risultato?**

- A Una superficie
- B Il reciproco di una superficie
- C Una lunghezza
- D Una potenza
- E Un'energia

36 **Le molecole che evaporano da una tazza d'acqua a 80 gradi sono quelle che:**

- A hanno maggiore velocità
- B hanno minore velocità
- C risultano più leggere
- D pesano di più
- E si sono ionizzate per riscaldamento

37 **Se indichiamo con M la massa di un gas perfetto, con V_0 il volume occupato in condizioni standard da una mole e con N_A il numero di Avogadro, qual è la giusta proposizione?**

- A Il numero di molecole presenti in 1 m^3 è N_A
- B Il numero di molecole presenti in V_0 è $M \cdot N_A$
- C La densità assoluta del gas è V_0/N_A
- D La densità assoluta del gas è M/V_0
- E Il volume molare è V_0/N_A

38 **La temperatura di 0 °C corrisponde a:**

- A 273,16 kelvin
- B 373,16 kelvin
- C – 373,16 kelvin
- D – 273,16 kelvin
- E 0 kelvin

39 **Un corpo subisce una dilatazione termica. Cosa succede alla sua densità?**

- A Aumenta con l'aumentare della temperatura
- B Diminuisce all'aumentare della temperatura
- C Resta costante, qualunque sia l'aumento di temperatura
- D Aumenta all'aumentare del volume
- E Aumenta al diminuire della massa

FISICA

40 **In un cilindro di volume pari a 1 dm^3 chiuso da uno stantuffo e mantenuto a 20 °C è contenuto un gas perfetto. Si abbassa lo stantuffo isotermicamente fino a ridurre il volume del cilindro a 0,5 dm^3. Si chiede la pressione interna del cilindro a stantuffo abbassato.**

A Nulla
B Uguale a quella iniziale
C Doppia di quella iniziale
D La metà di quella iniziale
E Il testo non contiene tutti i dati necessari per formulare una risposta

41 **Sia dato un parallelepipedo rettangolo omogeneo e pieno avente lati *a*, *b*, *c*, che galleggia su di un liquido di densità 1,2 g/ cm^3, con il lato *a* perpendicolare alla superficie libera del liquido. La metà di *a* emerge, l'altra metà è sommersa. Quanto vale la densità del materiale con cui è fatto il parallelepipedo?**

A 0,2 g/cm^3
B 0,4 g/cm^3
C 0,6 g/cm^3
D 2,4 g/cm^3
E Non si può rispondere senza sapere i valori dei dati

PARTE QUARTA

42 **Le giraffe hanno un collo lungo circa 5 m. Assumendo per il sangue una densità pari a quella dell'acqua, che differenza di pressione ci aspettiamo alla base del collo tra quando la giraffa ha il collo disteso in verticale e quando ha il collo disteso in orizzontale?**

A Circa 50 cm Hg
B Circa 0,05 atm
C Circa 0,5 atm
D Circa 5 atm
E Circa 50 atm

43 **Un recipiente cilindrico alto 0,5 m è completamente riempito con un liquido. Quale delle seguenti grandezze è necessario conoscere per calcolare la pressione sul fondo del recipiente?**

A La viscosità del liquido
B La massa del liquido
C Il volume del recipiente
D La densità del liquido
E L'area di base del recipiente

44 **Dimezzando il volume di un corpo immerso nell'acqua, il rapporto tra il peso del corpo e la spinta di Archimede:**

A rimane invariato
B diventa 2 volte più grande
C quadruplica
D diventa 4 volte più piccolo
E dimezza

45 **La pressione in un punto a trenta metri di profondità nel mare è circa:**

A 3 atmosfere

B $30 \cdot 10^5$ newton/m^2

C 30 pascal

D 30 mmHg

E 300 cmHg

46 **Si consideri il condotto orizzontale rappresentato in figura entro il quale si muove di moto stazionario un fluido perfetto.**

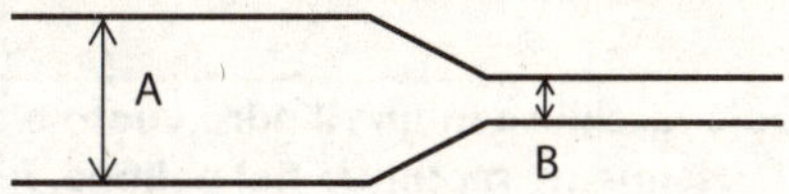

Quale delle seguenti affermazioni è corretta?

A La pressione del fluido in B è maggiore di quella in A

B La velocità del fluido in A è maggiore di quella in B

C La pressione del fluido non dipende dalla posizione

D La velocità del fluido non dipende dalla posizione

E La velocità del fluido in B è maggiore di quella in A

47 **Un bambino, dopo una corsa, presenta 120 battiti cardiaci al minuto e a ognuno di essi l'arteria aortica riceve 40 millilitri di sangue, per cui:**

A la portata media dell'aorta è 40 cm^3/s

B la portata media dell'aorta è 80 cm^3/s

C il cuore batte 20 volte al secondo

D il cuore batte $120 \cdot 3600$ volte all'ora

E l'aorta riceve 800 millilitri di sangue al secondo

48 **La propagazione del calore per conduzione è legata:**

A alla circolazione di un liquido

B a una differenza di calore

C a una differenza di temperatura

D a una differenza di concentrazione

E a una differenza di pressione

49 **Mescolando 1 kg massa di acqua avente temperatura di 80 °C con una massa uguale di acqua a 20 °C, quale temperatura assumerà la miscela (supponendo che il calore specifico non dipenda dalla temperatura stessa)?**

A Per rispondere bisogna conoscere il valore del calore specifico dell'acqua

B $(80 \cdot 20)/(80 - 20)$ °C = 26,67 °C

C $(80 - 20)$ °C = 60 °C

D $(80 + 20)/2$ °C = 50 °C

E $(80 \cdot 20)$ °C = 40 °C

FISICA

50 **In un esperimento immaginario, un blocco di 1 kg di ghiaccio a 0 °C è lasciato cadere da un'altezza *h* tale che il calore prodotto dall'impatto con il suolo lo fa fondere completamente. Da quale altezza dovrebbe cadere un blocco di ghiaccio di 25 kg per fondere completamente? (Si supponga che, in entrambi i casi, tutto il calore prodotto nell'urto venga utilizzato per fondere il ghiaccio).**

A Da un'altezza 25 volte più piccola di *h*

B Da un'altezza 625 volte più grande di *h*

C Dalla stessa altezza *h*

D Da un'altezza 5 volte più grande di *h*

E Da un'altezza 25 volte più grande di *h*

51 **Un pallone da calcio è racchiuso in un cilindro vuoto e termicamente isolato. Da un foro accidentale l'aria, inizialmente racchiusa nel pallone, fuoriesce e si espande fino a occupare l'intero volume a disposizione. La temperatura dell'aria è cambiata durante il processo di sgonfiamento?**

A Sì, perché il suo volume è cambiato nell'espansione

B Sì, perché la sua pressione è diminuita nell'espansione

C No, perché non c'è stato scambio di calore con l'esterno

D No, perché non c'è stato scambio di lavoro con l'esterno

E No, perché la sua energia interna non è stata modificata da processi esterni

52 **Qual è la definizione di calore specifico di una sostanza?**

A È il calore contenuto nell'unità di volume di tale sostanza

B È il calore necessario a far passare l'unità di massa della sostanza allo stato liquido

C È la temperatura di fusione della sostanza

D È la quantità di calore che deve essere somministrata all'unità di massa della sostanza per aumentarne la temperatura di 1 °C

E È la sua energia interna in condizioni standard

53 **Quante calorie sono necessarie per riscaldare 10 litri di acqua da 10 °C a 15 °C?**

A 0,005 kcal

B 50 kcal

C 1500 cal

D 500 kcal

E 10 cal

54 **La variazione di energia interna di un gas è:**

A uguale all'energia ceduta al gas in condizioni di pressione costante

B uguale al prodotto tra il numero di moli, il calore specifico molare del gas a volume costante e la variazione di temperatura

C uguale al prodotto tra il numero di moli, il calore specifico molare del gas a pressione costante e la variazione di temperatura

D la quantità di calore ceduta al gas

E la quantità di lavoro acquistata dal gas

55 **Si può affermare che il calore specifico di un gas perfetto:**

A è indipendente dalle trasformazioni a cui il gas è sottoposto, in quanto dipende solo dalla natura della sostanza considerata
B diminuisce da 0 °C a 4 °C mentre poi aumenta per temperature maggiori di 4 °C
C a pressione costante è maggiore del calore specifico a volume costante
D è una quantità costante solo per i gas reali
E è espresso da un numero puro, nel senso che si tratta di una grandezza priva di dimensioni

56 **Nella diffrazione della luce:**

A l'angolo di incidenza è uguale all'angolo di diffrazione
B il rapporto fra angolo di incidenza e angolo di diffrazione è l'indice di diffrazione
C si evidenzia la natura corpuscolare della luce
D si manifesta la capacità della luce di aggirare gli ostacoli
E l'angolo di incidenza è uguale all'angolo di rifrazione

57 **Aumentando la frequenza, l'energia di un fotone:**

A aumenta
B diminuisce
C rimane costante
D l'energia non dipende dalla frequenza
E può aumentare o diminuire a seconda del mezzo in cui si propaga

58 **Considerando una radiazione infrarossa e una ultravioletta, la prima rispetto alla seconda possiede:**

A lunghezza d'onda maggiore; frequenza maggiore
B lunghezza d'onda minore; frequenza minore
C lunghezza d'onda minore; frequenza maggiore
D lunghezza d'onda maggiore; frequenza minore
E lunghezza d'onda maggiore; frequenza uguale

59 **In quale dei seguenti mezzi il suono si propaga più velocemente?**

A Ferro
B Acqua
C Vapore acqueo
D Aria
E Vuoto

60 **Si hanno a disposizione tre lampade con cui illuminare il foglio che si sta leggendo. La lampada A, da 40 W, dista 1 m dal foglio. La lampada B, da 80 W, dista 2 m dal foglio. La lampada C, da 640 W, dista 4 m dal foglio. Supponendo che tutta l'energia elettrica venga convertita in energia luminosa, emessa simmetricamente in tutte le direzioni, come risulta l'illuminazione prodotta sul foglio?**

A Le lampade A e C sono equivalenti e ciascuna illumina più della lampada B
B La lampada A illumina più di ciascuna delle altre
C La lampada C illumina più di ciascuna delle altre
D Le lampade A e B sono equivalenti e ciascuna illumina più della lampada C
E La lampada B illumina più di ciascuna delle altre

FISICA

61 **Individuare, fra quelle proposte, l'affermazione corretta.**

- **A** Le onde luminose sono longitudinali
- **B** Le onde elastiche si propagano nel vuoto
- **C** Le onde elettromagnetiche sono trasversali
- **D** La luce emessa dalle comuni lampadine è polarizzata
- **E** Le onde sonore nei fluidi sono trasversali

62 **Si ha effetto Doppler quando:**

- **A** Il ricevitore si muove rispetto a una sorgente sonora fissa
- **B** Si propaga un suono
- **C** L'osservatore è fermo rispetto a una sorgente fissa
- **D** Vi è risonanza acustica
- **E** Vi è interferenza acustica

PARTE QUARTA

63 **Un corpo carico negativamente posto vicino a una sorgente di raggi X si scarica rapidamente perché i raggi X:**

- **A** hanno una lunghezza d'onda molto piccola
- **B** hanno potere ionizzante
- **C** penetrano nei corpi
- **D** hanno grande lunghezza d'onda
- **E** assorbono carica elettrica

64 **Se le intensità di due cariche vengono raddoppiate e contemporaneamente si raddoppia anche la loro distanza, la forza di interazione tra le cariche:**

- **A** si raddoppia
- **B** si dimezza
- **C** si quadruplica
- **D** diventa otto volte maggiore
- **E** rimane inalterata

65 **Il potenziale elettrico in un generico punto, non lontano da una carica positiva:**

- **A** non esiste, non si può parlare di potenziale di un punto
- **B** è uno scalare
- **C** è un vettore
- **D** si misura in volt / cm
- **E** è una grandezza adimensionale

66 **Quale delle seguenti NON è una grandezza fondamentale nel Sistema Internazionale delle unità di misura?**

- **A** La temperatura
- **B** L'intensità luminosa
- **C** La carica elettrica
- **D** La massa
- **E** Il tempo

67 **Sia S una superficie equipotenziale di un campo elettrico qualsiasi. In un punto P di S il vettore campo elettrico E:**

A è nullo
B è tangente a S
C è perpendicolare a S
D forma con la normale a S un angolo acuto
E ha una direzione che dipende dalla distribuzione di cariche che genera il campo

68 **Una particella PRIVA DI CARICA, in moto rettilineo e uniforme, entra in un campo elettrico, diretto perpendicolarmente alla direzione della velocità della particella, e descrive una traiettoria:**

A parabolica
B circolare
C iperbolica
D ellissoidale
E rettilinea

69 **A una resistenza $R = 4$ ohm viene applicata una tensione $V_1 = 16$ V. Se si dimezza il valore della resistenza, per mantenere costante la corrente che circola nel componente è necessario applicare una nuova tensione V_2 pari a:**

A 8 V
B 2 V
C 4 V
D 32 V
E 16 V

70 **Attacco gli estremi di un lunghissimo filo di rame (tanto lungo da avere un'elevata resistenza ohmica) ai poli di una pila (generatore di differenza di potenziale, d.d.p.). Fino a quando la pila non si è esaurita, nel filo passa una corrente elettrica che:**

A non dipende dalla d.d.p., ma solo dalla lunghezza e dalla sezione del filo
B è maggiore all'estremo del filo a potenziale maggiore (quello collegato al polo +)
C è minore all'estremo del filo a potenziale maggiore (quello collegato al polo +)
D dipende dalla capacità della pila
E non dipende dalla lunghezza e dalla sezione del filo, ma solo dalla d.d.p.

71 **Tre lampade da 50 watt, 50 watt e 100 watt rispettivamente, sono connesse in parallelo e alimentate in corrente continua da una batteria che fornisce una tensione costante di 25 volt. Quanto vale la corrente erogata dalla batteria?**

A 8 coulomb
B 4 ampere
C Dipende dalle dimensioni della batteria
D 8 ampere
E 5 coulomb al secondo

72 **Calcolare il lavoro prodotto da una resistenza che dissipa 50 watt ed è attraversata da una corrente di 100 A e da una carica di 20 coulomb.**

A 1 J B 10 J C 1000 J D 0 J E 100 J

73 **Un muscolo con una resistenza di 40 Ω deve essere attraversato da una corrente di 100 mA; possedendo un generatore da 20 V è necessario:**

A mettere in serie al muscolo una resistenza di 160 Ω
B mettere in parallelo al muscolo una resistenza di 10 Ω
C mettere in serie al muscolo una resistenza di 40 Ω
D mettere in parallelo al muscolo una resistenza di 40 Ω
E collegare un'estremità del muscolo con una presa di terra

74 **L'energia elettrostatica immagazzinata in un condensatore di capacità 1 μF a cui è applicata la differenza di potenziale di $3 \cdot 10^3$ V vale:**

A $3 \cdot 10^{-3}$ J
B 4,5 J
C 9 J
D $3 \cdot 10^3$ J
E $4{,}5 \cdot 10^3$ J

75 **Se in un voltmetro a nitrato d'argento $AgNO_3$ si fa passare una corrente di 0,1 ampere per 10 secondi:**

A sarà passata una carica di 1 coulomb
B l'argento si deposita all'anodo
C l'argento si deposita al catodo in ragione di 1,118 mMol
D non vi sarà aumento di temperatura della soluzione
E al catodo vi sarà sviluppo di idrogeno nascente

76 **Come si definisce la resistività elettrica di un materiale?**

A Come la resistenza termica alle alte temperature di un filo di tale materiale
B Come la resistenza elettrica di un filo di tale materiale avente sezione (costante) unitaria, di lunghezza qualsiasi
C Come la resistenza elettrica di un filo di tale materiale avente lunghezza unitaria, con sezione qualsiasi
D Come la resistenza elettrica di un filo di tale materiale avente lunghezza unitaria e sezione (costante) unitaria
E Come la resistenza meccanica alla deformazione di un filo di tale materiale

77 **Ai capi di una resistenza di 10 ohm viene stabilita una differenza di potenziale di 20 V. La corrente che attraversa la resistenza è:**

A 20 W
B 200 J
C $0{,}5\ m \cdot s^{-2}$
D 2 A
E $0{,}2\ A^{-1}$

78 **Conoscendo la corrente elettrica *i* e la differenza di potenziale ΔV ai capi di una resistenza, è possibile calcolare il calore in essa dissipato in un intervallo di tempo prefissato?**

A Sì
B No, occorre conoscere la temperatura iniziale della resistenza
C No, occorre conoscere il valore della resistenza
D No, occorre conoscere il materiale di cui è fatta la resistenza
E Nessuna delle altre alternative è corretta

79 **Indicando con i_e l'intensità di corrente che entra in una lampada a incandescenza accesa e i_u l'intensità di corrente di uscita, qual è la relazione tra i_e e i_u?**

A $i_u = i_e$

B $i_u = i_e/4{,}18$

C $i_u = i_e/2$

D $i_u = i_e \cdot 4{,}18$

E Nessuna delle altre alternative è corretta

80 **Di due lampadine a incandescenza la resistenza di A è inferiore a quella di B. A parità di tensione applicata, quale delle due emette più luce?**

A La B

B Emettono la stessa quantità di luce

C Dipende dal valore della tensione applicata

D La A

E Dipende dal materiale di cui sono fatte A e B

81 **Un filo percorso da una corrente elettrica genera nello spazio un campo:**

A magnetico

B elettrico

C scalare

D conservativo

E gravitazionale

82 **L'intensità di un campo magnetico generato da un filo rettilineo percorso da una corrente *i*, indicando con *r* la distanza dal filo, è:**

A direttamente proporzionale a *i*

B direttamente proporzionale a *r*

C direttamente proporzionale a *i* e a *r*

D inversamente proporzionale a *i* e a *r*

E direttamente proporzionale a *r*, inversamente proporzionale a *i*

83 **Una stufetta elettrica da 770 watt è collegata alla rete elettrica domestica che eroga 220 volt. Qual è il valore efficace della corrente elettrica circolante?**

A 12,25 mA B 1,75 mA C 0,28 A D 3,5 A E 62,8 A

84 **La forza di Lorentz risulta perpendicolare alla velocità della carica e al vettore induzione del campo magnetico. Il lavoro di tale forza sulla carica è:**

A sempre positivo

B per rispondere occorre conoscere i versi della velocità e del vettore induzione

C nullo

D sempre negativo

E nessuna delle precedenti

85 **Le linee di forza di un qualunque campo di induzione magnetica sono sempre:**

A circolari B ellittiche C elicoidali D rettilinee E chiuse

Soluzioni e commenti

1 L'ettaro è un'unità di misura utilizzata nella stima delle superfici di appezzamenti agricoli. Corrisponde alla superficie di un campo quadrato di lato pari a 100 metri, ovvero alla superficie di $100 \times 100\ \text{m}^2 = 10.000\ \text{m}^2$. La risposta **A** è corretta.

2 Le forze sono grandezze vettoriali. Per rispondere al quesito conviene dunque rappresentare le due forze e la loro risultante (somma delle forze) utilizzando la regola del parallelogramma.

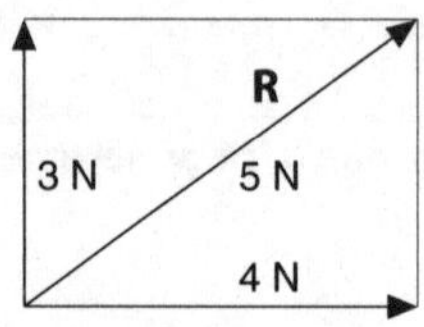

Il modulo della risultante **R** si ottiene applicando il teorema di Pitagora al triangolo rettangolo che ha per cateti le due forze di moduli 3 N e 4 N e per ipotenusa la loro risultante. Si ha:

$$R = \sqrt{9\ \text{N}^2 + 16\ \text{N}^2} = 5\text{N}$$

La risposta corretta è dunque la **B**.

3 Si tratta di usare la regola grafica del parallelogramma facendo attenzione alle caratteristiche geometriche del problema.
Senza perdere in generalità, si può rappresentare una delle due forze lungo la direzione orizzontale in un riferimento cartesiano, e l'altra lungo la direzione che forma con essa un angolo $\alpha < 90°$.
A questo punto è facile riconoscere che la risultante delle due forze, ovvero la diagonale del parallelogramma di lati uguali e pari a *F*, è un vettore lungo quanto il doppio dell'altezza del triangolo isoscele di lati *F*.
Tale altezza vale $h = F\cos(\alpha/2)$ perciò la risposta cercata è la **E**.

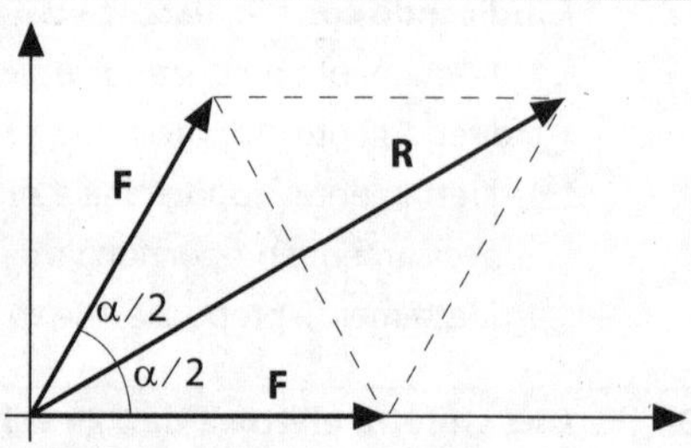

4 Per mettere in ordine crescente le cinque unità di misura, è sufficiente ricordare le potenze di dieci che le legano all'unità di misura fondamentale della lunghezza: il metro.

$$\text{nm} = 10^{-9}\ \text{m}; \quad \text{cm} = 10^{-2}\ \text{m}; \quad \text{Gm} = 10^{9}\ \text{m}; \quad \text{km} = 10^{3}\ \text{m}$$

Da queste equivalenze si deduce che la risposta esatta è la **D**.

5 Gli scalari sono grandezze fisiche individuate da un numero che ne esprime l'intensità rispetto a un'unità di misura prefissata, mentre le grandezze vettoriali sono individuate, oltre che da un numero (*modulo*) che ne esprime l'intensità rispetto a un'unità prefissata, anche da una *direzione* e un *verso.* Tra le grandezze proposte massa, temperatura e volume sono grandezze scalari, mentre spostamento e forza peso sono grandezze vettoriali. La risposta esatta è dunque la **B**.

6 È sufficiente sostituire a ogni grandezza contenuta nella relazione data la sua unità di misura. Si ottiene:

$$G \rightarrow N \cdot m^2 \cdot kg^{-2} = kg \cdot m \cdot s^{-2} \cdot m^2 \cdot kg^{-2} = kg^{-1} \cdot m^3 \cdot s^{-2}$$

La risposta esatta è la **C**.

7 Il prodotto scalare tra due vettori **a** e **b** è lo scalare definito da:

$$\mathbf{a} \cdot \mathbf{b} = |\mathbf{a}| \cdot |\mathbf{b}| \cdot \cos\theta \text{ , dove } \theta \text{ è l'angolo tra } \mathbf{a} \text{ e } \mathbf{b}$$

Poiché l'angolo compreso tra due vettori antiparalleli è 180°, il loro prodotto scalare sarà dato dall'opposto del prodotto dei moduli (il $\cos 180°$ vale –1). Il prodotto scalare di due vettori antiparalleli aventi modulo 5 vale dunque:

$$\mathbf{a} \cdot \mathbf{b} = -|\mathbf{a}| \cdot |\mathbf{b}| = -(5 \cdot 5) = -25 \text{ (alternativa B)}$$

8 Per calcolare la velocità media dell'auto secondo la corretta definizione è necessario conoscere la strada totale percorsa e il tempo impiegato. In totale l'auto percorre (15 + 5) km = 20 km in (10 + 5) min = 15 min e la sua velocità media è quindi:

$$v_{media} = \frac{20 \text{ km}}{15 \text{ min}} = \frac{20 \text{ km}}{\frac{1}{4} \text{ h}} = 80 \frac{\text{km}}{\text{h}} \quad \text{(risposta D)}$$

9 Si tratta di un moto uniformemente accelerato la cui legge oraria è:

$$s = s_0 + v_0 \cdot t + \frac{1}{2} \cdot a \cdot t^2$$

Il calcolo è semplificato dal fatto che dal testo si evince che $s_0 = 0$ e $v_0 = 0$.

Ricordando che un minuto è pari a 60 secondi, si ricava che lo spazio percorso è pari a:

$$s = \frac{1}{2} \cdot 0,1 \cdot 60^2 = 180 \text{ m}$$

La risposta corretta è la **C**.

10 La velocità lineare del corpo ha modulo $v = 10 \text{ m/s}$, mentre la velocità angolare media vale $\omega = \frac{v}{r} = \frac{10 \text{ m/s}}{10 \text{ m}} = 1 \frac{\text{rad}}{\text{s}}$, il che implica che il corpo percorre in 1 secondo un arco di circonferenza pari a 1 radiante. La risposta corretta è la **A**.

11 Questo quesito consente di fare pratica con le equivalenze tra unità di misura della velocità. Si noti anzitutto che *g*, come indica il testo dell'alternativa **E**, non è una velocità bensì un'accelerazione, pertanto non ha senso confrontarla in modulo con le altre grandezze: questa risposta si può escludere a priori.

Per le restanti, portiamo tutto in metri al secondo, l'unità del Sistema internazionale, e troviamo:

$$v_A = 18 \frac{\text{km}}{\text{h}} = 18 \cdot \frac{1000 \text{ m}}{3600 \text{ s}} = \frac{18}{3,6} \frac{\text{m}}{\text{s}} = 5 \frac{\text{m}}{\text{s}}$$

$$v_B = 7 \times 10^7 \frac{\text{cm}}{\text{giorno}} = 7 \times 10^7 \cdot \frac{10^{-2} \text{ m}}{24 \cdot 3600 \text{ s}} = \frac{7000}{864} \frac{\text{m}}{\text{s}} \cong 8 \frac{\text{m}}{\text{s}}$$

$$v_D = \frac{3 \times 10^8}{10^2} \frac{\text{m}}{\text{s}} = 3 \times 10^6 \frac{\text{m}}{\text{s}}$$

Si conclude che la maggiore tra le velocità indicate è quella nell'alternativa **D**.

FISICA

12 Nella situazione descritta dal problema, si passa da una velocità iniziale diversa da zero a una finale pari a zero, a causa di una decelerazione. Per definizione, questa accelerazione negativa a è data dal rapporto tra la variazione di velocità Δv e il tempo trascorso, Δt. Invertendo questa relazione si trova:

$$\Delta t = \frac{\Delta v}{a} = \frac{v_f - v_i}{a} = -100\ \frac{\text{km}}{\text{h}} \cdot \frac{1}{-200}\ \frac{\text{h}^2}{\text{km}} = \frac{1}{2}\ \text{h} = 30\ \text{min}$$

Nello svolgere i calcoli, sopra, si faccia attenzione a invertire l'unità di misura dell'accelerazione che si trova a numeratore. La risposta esatta è la **C**.

13 Un moto si dice uniformemente accelerato quando l'accelerazione si mantiene costante e la traiettoria è rettilinea: la velocità in questo moto è una funzione lineare del tempo e il grafico che ne individua l'andamento è una retta (alternativa **A**).

14 Nel tratto BC il modulo della velocità aumenta con il passare del tempo: si ha quindi un'accelerazione diversa da zero. La relazione che lega la velocità con il tempo deve essere lineare (il tratto BC è rettilineo), cioè deve essere del tipo $v = v_0 + a \cdot t$. Tale relazione è caratteristica del moto rettilineo uniformemente accelerato: la risposta esatta è la **B**.

15 Un grave in caduta libera si muove di moto rettilineo uniformemente accelerato e percorre uno spazio h in un tempo t dato da:

$$t = \sqrt{2h/g}$$

Sostituendo i valori si ottiene:

$$t = \sqrt{\frac{2 \cdot 5\ \text{m}}{9{,}8\ \text{m/s}^2}} \approx 1\ \text{s}$$

La risposta esatta è quindi la **C**.

16 La frequenza è uguale al reciproco del periodo:

$$\nu = \frac{1}{T} = \frac{1}{2\ \text{s}} = \frac{1}{2} \cdot \frac{1}{\text{s}} = \frac{1}{2}\ \text{Hz} = 0{,}5\ \text{Hz}$$

La risposta corretta è dunque la **C**.

17 Dai dati del problema si deduce che il moto descritto dal sasso è circolare uniforme, con raggio pari a 1 m. Questo è sufficiente a scrivere che l'accelerazione a cui è sottoposto (l'accelerazione centripeta) vale:

$$a = \omega^2 \cdot r = (\sqrt{10}\ \text{rad/s})^2 \cdot 1\ \text{m} = 10\ \text{m/s}^2$$

Se si prende come valore per l'accelerazione di gravità 9,8 m/s^2 si vede che lo scarto dal valore trovato è:

$$\frac{a - g}{a} = \frac{(10 - 9{,}8)\ \text{m/s}^2}{10\ \text{m/s}^2} = 0{,}02 = 2\%$$

Si può quindi concludere che la risposta corretta è la **A**.

18 Dalla relazione $p_{specifico} = \dfrac{m \cdot g}{V} = \rho \cdot g$ si ricava:

$$p_{specifico} = \rho_{benzene} \cdot g = 879\ \text{kg/m}^3 \cdot 9{,}8\ \text{m/s}^2 \approx 8614\ \text{N/m}^3$$

La risposta corretta è pertanto la **A**.

PARTE QUARTA

19 Il quesito richiede di studiare la velocità orizzontale di un carrello dal quale si stacca un pezzo di massa m: il suo peso, essendo una forza diretta verticalmente, non deve essere considerato in tale studio. Se si trascurano gli attriti, il sistema "carrello-pezzo" può essere considerato isolato, per cui la sua quantità di moto totale si conserva. Per capire cosa succederà ai due pezzi è importante sapere se al momento del distacco ci sono state forze repulsive tra le due parti. Il quesito però non accenna a un distacco con repulsione tra le parti ed è perciò lecito supporre che le due parti proseguano ciascuna il moto che avevano in precedenza per il principio di inerzia. La risposta corretta è dunque la C.

Osserviamo che il problema si risolve senza alcun ricorso a formule di calcolo e non tutti i dati forniti vengono utilizzati.

20 Una comune bilancia pesapersone non misura la massa, bensì la forza peso che la Terra esercita sul nostro corpo attirandolo verso il proprio centro. Se il peso segnato dalla bilancia non varia, il sistema di riferimento costituito dall'ascensore deve essere inerziale e non possono essere presenti forze fittizie: l'ascensore dunque potrà essere fermo o muoversi di moto rettilineo uniforme. L'alternativa corretta è perciò la B.

21 La leva è una macchina semplice in grado di equilibrare due forze diverse mediante una scelta opportuna dei due bracci. In base a questa caratteristica le leve vengono spesso utilizzate per contrastare forze di elevato valore con forze più piccole. La risposta corretta è pertanto la A.

Le risposte D ed E sono errate in quanto una leva è in equilibrio se i due momenti (motore e resistente) sono uguali:

$$F_m \cdot b_m = F_r \cdot b_r$$

Il lavoro e la potenza impiegata dalle due forze in gioco sono identici in quanto altrimenti si violerebbe il principio di conservazione dell'energia: sono così errate anche le risposte B e C.

22 La situazione delle forze in gioco è riportata in figura. Per definizione, le due reazioni vincolari $\mathbf{F_1}$ e $\mathbf{F_2}$, esercitate sull'asse dalle pareti dell'insenatura, sono perpendicolari alle pareti. Le due forze peso (il peso **P** dell'uomo – il cui punto di applicazione, per semplicità giacente sull'asse anziché nel baricentro dell'uomo, si sposta lungo l'asse – e il peso **p** dell'asse, applicato nel baricentro dell'asse) sono dirette lungo la verticale (le forze rappresentate nella figura non sono in scala).

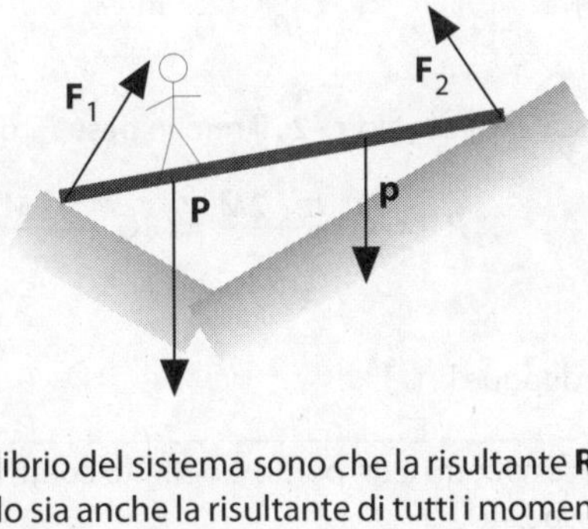

Le due condizioni per l'equilibrio del sistema sono che la risultante **R** (cioè la somma vettoriale) di tutte le forze sia nulla e che lo sia anche la risultante di tutti i momenti delle forze (l'asse potrebbe infatti ruotare scivolando lungo le pareti).

I punti di applicazione di **P** e **p** entrano in gioco nella seconda condizione di equilibrio, quella sui momenti (peraltro non sappiamo se l'asse è omogenea e dunque non possiamo stabilirne il baricentro). Al contrario, per stabilire la somma vettoriale **R** di tutte le forze non serve il loro punto di applicazione.

FISICA

Se il vettore risultante **R** è zero, devono essere nulle anche le sue componenti. Facendo riferimento alla figura, si può dunque ragionare separatamente lungo le due direzioni orizzontale e verticale, come segue.

- *Orizzontale*: solo $\mathbf{F}_1$ e $\mathbf{F}_2$ hanno componenti orizzontali e la loro somma deve annullarsi, cioè: $\mathbf{F}_{1x} + \mathbf{F}_{2x} = \mathbf{0}$
- *Verticale*: la somma delle componenti verticali di $\mathbf{F_1}$ e $\mathbf{F_2}$ e delle due forze peso deve annullarsi, cioè: $\mathbf{F}_{1y} + \mathbf{F}_{2y} + \mathbf{P} + \mathbf{p} = \mathbf{0} \;\rightarrow\; \mathbf{F}_{1y} + \mathbf{F}_{2y} = -(\mathbf{P} + \mathbf{p})$

A questo punto si può rispondere al problema: la somma **F** delle forze di reazione vale, passando alle componenti:

$$\mathbf{F} = \mathbf{F}_1 + \mathbf{F}_2 = \mathbf{F}_{1x} + \mathbf{F}_{2x} + \mathbf{F}_{1y} + \mathbf{F}_{2y} = \mathbf{0} + [-(\mathbf{P} + \mathbf{p})] = -(\mathbf{P} + \mathbf{p})$$

Si ricava quindi che il modulo della somma delle forze di reazione per mantenere il sistema in equilibrio è pari alla somma delle due forze peso, ovvero 120 kg_p (risposta **D**).

---

23 La massa è, a differenza del peso, una caratteristica dei corpi: la massa di un corpo è sempre la stessa ovunque si trovi il corpo (risposta **B**).

---

24 Diversamente da quello che si potrebbe pensare, il baricentro di un corpo non deve necessariamente appartenere al corpo: la risposta esatta è la **C**.

Si pensi per esempio a un salvagente (schematizzato in figura): il suo baricentro B è evidentemente un punto che non appartiene al corpo.

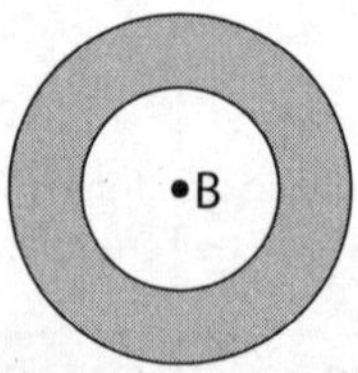

---

25 La forza peso che agisce su un corpo sulla superficie terrestre è dovuta alla attrazione gravitazionale tra la Terra e il corpo. Indicando con P il peso di un corpo di massa m, con M e r rispettivamente la massa e il raggio della Terra, si ha:

$$P = \mathrm{G} \cdot \frac{m \cdot M}{r^2}$$

Se la Terra avesse massa $2M$ e raggio $r/2$, il nuovo peso P' del corpo sarebbe:

$$P' = \mathrm{G} \cdot \frac{m \cdot 2M}{\left(\frac{1}{2}r\right)^2} = 8\mathrm{G} \cdot \frac{m \cdot M}{r^2} = 8P$$

La risposta corretta è dunque la **B**.

---

26 Il momento di una forza rispetto a un punto è definito come il prodotto vettoriale tra due vettori; è quindi un vettore (risposta **C**).

Si osserva che, data la sua definizione, l'unità di misura del momento nel SI è $\mathrm{N} \cdot \mathrm{m}$ (risposta **B** errata); inoltre il momento può essere nullo, per esempio quando la forza è parallela alla distanza tra il suo punto di applicazione e il polo rispetto al quale si calcola il momento (risposta **D** errata); infine, il momento di una forza rispetto a un punto non dipende dalla massa eventualmente presente in quel punto (risposta **E** errata).

PARTE QUARTA

27 Si consideri la seguente rappresentazione degli oggetti descritti nel problema. Nella figura di destra sono stati riportati in grigio anche i vettori che rispettivamente congiungono il punto A dato con il punto di applicazione B della forza **F**, necessari per calcolare il momento **M** di **F** rispetto ad A.

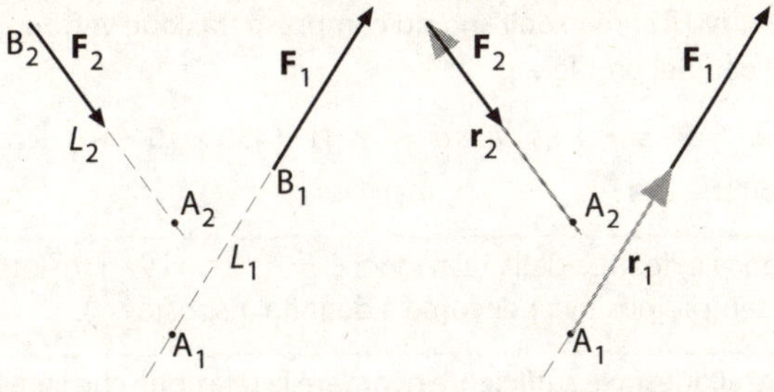

Per definizione, il momento di una forza rispetto a un punto A è il prodotto vettoriale della forza **F** per il vettore **r** che congiunge A al punto di applicazione della forza. In formule:

$$\mathbf{M} = \mathbf{F} \times \mathbf{r} \quad \rightarrow \quad M = F \cdot r \cdot \operatorname{sen}\alpha$$

dove α è l'angolo compreso tra i due vettori **F** e **r**. Ora, come si vede nella figura, in entrambi i casi i due vettori sono paralleli tra loro, dunque il momento **M** è in entrambi i casi nullo. La risposta esatta è la **D**.

28 Se si trascura l'effetto dissipativo della resistenza dell'aria e ricordando il principio di conservazione dell'energia meccanica, si può affermare che un pendolo lanciato da un'altezza *h* raggiungerà un'altezza massima pari ad *h* stessa (alternativa **A**).

29 La forza peso (quello che si intende con "gravità" nell'esercizio) è perpendicolare alla superficie del lago, e dunque al moto del pattinatore. Poiché il lavoro è definito come prodotto scalare di forza e spostamento, $L = \mathbf{F} \cdot \mathbf{s} = F \cdot s \cdot \cos\alpha$, quando $\alpha = 90°$ si ha che $\cos\alpha = 0$ e dunque il lavoro si azzera (risposta **A**).

30 Dimensionalmente, l'unica espressione corretta è la **D**: mgh è infatti l'energia potenziale di un corpo di massa *m* elevato di un'altezza *h* rispetto allo zero. Tale energia potenziale si trasforma in altre forme di energia fino a diventare energia elettrica. In realtà durante le trasformazioni parte dell'energia potenziale iniziale si trasforma in calore negli attriti e nei moti turbolenti e non può essere convertita in energia elettrica.

La grandezza mgh non è quindi né una pressione né una potenza (risposte **A** e **B** errate): la potenza prodotta è definita come il rapporto tra lavoro e tempo, e vale in questo caso:

$$P = \frac{mgh}{3 \text{ mesi}}$$

31 Quando la pallina viene lasciata la sua energia potenziale si trasforma integralmente in energia cinetica fino a quando tocca terra. Nell'urto la pallina rimbalza e l'energia cinetica ancora posseduta (80% di quella iniziale) si riconverte in energia potenziale durante la risalita. Dato che l'energia potenziale è proporzionale all'altezza della pallina, dopo il primo rimbalzo la pallina raggiungerà un'altezza più bassa del 20% rispetto all'altezza da cui è stata lasciata, quindi 80 cm. Il tutto si ripete al secondo ciclo con la differenza che la pallina parte ora da un'altezza di 80 cm e non più di 1 m. Dopo il secondo rimbalzo perderemo un altro 20% di energia e quindi l'altezza massima alla fine del secondo ciclo sarà pari all'80% di 80 cm, cioè circa 64 cm. Alla fine del terzo ciclo avremo così un'altezza massima pari all'80% di 64 cm, ossia circa 51 cm. La risposta corretta è pertanto la **E**.

32 Il watt è l'unità di misura della potenza: il valore riportato sulla lampadina indica l'energia che assorbe nell'unità di tempo (risposta C).

33 In questo problema è sufficiente applicare attentamente la definizione di lavoro, ovvero il prodotto scalare della forza per lo spostamento del suo punto di applicazione, ricordando che nel prodotto scalare serve il *coseno* dell'angolo compreso tra i due vettori.
Sostituendo i dati del problema:

$$L = \mathbf{F} \cdot \mathbf{s} = F \cdot s \cdot \cos\alpha = 32\ \text{N} \cdot (450 \times 10^{-2}\ \text{m}) \cdot \cos 120° = -72\ \text{J}$$

La risposta corretta è la A.

34 L'energia cinetica è definita dalla relazione: $E_k = 1/2 \cdot m \cdot v^2$. I tre fattori $1/2$, m e v^2 sono sempre positivi: E_k è sempre positiva per come è definita (risposta E).

35 Per rispondere al quesito è sufficiente ricordare la relazione che lega la pressione P alla forza F che agisce su una superficie A:

$$P = \frac{F}{A} \rightarrow \frac{P}{F} = \frac{1}{A} \quad \text{(risposta B)}$$

36 Le molecole d'acqua sono in costante movimento e possiedono un'energia cinetica media legata macroscopicamente alla temperatura T. A causa dell'agitazione termica, anche a temperature inferiori a quella di ebollizione (quando si forma vapore in tutta la massa liquida), è possibile che alcune molecole d'acqua vicine alla superficie acquistino una energia cinetica (e dunque una velocità) superiore alla media, riuscendo a rompere i legami che le tengono unite al liquido e a passare così allo stato gassoso. La risposta esatta è la A.

37 La densità del gas è data dal rapporto tra massa e volume: la risposta cercata è la D.
La soluzione A è errata: sarebbe corretta dicendo "Il numero di molecole presenti in 22,4 litri è N_A, in quanto, per definizione, il numero di molecole presenti in una mole è N_A. Anche la soluzione B è errata: sarebbe corretta dicendo "Il numero di molecole presenti in V_0 è N_A. La soluzione C è evidentemente sbagliata, perché in contraddizione con la D, e anche la E è errata: sarebbe corretta dicendo "Il volume molare è V_0".

38 Le alternative C ed E si possono scartare perché non esistono temperature kelvin negative; la A è la risposta corretta e si ricava ricordando che la scala kelvin e la scala centigrada sono traslate l'una rispetto all'altra di 273,16 gradi.

39 Dire che un corpo si dilata equivale a dire che il suo volume aumenta. Se il volume aumenta, la densità $\rho = m/V$ diminuisce. Dato che, in una dilatazione termica, al crescere della temperatura il volume cresce, la risposta esatta è la B.

40 L'equazione dei gas perfetti afferma che $PV = nRT$. Nel caso in esame la temperatura T è costante, e quindi pressione e volume sono inversamente proporzionali: a un dimezzamento del volume corrisponde un raddoppiamento della pressione (risposta C).

41 Quando un corpo ha una densità inferiore a quella del liquido in cui è immerso, si verifica il fenomeno del galleggiamento. L'equazione fondamentale che permette di determinare il volume immerso di un corpo che galleggia si basa sull'equilibrio tra la forza peso e la spinta di Archimede:

$$P = S_A \rightarrow \rho_c \cdot V_c \cdot g = \rho_{fl} \cdot V_i \cdot g$$

da cui:

$$\frac{\rho_c}{\rho_{fl}} = \frac{V_i}{V_c}$$

Dai dati del problema si ricava che il volume immerso è la metà del volume del parallelepipedo, per cui la densità ρ_c del parallelepipedo è:

$$\rho_c = \rho_{fl} \cdot \frac{V_i}{V_c} = 1{,}2 \text{ g/cm}^3 \cdot \frac{1}{2} = 0{,}6 \text{ g/cm}^3 \text{ (risposta C)}$$

42 Per la legge di Stevino alla base di un dislivello pari a Δh la differenza di pressione ΔP è data da:

$$\Delta P = \rho \cdot g \cdot \Delta h = 1 \frac{\text{kg}}{\text{dm}^3} \cdot 9{,}8 \frac{\text{m}}{\text{s}^2} \cdot 5 \text{ m} = 5 \cdot 10^4 \text{ Pa} \approx 0{,}5 \text{ atm}$$

La risposta corretta è quindi la C.

43 La pressione idrostatica P è data dal prodotto:

$$P = \rho \cdot g \cdot h$$

dove ρ è la densità del liquido e g l'accelerazione di gravità.

Nota l'altezza e considerando costante l'accelerazione gravitazionale nei pressi della superficie terrestre, è necessario conoscere la densità del liquido per poter ricavare la pressione sul fondo del recipiente. La risposta corretta è perciò la D.

44 La spinta di Archimede è una forza di modulo pari al peso dell'acqua spostata. Questo a sua volta vale $P = Mg = \rho Vg$, dove M è la massa di acqua spostata, V è il volume dell'acqua spostata (ovvero il volume del corpo), ρ è la densità dell'acqua e g è l'accelerazione di gravità.

Il peso del corpo vale invece $p = mg = \rho_{corpo} Vg$, dove m e ρ_{corpo} sono la massa e la densità del corpo.

Il rapporto tra il peso del corpo e la spinta di Archimede è:

$$\frac{p}{P} = \frac{\rho_{corpo} Vg}{\rho Vg} = \frac{\rho_{corpo}}{\rho}$$

Dimezzando V, dunque, il rapporto tra il peso del corpo e la spinta di Archimede rimane invariato (risposta A).

45 Nell'acqua di mare la pressione idrostatica aumenta di una atmosfera (~ 10^5 Pa) ogni 10 m di profondità: a 30 m di profondità la pressione è di 4 atm (di cui 1 atm è dovuta alla pressione atmosferica). Vale l'equivalenza 1 atm = 760 mmHg = 76 cmHg; da cui:

$$4 \text{ atm} \approx 300 \text{ cmHg} \quad \text{(risposta E)}$$

46 Secondo l'equazione di continuità, il prodotto tra la sezione di un condotto e la velocità del fluido che lo attraversa sono inversamente proporzionali. In altre parole, il prodotto delle due grandezze è una costante.

Poiché il condotto si stringe nel passare dal tratto A al tratto B, la velocità del fluido deve aumentare in maniera proporzionale (risposta E). Come conseguenza del teorema di Bernoulli, inoltre, la pressione dipende dalla pozione nel condotto (a parità di altezza dipende dalla velocità del fluido), e nel tratto B è inferiore rispetto a quella nel tratto A.

47 La portata Q di un condotto è data dal prodotto della velocità del liquido che scorre nel condotto per la sua sezione, e ha le dimensioni di un volume fratto un tempo, o di un volume per una frequenza. Si può dunque scrivere:

$$Q = V \cdot f = 40 \text{ ml} \cdot \frac{120}{1 \text{ min}} = 40 \cdot 10^{-3} \text{ l} \cdot \frac{120}{60 \text{ s}} = 80 \cdot 10^{-3} \frac{\text{l}}{\text{s}} = 80 \cdot \frac{10^{-3} \text{ l}}{\text{s}} = 80 \frac{\text{cm}^3}{\text{s}}$$

La risposta cercata è la B.

FISICA

48 La propagazione del calore per conduzione è caratteristica dei corpi solidi e non è accompagnata da spostamento di materia. Se si mettono a contatto due corpi A e B aventi temperature differenti (rispettivamente T_A e T_B, con $T_A > T_B$), si ha passaggio di calore per conduzione dal corpo A al corpo B.

La risposta esatta è la **C**.

49 La temperatura di equilibrio raggiunta da due masse m_1 e m_2 dello stesso materiale, alle temperature iniziali T_1 e T_2, è data da:

$$T_f = \frac{T_1 \cdot m_1 + T_2 \cdot m_2}{m_1 + m_2} = \frac{80\ °C \cdot 1\ kg + 20\ °C \cdot 1\ kg}{(1+1)\ kg} = \frac{100\ °C \cdot kg}{2\ kg} = 50\ °C$$

La risposta esatta è la **D**.

Osserviamo che nel problema proposto le due masse sono identiche. In tal caso il risultato non è altro che la media aritmetica dei valori delle due temperature.

50 Il passaggio di stato da solido a liquido del blocco di ghiaccio avviene grazie alla trasformazione della sua energia potenziale (mgh) in energia interna dell'acqua. Per fondere il blocco di ghiaccio da 25 kg occorre un'energia venticinque volte superiore a quella richiesta dal blocco da 1 kg. Affinché l'energia potenziale del blocco da 25 kg sia venticinque volte quella del blocco da 1 kg è necessario che i due vengano lasciati cadere dalla stessa altezza (l'energia potenziale è infatti direttamente proporzionale alla massa). La risposta cercata è la **C**.

51 Considerando il sistema cilindro più pallone, e l'aria un gas perfetto, sappiamo che essendo il sistema termicamente isolato esso non scambia calore *né* lavoro con l'ambiente esterno, dunque nella trasformazione non varia l'energia interna. Poiché l'energia interna è unicamente funzione della temperatura, anche la temperatura non varia (risposta **E**).

52 Il calore specifico di una sostanza è la quantità di calore (energia termica) necessaria per elevare di 1 °C la temperatura dell'unità di massa di quella sostanza. La risposta esatta è la **D**.

53 Dalla definizione di calore specifico c di una data sostanza si ricava la formula inversa:

$$\Delta Q = c \cdot m \cdot \Delta T$$

dove ΔQ è la quantità di calore da fornire al corpo avente massa m per innalzarne la temperatura di un valore ΔT.

Ora ricordando che:

$$c_{H_2O} = \frac{1\ cal}{1\ g \cdot 1\ °C}$$
$$1\ litro = 1\ kg = 1000\ g$$

si deduce che:

$$\Delta Q = c \cdot m \cdot \Delta T = \frac{1\ cal}{1\ g \cdot 1\ °C} \cdot (10 \cdot 1000\ g) \cdot (15 - 10\ °C) = 50.000\ cal = 50\ kcal$$

La risposta esatta è pertanto la **B**.

54 Quando la temperatura di un gas ideale varia di una quantità ΔT, la variazione di energia interna del gas è pari a:

$$\Delta U = n \cdot c_V \cdot \Delta T$$

dove n è il numero di moli e c_V è il calore specifico molare del gas a volume costante. Tra le risposte indicate, quella corretta è la **B**.

PARTE QUARTA

55 Un gas perfetto di volume V sia contenuto in un recipiente chiuso da un pistone. Se si fornisce calore al gas, tale energia viene utilizzata in maniera diversa dal gas a seconda che esso sia libero di espandersi mantenendo costante la sua pressione (pistone non fissato, trasformazione isobara) oppure no (pistone fissato, trasformazione isocora). Nel primo caso, parte dell'energia fornita al gas viene utilizzata per compiere un lavoro meccanico sul pistone spingendolo verso l'alto. Se la trasformazione avviene a volume costante, invece, tutta l'energia termica diventa energia interna del gas.

Si consideri una trasformazione isobara di un gas perfetto. Sia ΔQ la quantità di calore scambiata nel corso della trasformazione. Dalla definizione di calore specifico molare a pressione costante c_p, si ha:

$$\Delta Q = n \cdot c_P \cdot \Delta T$$

dove ΔT è la differenza fra le temperature iniziale e finale del gas.

Secondo il primo principio della termodinamica, nel corso della trasformazione si ha: $\Delta Q = \Delta U + \Delta L$.

Poiché per un gas perfetto valgono le relazioni:

$$\Delta U = n \cdot c_V \cdot \Delta T \text{ e } \Delta L = P \cdot \Delta V = n \cdot \mathrm{R} \cdot \Delta T$$

sostituendo nell'espressione del primo principio si ottiene:

$$n \cdot c_P \cdot \Delta T = n \cdot c_V \cdot \Delta T + n \cdot \mathrm{R} \cdot \Delta T$$

da cui:

$$c_P = c_V + \mathrm{R}$$

detta *relazione di Mayer.*

Quindi il calore specifico del gas nel caso di trasformazione isobara è maggiore del calore specifico a volume costante, perché deve tenere conto dell'energia aggiuntiva necessaria per vincere le forze esterne: la risposta esatta è quindi la **C**.

56 Si noti che le risposte **A** e **B** richiamano le leggi della riflessione e della rifrazione adattate al fenomeno della diffrazione. In entrambi i casi si tratta di affermazioni prive di senso in quanto non è definibile un angolo di diffrazione. Anche la **C** è sbagliata: la diffrazione è infatti una prova della natura ondulatoria della luce. La diffrazione è quel fenomeno per cui la propagazione della luce non segue necessariamente le leggi dell'ottica geometrica: quando la luce incontra fessure o ostacoli di dimensioni confrontabili con quelle della sua lunghezza d'onda, essa è in grado di superarli e di invadere la zona d'ombra dopo l'ostacolo o la fessura. La risposta esatta è quindi la **D**.

57 L'energia di un fotone è direttamente proporzionale alla frequenza ν dell'onda elettromagnetica secondo la relazione $E = \mathrm{h} \cdot \nu$ nella quale h è la costante di Planck. La risposta esatta è la **A**.

58 La risposta corretta è la **D**: una radiazione infrarossa ha lunghezza d'onda pari a circa 10^4 nm e frequenza compresa fra 10^{12} e 10^{14} Hz, mentre una radiazione ultravioletta ha lunghezza d'onda pari a circa 100 nm e frequenza compresa fra 10^{14} e 10^{16} Hz.

59 Più è denso il mezzo nel quale il suono si propaga maggiore è la velocità di propagazione. Disponendo i quattro mezzi indicati nelle risposte in ordine crescente rispetto alla velocità di propagazione del suono si ottiene (nel vuoto il suono non si propaga):

vuoto < aria < acqua < ferro

La risposta esatta è dunque la **A**.

FISICA

60 È conveniente rappresentare graficamente il problema:

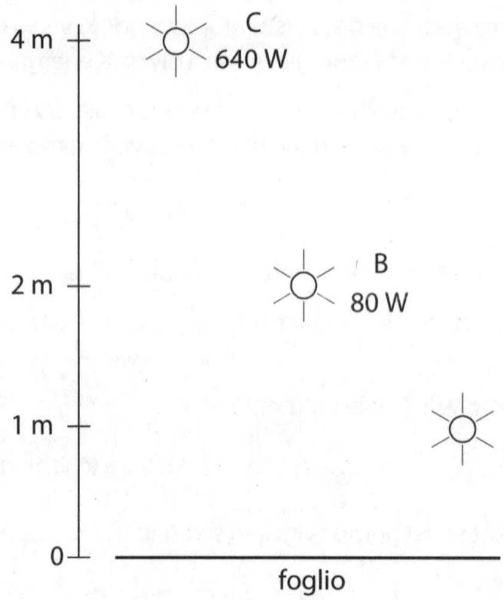

L'intensità di illuminazione è inversamente proporzionale al quadrato della distanza dalla sorgente: la lampada che illumina di meno è la B, mentre la A e la C producono la stessa illuminazione sul foglio di carta. La risposta esatta è la **A**.

61 Le onde elettromagnetiche, e dunque anche la luce, sono onde trasversali, come indicato dall'alternativa **C**. Il suono è invece un'onda longitudinale che, come tutte le onde meccaniche, e in particolare quelle elastiche, necessita di un mezzo nel quale propagarsi.

62 Il fenomeno dell'effetto Doppler consiste nella variazione della frequenza di un'onda dovuta al moto relativo tra sorgente e osservatore lungo la linea che li congiunge. La risposta esatta è dunque la **A**.

63 Quando i raggi X incidono sul corpo cedono a esso (o meglio ai suoi ioni negativi) parte della loro energia. Il risultato è la ionizzazione degli atomi del corpo, che perdono la loro carica negativa e si neutralizzano (risposta **B**).

64 Come noto, due cariche poste a distanza r si attraggono o si respingono (a seconda dei segni delle cariche) con una forza data dalla legge di Coulomb, il cui modulo vale:

$$|\mathbf{F}| = K_0 \cdot \frac{|Q_1 \cdot Q_2|}{r^2}$$

Nella situazione proposta abbiamo cariche raddoppiate e distanza raddoppiata:

$$|\mathbf{F}| = K_0 \cdot \frac{|2 \cdot Q_1 \cdot 2 \cdot Q_2|}{(2 \cdot r)^2} = K_0 \cdot \frac{4 \cdot |Q_1 \cdot Q_2|}{4 \cdot r^2} = K_0 \cdot \frac{|Q_1 \cdot Q_2|}{r^2}$$

La forza risulta quindi invariata: la risposta corretta è pertanto la **E**.

PARTE QUARTA

65 Una carica q posta in un campo elettrico acquista una certa energia potenziale elettrica E_p. Il rapporto $V_p = E_p/q$ è la definizione di potenziale elettrico. Si tratta perciò di una grandezza scalare (risposta **B**). Il potenziale ha le dimensioni di una energia diviso le dimensioni di una carica elettrica (risposta **E** errata). Svolgendo i calcoli si ottiene: $[V_p] = [ML^2]/[i\,T^3]$.

La sua unità di misura è il volt (risposta **D** errata).

66 La risposta corretta è la **C**. Solo la carica elettrica è una grandezza derivata nel SI: si misura in coulomb e ha le dimensioni di un'intensità di corrente elettrica per un tempo:

$$1\,\text{coulomb} = 1\,\text{ampere} \cdot 1\,\text{secondo}$$

67 Le superfici equipotenziali del campo elettrico sono formate da quei punti dello spazio che si trovano tutti allo stesso potenziale. Tali superfici sono sempre ortogonali alle linee di forza del campo elettrico, pertanto il vettore campo elettrico è sempre ortogonale a ogni superficie equipotenziale (risposta **C**).

68 Una particella *carica* immersa in un campo elettrico è sottoposta a una forza $F = E/q$. Tuttavia, una particella neutra non subisce alcuna influenza da parte di un campo elettrico: per il principio di inerzia si deve concludere che la particella continua indisturbata il suo moto rettilineo uniforme. La risposta corretta è la **E**.

69 Poiché si vuole mantenere costante il valore della corrente elettrica $i = \Delta V/R$ e si dimezza la resistenza si dovrà avere:

$$i = \frac{\Delta V_1}{R_1} = \frac{\Delta V_2}{R_2} \quad \rightarrow \quad \Delta V_2 = \frac{\Delta V_1}{R_1} \cdot R_2 = \frac{\Delta V_1}{R_1} \cdot \frac{1}{2} R_1 = \frac{\Delta V_1}{2}$$

La risposta corretta è dunque la **A**, in quanto 8 V è pari a metà della tensione iniziale.

70 Si tratta di un quesito particolare che richiede un ragionamento per esclusione.
Un filo di materiale molto lungo si comporta da resistenza elettrica e quando viene collegato a una d.d.p. segue la prima legge di Ohm: $V = i \cdot R$. In base a questa si possono fare varie considerazioni corrette che però non risultano tra quelle proposte. Consideriamo anche la seconda legge di Ohm, $R = \rho \cdot l/S$, dove l è la lunghezza del filamento, S la sua sezione e ρ è un parametro che dipende dalla natura del materiale, detto resistività. Anche in base a questa seconda legge si possono fare varie considerazioni che però non risultano riportate in modo corretto.
Rimane perciò da esaminare la risposta **D**. La capacità di una pila esprime la quantità di carica totale che l'apparecchio riesce a far circolare nella sua vita lavorativa e spesso si misura in Ah (Ampere · ora). Risulta così corretta la risposta **D**.

71 Si noti che l'alternativa **A** riporta l'unità di misura della quantità di carica (coulomb) anziché quella della corrente (ampere = coulomb / secondo), e dunque può essere esclusa a priori. La potenza dissipata da una lampadina vale: $P = V \cdot i$. Essendo V costante e identica ai capi del parallelo, invertendo la relazione è possibile ricavare per ciascuno dei tre rami del parallelo la corrente circolante:

$$i_1 = P_1/V = 50\,\text{W}/25\,\text{V} = 2\,\text{A}$$

$$i_2 = P_2/V = 50\,\text{W}/25\,\text{V} = 2\,\text{A}$$

$$i_3 = P_3/V = 100\,\text{W}/25\,\text{V} = 4\,\text{A}$$

La corrente totale erogata dalla batteria è data dalla *legge dei nodi* (la somma delle correnti entranti in un nodo è pari alla somma delle correnti uscenti): la corrente totale è dunque 8 A, e la risposta esatta è la **D**.

72 Il lavoro prodotto dal riscaldamento di una resistenza R attraversata da una certa intensità di corrente è pari al prodotto della potenza dissipata da tale resistenza per il tempo trascorso:

$$L = P \cdot \Delta t$$

È dunque necessario ricavare il tempo tramite la relazione:

$$\Delta t = \frac{\Delta Q}{i} = \frac{20\ \text{C}}{100\ \text{A}} = 0,2\ \text{s}$$

A questo punto si osserva facilmente che la risposta corretta è la **B**, in quanto:

$$L = P \cdot \Delta t = 50\ \text{W} \cdot 0,2\ \text{s} = 10\ \text{J}$$

---

73 Un circuito elettrico dotato di un generatore da 20 V è attraversato da una corrente di 100 mA quando la resistenza totale in esso inserita vale 200 Ω. In tal caso infatti la prima legge di Ohm si scrive:

$$\Delta V = R \cdot i \rightarrow R = \frac{\Delta V}{i} = \frac{20\ \text{V}}{0,1\ \text{A}} = 200\ \Omega$$

Affinché la resistenza totale del circuito sia 200 Ω è sufficiente mettere in serie al muscolo una resistenza di 160 Ω, in quanto 40 Ω + 160 Ω = 200 Ω (risposta **A**).

---

74 Il lavoro di carica di un condensatore è dato da $L = \frac{1}{2} \cdot \frac{Q^2}{C}$ dove Q è la carica immagazzinata sulle armature e C è la capacità del condensatore.
Indicando con ΔV la differenza di potenziale tra le armature, si ha:

$$C = \frac{Q}{\Delta V} \quad \rightarrow \quad Q = C \cdot \Delta V$$

Si ricava così $L = \frac{1}{2} \cdot \frac{Q^2}{C} = \frac{1}{2} \cdot \frac{(C \cdot \Delta V)^2}{C} = \frac{1}{2} \cdot C \cdot (\Delta V)^2$

Sostituendo i valori si ottiene: $L = \frac{1}{2} \cdot 10^{-6}\ \text{F} \cdot 9 \cdot 10^{6}\ \text{V}^2 = \frac{9}{2}\ \text{J} = 4,5\ \text{J}$.

La risposta corretta è la **B**.

---

75 Per definizione, la corrente media vale:

$$i = \frac{\Delta Q}{\Delta t} \rightarrow \Delta Q = i \cdot \Delta t = 0,1\ \text{ampere} \cdot 10\ \text{secondi} = 1\ \text{coulomb}$$

La risposta corretta è la **A**.

Il *voltmetro* è una cella elettrolitica per mezzo della quale si può determinare la quantità di elettricità che passa attraverso un conduttore grazie al peso del metallo che si deposita per elettrolisi al catodo. Ciò permette di scartare la risposta **B**: il metallo infatti si deposita al catodo e non all'anodo.

In un voltametro a nitrato d'argento si ha il passaggio di 1 coulomb di carica elettrica per ogni 1,118 mg di argento depositato e non 1,118 mMol. Infatti: una mole di elettroni equivale a 96.500 coulomb e per mezzo di essa si riduce una mole di Ag^+, che pesa 107,8 g; per mezzo di 1 coulomb di carica si riducono pertanto 107,8 / 96.500 grammi di Ag^+, ovvero 1,118 mg di argento. Quindi si può scartare anche la risposta **C**.

In una cella elettrolitica si scaricano per primi i cationi con potenziale di riduzione maggiore. Quindi, ammesso che vi siano idrogenioni (se fosse una soluzione acquosa) sarà comunque l'argento a ridursi per primo, avendo potenziale di riduzione pari a +0,80 V, rispetto al potenziale di riduzione dell'idrogeno che per convenzione è 0. Quindi si può scartare anche l'alternativa **E**.

76 La seconda legge di Ohm afferma che la resistenza R di un filo conduttore è:

$$R = \rho \frac{l}{S}$$

dove ρ è un coefficiente caratteristico del materiale, che prende il nome di *resistività* o *resistenza specifica* del materiale, l è la lunghezza del filo e S è la sua sezione. Ricavando ρ dall'equazione precedente si ottiene:

$$\rho = R \cdot S/l$$

da cui si deduce, ponendo il valore "1" per S e per l, che la risposta corretta è la **D**.

77 Si osservi che la risposta al quesito può essere data per esclusione: tra quelle indicate nelle alternative, l'unica unità di misura della corrente è l'ampere (con simbolo A), pertanto l'unica risposta corretta deve essere la **D**. Per inciso, il watt (W) è l'unità di misura della potenza; il joule (J) dell'energia; il $m \cdot s^{-2}$ dell'accelerazione.
In ogni caso, per calcolare la corrente si usa la prima legge di Ohm:

$$i = \frac{\Delta V}{R} = \frac{20 \text{ V}}{10 \ \Omega} = 2 \text{ A}$$

78 Il calore dissipato per effetto Joule da una resistenza attraversata da una intensità di corrente i in un tempo t è dato dalla relazione $L = \Delta V \cdot i \cdot t$. Conoscendo la differenza di potenziale ΔV ai capi della resistenza si può calcolare il calore dissipato: la risposta corretta è dunque la **A**.

79 La carica elettrica, come l'energia e la massa, si conserva: in un circuito elettrico la carica elettrica non si crea e non si distrugge. L'intensità di corrente rappresenta la carica che attraversa una sezione del circuito nell'unità di tempo: l'intensità di corrente in entrata e in uscita da un elemento del circuito devono essere uguali. La risposta corretta è dunque la **A**.

80 Ricordando che la corrente che circola in ogni lampadina si ricava tramite il rapporto $i = \Delta V/R$, a parità di tensione sarà maggiore il valore della corrente avente resistenza inferiore. Emette dunque più luce la lampadina A e la risposta esatta è la **D**.

81 Come osservato dal fisico danese Ørsted nel 1820, un filo rettilineo percorso da corrente genera intorno a sé un campo magnetico (risposta **A**) le cui linee di forza sono circonferenze concentriche e la cui intensità è data dalla legge di Biot e Savart:

$$|\mathbf{B}| = \frac{\mu_0 \cdot \mu_r}{2\pi} \cdot \frac{i}{r}$$

82 La risposta corretta è la **A**. Infatti un filo *rettilineo* percorso da corrente genera intorno a sé un campo magnetico le cui linee di forza sono *circonferenze concentriche* e la cui intensità è data dalla legge di Biot e Savart:

$$|\mathbf{B}| = \frac{\mu_0 \mu_r}{2\pi} \cdot \frac{i}{r}$$

83 Quando si parla di corrente efficace siamo nel campo delle correnti alternate. Per calcolare il valore dell'intensità di corrente efficace i_{eff} di una corrente alternata si effettua il calcolo dell'intensità della corrente continua che provocherebbe la stessa dissipazione energetica per effetto Joule. Dal momento che l'intensità è pari al rapporto fra la potenza e la tensione (differenza di potenziale), si ricava:

$$i_{eff} = \frac{P}{\Delta V} = \frac{770 \text{ W}}{220 \text{ V}} = 3{,}5 \text{ A}$$

quindi la risposta corretta è la **D**.

FISICA

84 Quando due vettori sono perpendicolari tra loro, il loro prodotto scalare è nullo: le forze perpendicolari allo spostamento non compiono lavoro. La risposta esatta è quindi la **C**.

85 Come mostrato nella figura seguente, le linee di forza di un campo di induzione magnetica **B** sono chiuse.

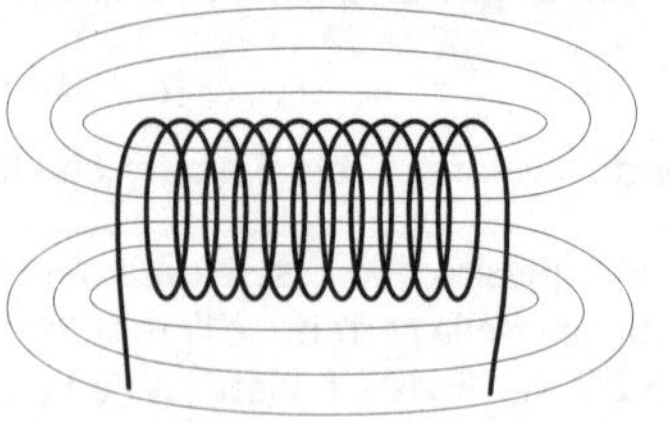

La risposta esatta è quindi la **E**.

PARTE QUARTA

parte quinta

RAGIONAMENTO LOGICO E CULTURA GENERALE

Quesiti di comprensione di testi

In base alle informazioni contenute nel brano seguente, rispondere alla successiva domanda.

Grazie a una divulgazione ingenua e superficiale attorno al gene e ai possibili interventi dell'ingegneria genetica, s'è creata una sorta di attesa magica, quella sorta di fiducia miracolistica che un tempo era appannaggio di alcune religioni o dei santoni. L'impatto con l'immaginario collettivo – favorito non solo dal rumore dei media ma anche da alcuni scienziati, interessati a creare attesa, fiducia e finanziamenti per le proprie ricerche – favorisce, in quest'epoca di sovrana incertezza, la speranza della possibilità di affidare il proprio destino a una delega biochimica, nella convinzione che il nostro destino individuale sia racchiuso nella catena di nucleotidi racchiusi nei nuclei delle nostre cellule.

Franco Prattico, *Genetica, l'industria della grande illusione*, «La Repubblica», 4 marzo 2002

1 Il brano è tratto dalla recensione a un libro dello scienziato Lewontin, il cui pensiero è riassunto nel passaggio proposto. Tra le deduzioni sotto elencate una sola è autorizzata dal testo dell'articolo sopra riportato. Quale?

A Senza l'ausilio della divulgazione scientifica (purché approfondita e corretta) le possibilità di cura e prevenzione offerte dalla genetica rimarrebbero sterile campo di confronto tra scienziati e non, come invece dovrebbe essere, la nuova frontiera della medicina per tutti

B La corretta comunicazione riguardo le reali possibilità offerte dalla genetica potrebbe portare sia a un ridimensionamento delle aspettative che il cosiddetto "uomo della strada" riversa in essa, sia – ed è ciò che molti scienziati temono – dei fondi destinati alla ricerca medica

C Lo sviluppo della ricerca genetica è andato di pari passo con lo sviluppo delle nuove tecnologie informative (prima fra tutte Internet). Così come a una maggiore quantità di informazioni spesso si accompagna una minore qualità delle stesse, allo stesso modo una sempre crescente quantità di scoperte scientifiche (rese possibili anche dalle recenti scoperte in ambito genetico) si risolve in una informazione fine a se stessa, sterile e senza alcuna possibilità di impiego pratico

D Gli scienziati sono uomini come tutti gli altri, più interessati a ottenere finanziamenti pubblici per scopi privati che a diffondere reale conoscenza; la conseguenza è che il sempliciotto che in precedenza versava l'obolo alla Chiesa, nella speranza della vita eterna in Cielo, ora compie una donazione alle Associazioni che (a parole!) lottano contro questa o quella malattia, nella speranza dell'eterna vita in Terra

E Fino a quando non sarà proibito diffondere sui mezzi di comunicazione di massa informazione scientifica da parte dei non addetti ai lavori, gli scienziati verranno ridicolizzati perché non compresi, paragonati agli stregoni e ai santoni perché non amati

In base alle informazioni contenute nel brano seguente, rispondere alle successive domande.

«Voglio ora tentare di rispondere al secondo quesito che vi ho posto: quale fondamentale differenza biologica esiste fra gli esseri umani e gli altri animali? Una risposta possibile, che cercherò di giustificare è la seguente: l'uomo è unico fra gli animali per il valore altissimo che la tradizione ha finito con l'assumere nella sua vita, procurandogli di generazione in generazione la continuità di quelle proprietà a cui deve il proprio equilibrio di efficienza biologica. Tutti sanno che l'uomo è un animale che usa utensili o strumenti. Gli strumenti usati dall'uomo sono di due specie principali: chiamerò gli uni strumenti motori o d'azio-

RAGIONAMENTO LOGICO E CULTURA GENERALE

ne – per esempio, martelli, strumenti da taglio, automobili, megafoni, cannoni e altri utensili che aumentano spesso in modo prodigioso il repertorio delle nostre attività motorie. Chiamerò accessori sensoriali il secondo gruppo di strumenti: occhiali, apparecchi acustici, apparecchi radio, termometri, apparecchi che portano al di là di limiti mai prima raggiunti le comuni capacità sensoriali. (Ma non tutti gli strumenti rientrano in queste due categorie: gli abiti per esempio, ne restano esclusi.) L'uomo non è proprio l'unico animale che faccia uso di strumenti: ma gli esempi di animali inferiori che usino strumenti sono così rari che fan spettacolo a sé e se ne parla e discute in lungo e in largo: il picchio Galapagos, una specie di fringuello, usa, per esempio, tenere nel becco una spina per grattar via gli insetti dalla corteccia degli alberi. Inoltre molti animali si fabbricano case e tane, ma questo tipo di strumento non rientra nella nostra storia. Propongo di usare i termini coniati da A. J. Lotka, celebre studioso di statistica attuariale, per distinguere gli organi con cui si nasce da quelli che vengono fabbricati: strumenti *endosomatici* sono gli occhi, le zampe, le ali, i denti, i reni ecc. e strumenti *esosomatici* sono i telescopi, gli stuzzicadenti, gli scalpelli, le bilance, i vestiti ecc. Per quanto la distinzione fra gli strumenti di questi due tipi sembri molto ovvia, lo è assai meno da un punto di vista biologico che secondo l'istintivo buon senso. I due tipi di strumenti, infatti, servono alle stesse funzioni biologiche e, fino a un certo punto, l'uno può dare la sua delega all'altro. L'uomo è un animale che vola anche in senso biologico molto stretto: può volare più velocemente, più in alto e più lontano degli uccelli anche se non ancora proprio con la stessa grazia. È anche importante ricordare che gli strumenti esosomatici *funzionalmente* fanno parte del corpo anche se sono separati e distinti anatomicamente. Tutti gli apparecchi sensori, come occhiali, contatori Geiger e spettrofotometri si riallacciano a un certo punto e attraverso un certo percorso ai comuni sensi endosomatici, e gli strumenti motori hanno una funzione e sono funzionalmente intellegibili solo al momento in cui vengono usati. Di per sé, gli occhiali non sono strumenti della vista: lo diventano solo quando sono portati e ci si vede attraverso; e il martello è un utensile solo quando la mano lo adopera. (Se ricordo bene, fu Wilfred Trotter a dire che un chirurgo, quando usa uno strumento semplice tipo sonda o altro per esplorare le parti interne del corpo, ossia un qualcosa che possa definirsi un prolungamento delle dita come i trampoli sono il prolungamento delle gambe, non fa che trasmettere il senso del tatto all'estremità dello strumento.) Il rapporto fra lo strumento e chi lo usa può essere molto remoto, come nel caso di missili telecomandati o di macchinari atti a funzionare senza sorveglianza; tuttavia essi si comportano secondo uno schema che l'uomo vi ha costruito dentro, e l'integrazione funzionale dello strumento con colui che l'adopera è in linea di principio, dello stesso genere. Proprio per questa ragione deploro l'abitudine di descrivere il cervello come una specie di macchina calcolatrice; in realtà è la macchina calcolatrice che è una specie di cervello esosomatico: esegue funzioni analoghe a quelle del cervello, proprio come le macchine fotografiche ne eseguono di simili all'occhio, e gli abiti di simili alla pelle, e le automobili svolgono funzioni che endosomaticamente vengono eseguite dalle gambe. È vero che possiamo imparare qualcosa sul funzionamento del cervello studiando le macchine calcolatrici, proprio come abbiamo imparato qualcosa sull'occhio studiando le lenti; tuttavia non è detto che questo si verifichi sempre: il motore a scoppio non ha nulla da insegnarci sul funzionamento dei muscoli.»

---

2 Secondo l'autore, gli strumenti usati dall'uomo rientrano nelle due seguenti categorie:

- A percettivi e sensoriali
- B motori e visivi
- C motori e sensoriali
- D materiali e spirituali
- E nessuna delle precedenti

---

3 Secondo Lotka:

- A le zampe sono strumenti esosomatici
- B gli strumenti motori non sono funzionalmente intellegibili mentre se ne fa uso
- C i vestiti sono strumenti con cui si nasce
- D gli strumenti esosomatici fanno parte dell'anatomia del corpo umano
- E nessuna delle precedenti

4 **Secondo l'autore:**

- **A** si può imparare qualcosa sugli strumenti endosomatici studiando quelli esosomatici
- **B** vi è sempre un rapporto anatomico stretto tra uomo e strumento esosomatico
- **C** il cervello è una specie di macchina calcolatrice
- **D** l'uomo è l'unico animale che faccia uso di strumenti
- **E** il picchio Galapagos dimostra che anche nel mondo animale si fa normalmente uso di strumenti

5 **Il contenuto del brano è:**

- **A** scientifico-filosofico
- **B** storico
- **C** medico
- **D** biologico-sperimentale
- **E** psicologico

6 **Dal brano si deduce che il picchio Galapagos:**

- **A** è in via di estinzione
- **B** è in grado di fabbricarsi da solo la casa
- **C** ha una caratteristica comune all'uomo
- **D** risente degli schemi di comportamento indotti in lui dall'uomo
- **E** nessuna delle precedenti

In base alle informazioni contenute nel brano seguente, rispondere alle successive domande.

La storia del cavallo poliploide

Si dice che ancor oggi per gettare nell'imbarazzo i signori del premio Nobel basti menzionare i cavalli poliploidi. Vero o no, verso la fine degli Anni Ottanta il dottor P.U. Posif, il grande genetista erewhoniano, ricevette il premio per le sue manipolazioni del DNA del comune cavallo da tiro (Equus caballus). Si disse che egli aveva apportato un grande contributo all'ancor giovane scienza della trasportologia. In ogni caso vinse il premio per aver creato (nessun'altra parola potrebbe render giustizia a un'operazione di scienza applicata che quasi usurpava l'attività divina), creato, dico, un cavallo di dimensioni esattamente doppie di quelle del comune Clydesdale. Era lungo il doppio, alto e largo il doppio: era un poliploide, con un numero di cromosomi quadruplo del normale. Posif sostenne sempre che c'era stato un tempo in cui questo animale straordinario, quando era ancora un puledro, poteva reggersi sulle quattro zampe. Dovette certo essere uno spettacolo fantastico! Fatto sta che quando fu esposto al pubblico e ripreso e immortalato da tutti gli strumenti di comunicazione della civiltà moderna, il cavallo non si reggeva affatto in piedi. Per farla breve, era troppo pesante. Pesava, naturalmente, otto volte un normale Clydesdale. Per le sue comparse in pubblico o alla televisione, il dotto Posif faceva sempre chiudere gli idranti, che erano altrimenti costantemente necessari per mantenere l'animale alla normale temperatura di un mammifero; ma c'era sempre il timore che le parti più interne cominciassero a cuocere. Dopo tutto, la pelle e il pannicolo adiposo della povera bestia erano spessi il doppio del normale, mentre la sua superficie era solo quattro volte quella di un cavallo comune, sicché esso non si raffreddava adeguatamente. Ogni mattina il cavallo doveva essere sollevato sulle zampe con una piccola gru e infilato in una sorta di scatola a ruote dove poggiava su una serie di molle, calibrate per alleggerirlo di metà del suo peso. Il dotto Posif sosteneva che l'animale era straordinariamente intelligente. Aveva, naturalmente, otto volte più cervello (in peso) di qualsiasi altro cavallo, ma io non ebbi mai l'impressione che si occupasse di problemi più complessi di quelli che interessano gli altri cavalli. Aveva pochissimo tempo libero, tutto preso com'era sempre a sbuffare in parte per raffreddarsi, in parte per ossigenare il suo corpo ottuplo. Dopo tutto la sua trachea aveva una sezione soltanto quadrupla di quella normale. Poi c'era l'alimentazione. Ogni giorno doveva ingerire in qualche modo una quantità pari a otto volte quella sufficiente a un comune cavallo, e doveva far scendere tutto quel cibo lungo un esofago che aveva un calibro solo quadruplo del normale.

Anche i vasi sanguigni avevano dimensioni relativamente ridotte, e ciò rendeva più difficile la circolazione e imponeva al cuore un lavoro supplementare. Una bestia infelice! Questo apologo mostra ciò che inevitabilmente accade quando interagiscono due o più variabili le cui curve siano discrepanti. Questo è ciò che produce l'interazione tra cambiamento e tolleranza. Ad esempio, la crescita graduale di una popolazione (di automobili o di persone) non ha effetti manifesti su un sistema di trasporto finché improvvisamente la soglia di tolleranza viene superata e il traffico s'ingorga. Il cambiamento di una delle variabili rivela un valore critico dell'altra. Nel caso del cavallo immaginario, lunghezza, superficie e volume (o massa) sono in discrepanza perché le loro curve di crescita hanno caratteristiche mutuamente non lineari. La superficie varia come quadrato della lunghezza e il volume come cubo della lunghezza, sicché la superficie varia come volume elevato alla potenza di 2/3. Per il cavallo (e per tutte le creature reali) la faccenda si fa più seria, poiché per rimanere in vita devono essere assicurate molte dinamiche interne. C'è una logistica interna del sangue, del cibo, dell'ossigeno e delle scorie, e una logistica dell'informazione, sotto forma di messaggi neurali e ormonali. Nelle cose viventi il fenomeno della crescita aggiunge un ulteriore ordine di complessità ai problemi della grandezza. La crescita altererà le proporzioni dell'organismo? I problemi relativi ai limiti della crescita sono risolti in modi assai diversi dalle diverse creature. Un caso semplice è quello delle palme, che non modificano la circonferenza per compensare l'altezza. Una quercia, che tra il legno e la corteccia ha un tessuto che cresce (il cambio), si sviluppa in altezza e in larghezza durante tutta la sua esistenza. Una palma del cocco, invece, dove il tessuto soggetto a crescita si trova solo all'apice del fusto (è la cosiddetta insalata dei miliardari, e ottenerla significa uccidere la palma), presenta solo uno sviluppo in altezza accompagnato da un lento ingrossamento alla base del tronco. Per quest'organismo la limitazione dell'altezza è semplicemente un normale aspetto dell'adattamento a una nicchia. È la pura e semplice instabilità meccanica provocata da un'altezza eccessiva non compensata da una circonferenza adeguata che normalmente la conduce alla morte.

---

7 **L'autore del testo si propone di mostrare che:**

- **A** quando, in un qualsiasi fenomeno, vi sono parametri legati da leggi non lineari, uno di questi non può variare a piacere, senza rendere impossibile la sussistenza del fenomeno stesso
- **B** i parametri che legano tra loro i diversi aspetti di un fenomeno fisico sono sempre tra loro indipendenti
- **C** le difficoltà di ossigenazione e di smaltimento del calore corporeo del cavallo poliploide derivavano da diverse natura e conformazione degli organi interni
- **D** i processi di crescita di vegetali ed animali trovano un limite esclusivamente nel tempo di invecchiamento delle cellule
- **E** il cavallo poliploide non riusciva a reggersi sulle proprie zampe perché il suo corpo aveva dimensioni eccessive rispetto a quelle delle zampe

---

8 **Il cavallo poliploide pesava otto volte un cavallo normale, e non riusciva a reggersi sulle zampe, perché:**

- **A** la quantità di cibo necessaria a nutrire un corpo così grande era tale da appesantirlo eccessivamente
- **B** il cavallo si debilitava per l'insufficiente smaltimento del calore corporeo
- **C** il peso è proporzionale al volume, ed il volume è proporzionale al cubo della lunghezza
- **D** il cavallo era troppo alto, e le zampe si flettevano per carico di punta
- **E** le zampe del cavallo non avevano articolazioni adeguate

---

9 **Il cavallo poliploide, quando era ancora un puledro, riusciva a reggersi in piedi sulle proprie zampe, poiché:**

- **A** aveva dimensioni adeguate a sopportare il peso corporeo
- **B** aveva meno calorie da smaltire
- **C** faceva meno fatica a respirare
- **D** essendo giovane, aveva più energia
- **E** da giovane, aveva una muscolatura più resistente

10 **Secondo quanto è affermato nel testo, a cosa si deve il limite della vita di una palma?**

- **A** Al fatto che la chioma non si sviluppa a sufficienza per mantenerla in vita
- **B** Al fatto che l'apparato radicale non si sviluppa adeguatamente
- **C** Al deperimento organico delle funzioni vegetative
- **D** All'indebolimento progressivo del legno
- **E** Al fatto che la palma cresce più in altezza che in diametro del tronco

11 **Quale tra le seguenti cause concorre a determinare l'infelicità del cavallo?**

- **A** Aveva dimensioni e peso simili a quelle di un cavallo normale
- **B** Aveva sempre freddo
- **C** Faticava ad ingoiare il cibo
- **D** Non poteva riprodursi
- **E** Non era amato dal suo padrone

In base alle informazioni contenute nel brano seguente, rispondere alle successive domande.

Si può quanto meno tentare di descrivere vari atteggiamenti possibili. Il primo e il più diffuso sarebbe quello di attenersi alla descrizione che ho appena dato, e dire che la teoria quantistica consiste in questo, e che non c'è nient'altro da cercare. Essa fa descrizioni probabilistiche, le quali d'altronde corrispondono meravigliosamente alle misure sperimentali: è una teoria che raggiunge, oserei dire anche nel caso, una precisione considerevole; e il caso è in essa un elemento costitutivo, essendoci previsioni che possono essere formulate solo in termini di probabilità. La teoria quantistica sarebbe quindi probabilistica per il fatto che il Mondo alla scala microscopica sarebbe aleatorio per natura. Questa è la visione più diffusa: essa è perfettamente coerente se la teoria non si imbatte in ostacoli o in contraddizioni, e non ne ha incontrati da più di tre quarti di secolo, ossia da quando esiste. Altri fisici – un gruppo minoritario – non sono soddisfatti di questa situazione, a cominciare del resto da uno dei fondatori della teoria quantistica stessa, Louis de Broglie. Essi hanno sempre obiettato che è contrario alle ambizioni stesse di una teoria scientifica degna di questo nome accontentarsi di una situazione del genere, e che non esiste scienza in assenza di un determinismo assoluto. Per queste persone l'obiettivo era quello di trovare un modo per eliminare il caso e per tornare a una sottostante teoria deterministica. È la cosiddetta "teoria delle variabili nascoste": questa espressione significa che l'elettrone – per riprendere questo esempio – avrebbe, nella sua costituzione interna, un certo numero di proprietà che ignoriamo, ma che sarebbero governate da leggi assolutamente deterministiche. Sarebbe semplicemente la nostra ignoranza di queste proprietà e del loro comportamento a condurci a descrivere in modo statistico e aleatorio il comportamento dell'elettrone. In altri termini, quando alcuni elettroni vanno a colpire punti diversi dello schermo, è perché fra loro c'erano differenze iniziali. Al loro interno ci sarebbero alcune rotelline, piccoli meccanismi o chissà che altro che, se ne fossimo stati a conoscenza, ci avrebbe permesso di constatare che essi non erano nello stesso stato. Non sarebbe quindi sorprendente che essi abbiano un'evoluzione diversa e che vadano a colpire punti diversi dello schermo. Se conoscessimo meglio la struttura sottostante della materia, potremmo eliminare il caso, e ci ritroveremmo immediatamente in una situazione molto prossima a quella della fisica statistica classica, la quale utilizza le probabilità per descrivere il comportamento delle molecole solo perché non può interessarsi ai loro comportamenti individuali, alle loro singole traiettorie (cosa che, del resto, per lo più neanche vuole). Una tale visione è possibile per il fatto che, come ho detto all'inizio, il nucleo duro di una teoria, il suo formalismo, le sue equazioni non impongono un modo unico di concettualizzazione, di comprensione. È possibile costruire teorie con variabili nascoste. Ma perché esse abbiano un senso e un interesse occorre che permettano di recuperare integralmente tutte le predizioni verificate della teoria quantistica. Ci si rende conto allora – questo è stato in fondo il grande progresso degli ultimi vent'anni – che, se si vuol recuperare il determinismo, si è costretti a rinunciare a qualcos'altro, che è almeno altrettanto importante fisicamente, come il carattere locale di una teoria, ossia l'idea che le interazioni fra i sistemi non possano trasmettersi in modo istantaneo a qualsiasi distanza. Ciò significa che effettivamente è possibile costruire alla base della teoria quantistica delle teorie deterministiche, e persino in modi multipli, proprio perché nell'esperienza non c'è nulla che ci imponga una scelta precisa (in un certo senso, ci sono troppe possibilità). Queste teorie presenteranno però aspetti forse ancora più bizzarri di quelli della teoria quantistica convenzionale, non al livello della questione del determinismo e del caso, ma al livello di altri aspetti fondamentali. Si dovranno accettare allora comportamenti molto più strani di quelli che si sono voluti eliminare. Ecco perché, attualmente, queste teorie deterministiche che dovrebbero spiegare e sottendere la teoria quantistica hanno perso gran parte del favore di cui godevano, ivi compreso anche quello della minoranza che le difendeva.

12 Il brano è di natura:

- A storica
- B scientifica
- C filosofica
- D giornalistica
- E statistica

13 Il titolo del brano potrebbe essere:

- A statistica e probabilità nella teoria quantistica
- B caso e determinismo nella teoria quantistica
- C i punti oscuri della teoria quantistica
- D la teoria delle variabili nascoste nell'interpretazione della teoria quantistica
- E Louis de Broglie

14 La teoria quantistica probabilistica:

- A è accettata da un gruppo minoritario di fisici
- B corrisponde alla teoria delle variabili nascoste
- C esiste da più di 50 anni
- D è estranea al concetto di caso
- E è stata superata dalla teoria deterministica

15 Secondo l'autore, negli ultimi 20 anni:

- A la teoria quantistica probabilistica ha visto calare il numero dei suoi sostenitori
- B facendo rinunce, si riuscirebbe a recuperare la teoria probabilistica
- C si è capita la struttura intima della materia
- D non ha senso parlare di scienza ove non sia possibile eliminare la casualità
- E nessuna delle precedenti

16 Louis de Broglie:

- A ritiene insoddisfacente la stessa teoria quantistica che ha contribuito a fondare
- B è un matematico belga
- C ritiene che se si conoscessero meglio le proprietà dell'elettrone non sarebbe necessario ricorrere alle teorie deterministiche
- D è estraneo alla teoria delle variabili nascoste
- E nessuna delle precedenti

In base alle informazioni contenute nel brano seguente, rispondere alla successiva domanda.

L'ingegneria genetica è divenuta oggi oggetto dell'accusa più grave che sia mai stata mossa contro la scienza: dare ai biologi il potere di avvilire e di asservire sia il corpo che lo spirito dell'uomo. In effetti il potere di modificare l'essere umano non è una prerogativa nuova. [...] Gli esseri umani presentano notevole diversità di caratteristiche, quindi un immenso potenziale evolutivo che dà adito a svariate possibilità di selezione.

[...] Nessun esperimento, di nessun tipo, deve essere intrapreso su un essere umano senza il suo consenso. In ogni circostanza devono essere salvaguardati il rispetto e la dignità della persona umana. Anche quando lo si prende come oggetto, l'essere umano deve restare soggetto.

François Jacob, *Il topo la mosca e l'uomo*, Bollati Boringhieri, Torino 1998

17 UNA sola delle riflessioni sui punti essenziali del pensiero di Jacob È VERAMENTE FONDATA sul testo citato. Quale?

- **A** Spaventa tutti il fatto che i biologi abbiano il potere di asservire, corpo e spirito, gli uomini, come il fuoco un tempo spaventò Prometeo
- **B** La paura induce a ripetere nei confronti della scienza le identiche accuse in base a cui essa era già stata condannata in passato
- **C** Per fortuna la molteplicità dei caratteri degli esseri umani sembra rendere particolarmente difficile, se non addirittura impossibile, manipolazioni selettive
- **D** Non esistono circostanze che giustifichino interventi volti a modificare un essere umano senza il suo consenso
- **E** Dobbiamo accettare che possano presentarsi casi particolarissimi in cui la manipolazione genetica sia comunque lecita, con o senza il consenso dell'interessato

In base alle informazioni contenute nel brano seguente, rispondere alla successiva domanda.

La parola "caso" viene usata nel gioco dei dadi o della roulette e si ricorre al calcolo delle probabilità per prevedere l'esito di una partita. Ma questi giochi puramente meccanici e *macroscopici* sono casuali solo in quanto è impossibile *in pratica* dirigere con sufficiente precisione il lancio del dado o quello della pallina. Si può evidentemente concepire una meccanica di lancio ad altissima precisione che consentirebbe di limitare in grande parte l'indeterminazione del risultato. Nella roulette, questa indeterminazione è puramente operativa, ma non essenziale. Lo stesso si può dire, come è facile constatare, per la teoria di numerosi fenomeni in cui si fanno intervenire il concetto di caso e il calcolo delle probabilità per ragioni esclusivamente metodologiche.

In altre situazioni il caso assume, invece, un significato essenziale e non più soltanto operativo. Ciò si verifica, ad esempio, nelle cosiddette "coincidenze assolute" che risultano dall'intersezione di due sequenze causali totalmente indipendenti l'una dall'altra. Supponiamo che il dott. Dupont sia chiamato d'urgenza presso un ammalato che visita per la prima volta, mentre lo stagnino Dubois sta effettuando la riparazione urgente di un tetto di un edificio vicino. Quando il dott. Dupont passa, allo stagnino sfugge inavvertitamente il martello e la traiettoria (deterministica) di quest'ultimo intercetta quella del medico che muore con il cranio fracassato. Noi diremmo che egli ha avuto una cattiva sorte: quale altro termine usare per un simile avvenimento, imprevedibile per la sua stessa natura? Il caso va considerato qui come essenziale, inerente all'indipendenza totale delle due serie di avvenimenti, la cui concomitanza provoca l'incidente.

Jacques Monod, *Il caso e la necessità*, Mondadori, Milano 1970

18 **Nel brano, Jacques Monod esprime una teoria riguardo agli eventi che, a prima vista, sembrano casuali. Alla luce di questa teoria, si individui quale delle seguenti argomentazioni non è coerente con i contenuti del brano.**

- **A** Marco è in viaggio di affari; resosi conto di avere terminato le sigarette, decide di effettuare una sosta in un Autogrill dove, al momento di uscire, acquista anche un biglietto della lotteria nazionale che due mesi dopo gli permetterà di vincere 50.000 euro. Questo avvenimento è un caso di indeterminazione essenziale
- **B** Osi Porges ha dedicato tutta la sua lunga vita a un unico, essenziale esercizio manuale: un lancio precisissimo di un dado a sei facce con la mano destra, posizionato in modo da fissare inizialmente la faccia con un unico pallino nero al centro. L'esito finale di tale lancio dovrebbe sempre essere pari a 6. Questa particolare abilità dovrebbe permettere al tenace Osi di sbancare le riffe clandestine di Bahia. Purtroppo per Osi il "trucchetto" non funziona a causa di quello che Monod definisce il "caso operativo"
- **C** Nell'esempio riportato da Monod il medico muore a causa di una "coincidenza assoluta"; se fosse però solo la nostra limitata visione umana a farci credere che di coincidenza si tratta, se in realtà ogni gesto ne causa un altro in un'infinita successione di eventi deterministici ("Dio non gioca a dadi", si troverebbe d'accordo Einstein), allora sarebbe stato scritto da sempre che il dottore doveva morire sotto il martello dello stagnino
- **D** Il lancio di una moneta (testa o croce?), l'estrazione di una pallina da un'urna (bianca o nera?), la caduta di un martello sulla pubblica via (il dottore morirà o verrà solamente sfiorato dall'attrezzo?) sono tutti eventi regolati dalla "indeterminazione essenziale", che in un mondo in cui ci fosse perfetta conoscenza sparirebbe, per lasciare il posto a una ben più triste determinazione totale
- **E** La sua vita è stata un insieme infinito di eventi regolati da coincidenze assolute: si è sposato con la ragazza che casualmente si è seduta accanto a lui alla lezione di Matematica in Università, ha trovato lavoro nell'azienda di un amico di suo padre incontrato in treno quando era al termine degli studi, è morto colpito dal martello lasciato cadere dal tetto da un idraulico distratto

In base alle informazioni contenute nel brano seguente, rispondere alla successiva domanda.

"Si stima che in 26 paesi africani, il numero di bambini che restano orfani, per qualsiasi causa, sarà più che raddoppiato entro il 2010. Nel 1990 l'AIDS era responsabile del 16% delle morti che lasciavano orfani in questi paesi; entro il 2010 la frazione sarà del 68%. Nell'Africa meridionale, la regione più colpita, il numero di bambini che hanno perso entrambi i genitori crescerà di un impressionante 1600% (da 0,2 milioni a 3,4 milioni). In 11 paesi in Africa con una popolazione complessiva di 109 milioni di abitanti, dal 20% al 37% dei bambini in età inferiore ai 15 anni, avranno perso uno o entrambi i genitori entro il 2010, nella maggior parte dei casi in conseguenza dell'epidemia di AIDS"

da G.Foster, Supporting Community Efforts to Assist Orphans in Africa. New England Journal of Medicine, 346(24), 2002, p.1907.

19 **Nel brano riportato NON si afferma che:**

- **A** la regione più colpita dall'epidemia di AIDS è l'Africa meridionale
- **B** in Africa meridionale ci sono attualmente 200.000 orfani
- **C** la percentuale di bambini resi orfani soprattutto in conseguenza dell'epidemia di AIDS nelle regioni più colpite varierà fra il 20% ed il 37%
- **D** il numero di morti in Africa meridionale crescerà del 1600%

In base alle informazioni contenute nel brano seguente, rispondere alla successiva domanda.

L'influenza dell'arte, non illudiamoci, anche quando è a tratti intensa, è pur sempre effimera e superficiale nell'arco di una vita. Ma [...] penso si possa affermare che aspirazione precipua dell'arte è creare un meccanismo di identificazione, trasferire cioè l'esperienza emotiva e spirituale dei protagonisti di un romanzo, di un racconto, di una pièce teatrale, di un film, o persino di un dipinto o di una scultura, al lettore o all'osservatore, come se costui vivesse quell'esperienza senza doverne pagare lo scotto. Leggendo il racconto di Edipo, con il quale si identifica, il lettore sposa la madre, uccide il padre e si acceca. Seguendo le peripezie di Raskolnikov uccide la vecchia usuraia e sua sorella, oppure si suicida con Anna Karenina ma senza dover subire le conseguenze di tale gesto. Si trasforma in un insetto terribile e disgustoso come Gregor Samsa ma non viene gettato nella spazzatura dalla serva, bensì rimane seduto nella sua comoda poltrona e commenta: «Che racconto incredibile». Questo è, in breve, il distacco estetico che ci procura gioia e soddisfazione catartiche pur toccando temi difficili e gangli mentali in suppurazione [...].

Abraham B. Yehoshua, "Siamo tutti Raskolnikov senza soffrire", «La Stampa», 13-2-2005, p. 29

20 Il brano riportato NON giustifica UNA delle seguenti considerazioni. Quale?

- **A** Non possiamo attribuire all'arte la capacità d'influenzare durevolmente e profondamente l'esistenza delle persone
- **B** L'arte mira principalmente a favorire l'immedesimazione del fruitore con i personaggi e le situazioni che rappresenta
- **C** Leggere il racconto di Edipo consente di sperimentare in maniera attenuata e reversibile le terribili vicende
- **D** La gioia e la soddisfazione che il distacco estetico procura hanno una valenza purificatoria
- **E** L'arte ha l'effetto negativo di indurre il fruitore all'inazione, a vivere solo per interposta persona

Soluzioni e commenti

1 Per individuare la risposta esatta è necessario comprendere la tesi di fondo del brano: sugli sviluppi dell'ingegneria genetica si sono diffuse, grazie a una divulgazione superficiale favorita a sua volta da scienziati interessati a ottenere finanziamenti per le proprie ricerche, grandi aspettative. I due concetti autorizzano, da un punto di vista logico, quanto espresso dall'alternativa B. Infatti, se la divulgazione superficiale venisse sostituita da una comunicazione corretta, le aspettative menzionate verrebbero ridimensionate. Nell'alternativa A, al contrario, si sostiene che una comunicazione corretta riguardo le reali possibilità della genetica permetterebbe di ottenere risultati significativi in ambito medico. L'autore non pensa invece che i risultati della ricerca dipendano dalla comunicazione. Anche l'alternativa C risulta errata in quanto in essa si sostiene una forte correlazione esistente tra ricerca genetica e diffusione delle informazioni con relativo scadimento della qualità della ricerca stessa: tale concetto è del tutto assente non solo nel testo di Prattico, ma anche nelle conclusioni che da esso possono essere tratte. L'alternativa D è la più facilmente eliminabile in quanto riporta concetti quali la corruzione degli scienziati ("più interessati a ottenere finanziamenti pubblici per scopi privati che a diffondere reale conoscenza") e il finanziamento della ricerca da parte dei privati che sono del tutto assenti dal testo di partenza.

2 Nella prima parte del brano è contenuta la risposta a tale quesito (alternativa C). L'alternativa B è errata in quanto parziale (quelli visivi sono solo una parte degli strumenti sensoriali).

3 In base a quanto affermato nel brano, Lotka distingue tra strumenti endosomatici ed esosomatici. Tra i primi vengono esplicitamente menzionate le zampe e altre parti del corpo (occhi, denti, reni ecc.). Si possono dunque escludere le alternative A e C. Le alternative B e D sono anch'esse errate in quanto estranee al pensiero di Lotka. La risposta esatta è dunque la E.

4 L'alternativa A corrisponde a quanto affermato nelle ultime righe del brano ed è dunque la risposta corretta del quesito in esame. Per ciò che riguarda l'alternativa B, l'autore afferma, poco oltre la metà del brano, che il rapporto stretto che esiste tra uomo e strumento esosomatico è di tipo funzionale e non anatomico. Le alternative C e D, infine, si escludono facilmente in base alle seguenti frasi contenute nel brano: "l'uomo non è proprio l'unico animale che faccia uso di strumenti ..." e "... deploro l'abitudine di descrivere il cervello come una specie di macchina calcolatrice ...". La E, infine, è errata perché il picchio Galapagos rappresenta l'eccezione e non la normalità nel mondo animale quanto all'uso di strumenti.

5 Tra le alternative proposte, l'unica che descrive correttamente il contenuto del brano è la A, in quanto le questioni scientifiche vengono lette in chiave filosofica.

6 L'autore afferma che il picchio Galapagos è uno dei rari esempi di animali che usino strumenti. Peraltro, il fatto di usare strumenti è una caratteristica che il picchio Galapagos ha in comune all'uomo e dunque l'alternativa C è esatta.

7 La tesi sostenuta dall'autore è quella riportata nell'alternativa A. Infatti riguardo al cavallo poliploide nel testo si legge "lunghezza, superficie e volume (o massa) sono in discrepanza perché le loro curve di crescita hanno caratteristiche mutuamente non lineari" e questo rende impossibile che il cavallo possa rimanere in vita a lungo; esiti analoghi si hanno per tutti i fenomeni in cui due o più parametri interagiscono seguendo leggi non lineari, come nel caso del traffico o della palma: oltre un certo punto di crescita di una variabile il sistema collassa. Naturalmente ciò non avviene per tutti i fenomeni fisici: nella maggior parte dei casi, al contrario, i parametri dei fenomeni

PARTE QUINTA

fisici interagenti sono legati l'uno all'altro per permettere al sistema di funzionare al meglio. Questo rende dunque errata l'alternativa B. Anche la C è errata: la natura e la conformazione dei singoli organi interni del cavallo potrebbe anche non essere dissimile da quelle di un cavallo ordinario (dimensioni a parte), ma è la loro interazione a dare origine ai problemi di ossigenazione e smaltimento del calore che affliggono il cavallo poliploide. L'alternativa D si può escludere facilmente pensando all'esempio della palma, dove, come visto poco sopra, il processo di crescita vitale non è terminato a causa dell'invecchiamento cellulare.

8 L'alternativa corretta è la C. Se si raddoppiano i lati di un solido (si pensi a un cubo, per esempio) ogni singola faccia ha superficie pari a quattro volte rispetto quella del solido di partenza, mentre il volume del solido è 8 volte quello iniziale. Nel caso del cavallo, raddoppiandone la lunghezza, il volume è 8 volte quello di un cavallo normale; anche il peso del cavallo poliploide, che è proporzionale al volume, è 8 volte quello del cavallo normale e questo è un peso eccessivo perché possa reggersi sulle zampe.

9 I problemi che il cavallo poliploide incontra nel reggersi in piedi dipendono, come visto anche nella domanda precedente, dallo sviluppo non lineare di lunghezza e volume, e quindi peso, della povera bestia. Questa è però la condizione del cavallo adulto. Quando il cavallo era ancora un puledro la sua superficie e il suo peso avevano un rapporto tale per cui il cavallo aveva ancora la possibilità di reggersi in piedi, in quanto le sue dimensioni ancora risultavano adeguate a questo (risposta corretta A). Con la crescita, le due curve discrepanti raggiungono e, purtroppo, passano la soglia di tolleranza rendendo impossibile al cavallo adulto reggersi in piedi. In altre parole, le problematiche a cui va incontro il cavallo sono date dalla crescita: se il puledro è "lungo" la metà del cavallo adulto, il suo peso è otto volte inferiore e quindi può ancora reggersi sulle zampe.

10 La crescita della palma, a differenza di quella del cavallo poliploide, rispetta fino alla fase conclusiva della vita la propria soglia di tolleranza. Fino a quando la lunghezza della palma è sostenuta dal tronco la palma sopravvive adattandosi alla nicchia in cui si trova. Quando questo limite è passato, cioè quando la palma cresce eccessivamente in altezza per la dimensione del tronco (risposta corretta E) la palma va incontro alla morte.

11 Nel testo in esame si parla esplicitamente di "bestia infelice" con riferimento ai problemi di alimentazione del cavallo legati ancora una volta a dati di crescita non lineari di peso, e quindi di quantità di cibo che deve essere ingerita, e di esofago, rispettivamente pari a otto e quattro volte quelli di un cavallo normale. La risposta esatta è dunque la C.

12 La soluzione esatta è in questo caso facilmente individuabile nell'alternativa B. Si tratta infatti di un brano il cui contenuto (natura) è incentrato sulla teoria quantistica, ossia su un argomento scientifico. La E potrebbe sembrare plausibile perché nel brano si parla di calcolo delle probabilità, ma si tratta comunque di un argomento secondario rispetto a quello della teoria quantistica.

13 Il titolo che meglio inquadra l'argomento del brano è quello espresso dall'alternativa B. La A è da scartare perché non considera l'aspetto del determinismo di cui l'autore parla a lungo. Le alternative C, D ed E, infine, indicano sì due argomenti citati nel brano, ma non sono adatti a rappresentarne il titolo in quanto relativi a passaggi specifici.

14 L'alternativa A è da scartare perché la teoria accettata da un gruppo minoritario di fisici è quella deterministica. Anche la teoria delle variabili nascoste individua, secondo quanto espresso nel brano, una teoria di tipo deterministico e non probabilistico. L'alternativa D è errata perché evidentemente in contrasto con quanto ripetutamente affermato dall'autore. Infine la E accenna a un superamento di una teoria ad opera di un'altra, mentre, come si ricava dall'intero brano, il dibattito è ancora aperto. La soluzione esatta è la C.

15 La teoria che ha visto calare il numero dei propri sostenitori è, secondo l'autore, quella deterministica. L'alternativa **A** è dunque errata, così come sono in contrasto con il contenuto del brano la **B**, la **C** e la **D**. La soluzione esatta è dunque la **E**.

16 La soluzione esatta è la **A**. Nel brano, infatti, si afferma quanto segue: "altri fisici – un gruppo minoritario – non sono soddisfatti di questa situazione, a cominciare del resto da uno dei fondatori della teoria quantistica stessa, Louis de Broglie". In particolare, la **B** è errata in quanto il brano afferma che Louis de Broglie è un fisico e non fornisce alcuna informazione circa la sua nazionalità. Infine, l'alternativa **E** risulta sbagliata in quanto l'autore del brano, pur auspicando implicitamente una maggiore serietà da parte dei mezzi di comunicazione di massa, non auspica un divieto come quello menzionato né ritiene che gli scienziati siano ridicolizzati.

17 Nel testo non si parla di paura del potere di asservire, corpo e spirito, ai biologi, come non si parla della paura di Prometeo nel rubare il fuoco agli dei, ma solo della punizione conseguente all'atto (alternativa **A** errata). Il testo parla inoltre di accuse *mai* fatte prima alla scienza (alternativa **B** errata) e della enorme potenzialità di manipolazioni selettive dovute alla molteplicità dei caratteri degli esseri umani (alternativa **C** errata). Il brano si conclude asserendo la necessità assoluta del consenso da parte dell'interessato in caso di interventi manipolativi di ordine genetico. L'alternativa **E** è quindi errata, mentre risulta corretta (cioè fondata su quanto detto nel brano) la riflessione proposta dall'alternativa **D** che rappresenta la soluzione al quesito.

18 Nel brano si opera un'importante distinzione tra gli eventi che convenzionalmente si definiscono casuali e quelli che effettivamente lo sono; i primi (il lancio di un dado o della pallina sulla ruota della roulette) sembrano regolati dal caso, ma in realtà ciò è dovuto a quella che l'autore definisce "indeterminatezza operativa", cioè all'impossibilità pratica di determinare un risultato che in teoria potrebbe essere prevedibile. Questa teorica prevedibilità rende tali eventi diversi dai secondi, basati su una "coincidenza assoluta" che comporta necessariamente una "non prevedibilità" intrinseca dell'evento stesso. Alla luce di questa distinzione, si analizzino le diverse alternative. L'alternativa **A** presenta una storia completamente basata sulla *indeterminazione essenziale*. Per ciò che riguarda invece il curioso personaggio presentato nell'alternativa **B**, è proprio il *caso operativo* che impedisce a Osi di riuscire nel suo "trucchetto". Nell'alternativa **C** l'evento che provoca la morte del medico è utilizzato proprio come esempio di *coincidenza assoluta* (e quindi di *caso essenziale*). La breve biografia dell'alternativa **E** è infine strutturata come una serie di *eventi regolati da coincidenze assolute*. Queste quattro alternative, dunque, riportando correttamente il pensiero di Monod, non costituiscono la risposta corretta. Invece, la risposta **D** considera il lancio della moneta e l'estrazione di una pallina da un'urna come eventi basati sulla *indeterminazione essenziale* e quindi non prevedibili neppure teoricamente, in palese contraddizione con quanto sostenuto nel brano. Ne segue la correttezza di tale alternativa.

19 Secondo l'autore del brano è l'Africa meridionale la regione più colpita con 0,2 milioni, cioè 200.000 bambini orfani (le alternative **A** e **B** sono coerenti con il brano e quindi non sono la soluzione cercata). Nel brano si afferma anche che una percentuale dal 20% al 37% dei bambini in età inferiore ai 15 anni entro il 2010 (il brano è del 2002) sarà reso orfano di uno o entrambi i genitori, nella maggior parte dei casi in conseguenza dell'epidemia di AIDS (anche l'alternativa **C** è coerente). Non è invece affermato quanto proposto dall'alternativa **D** (soluzione del quesito), infatti l'aumento del 1600% non fa riferimento al totale dei morti in Africa meridionale, ma al numero di bambini che avranno perso i genitori.

20 La risposta esatta è la **E**. Infatti, nel brano di Yehoshua nulla si dice dei possibili "effetti negativi" (inazione, vivere per interposta persona) dell'arte sul fruitore.

Quesiti di ragionamento logico

Individuare l'alternativa che completa correttamente le seguenti proporzioni tra parole.

1 **Minuto : enorme = X : Y**

A X = polmone; Y = respirazione
B X = vero; Y = falso
C X = debole; Y = labile
D X = alto; Y = magro
E X = curvo; Y = storto

2 **Calciatore sta a pallone come X sta a Y.**

A X = squadra; Y = giocatore
B X = erborista; Y = minerale
C X = trattore; Y = escavatore
D X = acrobata; Y = trapezio
E X = otorino; Y = pneumatico

3 **Pasta : alimento = X : Y**

A X = carne; Y = indumento
B X = chiodi; Y = incudine
C X = latte; Y = neonato
D X = utensile; Y = cacciavite
E X = martello; Y = utensile

4 **Tribunale : X = Y : capomastro**

A X = giudice; Y = cantiere
B X = accusati; Y = progettisti
C X = avvocato; Y = comandante
D X = imputato; Y = semaforo
E X = avvocato; Y = carpentiere

5 **Recente : nuovo = X : Y**

A X = neonato; Y = anziano
B X = moderno; Y = efficiente
C X = interessante; Y = noioso
D X = spiritoso; Y = divertente
E X = leggero; Y = pesante

RAGIONAMENTO LOGICO E CULTURA GENERALE

6 **Acido : X = Y : positivo**

- A X = basico; Y = negativo
- B X = carattere; Y = pensiero
- C X = citrico; Y = neutro
- D X = aceto; Y = numero
- E X = pH; Y = valore

7 **X : temperatura = barometro : Y**

- A X = colore; Y = tempo
- B X = umidità; Y = termometro
- C X = stagione; Y = clima
- D X = grado; Y = millimetro
- E X = termometro; Y = pressione

8 **Pediatra : bambini = X : Y**

- A X = gerarca; Y = anziani
- B X = casa di riposo; Y = nonni
- C X = geriatra; Y = anziani
- D X = ortopedico; Y = bambini
- E X = donne; Y = ginecologo

9 **Torino : Piemonte = X : Y**

- A X = Enna; Y = Sicilia
- B X = Orvieto; Y = Umbria
- C X = Oristano; Y = Sardegna
- D X = Genova; Y = Liguria
- E X = Lodi; Y = Lombardia

10 **Joyce : Dublino = X : Lubecca = Bulgakov : Y**

- A X = Goethe; Y = Berlino
- B X = Mosca; Y = Tolstoj
- C X = Thomas Mann; Y = Mosca
- D X = Brecht; Y = Berlino
- E X = Amsterdam; Y = Puskin

11 **Surrealismo : X = Futurismo : Marinetti = Impressionismo : Y**

- A X = André Breton; Y = Claude Monet
- B X = André Breton; Y = George Braque
- C X = Edvard Munch; Y = Vincent Van Gogh
- D X = Paul Cézanne; Y = Salvador Dalì
- E X = Salvador Dalì; Y = Umberto Bocciani

12 **Subordinato : indipendente = X : Y**

- A X = libero; Y = autonomo
- B X = sterile; Y = produttivo
- C X = fertile; Y = fecondo
- D X = ludico; Y = giocoso
- E X = sposato; Y = prigioniero

Risolvere i seguenti esercizi.

13 **Individuare il rapporto anomalo.**

- A Scortese – gentile
- B Alto – basso
- C Flebile – forte
- D Solerte – lento
- E Impersonale – pedissequo

14 **Individuare il rapporto anomalo.**

- A Polmonite – Infiammazione
- B Diaframma – Muscolo
- C Aorta – Arteria
- D Odontalgia – Indigestione
- E Carcinoma – Tumore

15 **Individuare la parola da scartare.**

- A Freccia
- B Dardo
- C Faretra
- D Balestra
- E Rampone

16 **Individuare quale, tra i seguenti personaggi storici, non trova adeguato inserimento:**

- A Vespasiano
- B Anco Marzio
- C Augusto
- D Tito
- E Tiberio

17 **Indicare la parola da scartare.**

- A Poliglotta
- B Politico
- C Polimorfo
- D Politeista
- E Poligamo

18 **Indicare la parola da scartare.**

A Compatto
B Attonito
C Astratto
D Scambiato
E Intatto

19 **Se treno = 14, tram = 11, bus = 8, trattore = ?**

A 23
B 21
C 27
D 11
E 14

Risolvere i seguenti esercizi.

20 **Un piastrellista ha coperto i 7/9 di un pavimento. Sapendo che ha usato 14 metri quadrati di mattonelle, quanto è grande l'intero pavimento?**

A 20 metri quadrati
B 18 metri quadrati
C 9 metri quadrati
D 19 metri quadrati
E 70 metri quadrati

21 **Giorgio si affida sempre al caso. Dovendo sposarsi sceglie a caso anche la data della cerimonia. In quale dei mesi seguenti è meno probabile che si celebri il matrimonio?**

A Gennaio
B Febbraio
C Marzo
D Novembre
E Dicembre

22 **Una segretaria distratta ha chiuso tre buste prima di scrivere i relativi indirizzi (tra loro diversi); allora li scrive a caso sulle tre buste. Qual è la probabilità che la segretaria indovini almeno un indirizzo?**

A 1/2
B 2/3
C 1
D 5/6
E 1/3

23 **Se X e Y stanno tra loro come 5 sta a 6 e la loro somma vale 22, quanto vale X?**

A 11
B Non è possibile determinarlo univocamente, con i dati a disposizione
C 9
D 10
E 12

24 **Lavorando del ferro si ha una perdita del 30%. Da due tonnellate di ferro quanti kg di manufatti si ottengono?**

A 1400 kg
B 60 kg
C 9000 kg
D 6 kg
E 200 kg

25 **Se 3 persone leggono 3 libri in 3 giorni, quante persone ci vogliono per leggere 150 libri in 150 giorni?**

A 10
B 5
C 50
D 150
E 3

26 **Andrea legge 20 pagine al giorno più di Giacomo che, a sua volta, ne legge un quarto più di Luciano. Sapendo che Luciano legge 20 pagine al giorno, qual è il numero minimo di giorni necessari ai tre compagni si scuola insieme per leggere tutto il materiale di una ricerca per cui è necessario leggere complessivamente 1080 pagine?**

A 15
B 6
C 12
D 8
E 4

27 **In un villaggio cinese vivono 33 famiglie, ognuna delle quali possiede almeno una bicicletta. È noto che, al massimo, ogni famiglia possiede tre biciclette. Sapendo che il numero di famiglie con una sola bicicletta è uguale al numero di famiglie che ne possiedono tre, quante sono, in totale, le biciclette del villaggio?**

A 33
B 66
C 45
D 64
E 27

28 **Una popolazione, che è inizialmente di 32 batteri, aumenta del 50% ogni ora. Da quanti batteri sarà formata dopo 4 ore?**

A 100
B 122
C 162
D 184
E 192

RAGIONAMENTO LOGICO E CULTURA GENERALE

29 **Un capo cantiere sa che per completare il lavoro di cui è responsabile, utilizzando tutti gli operai che attualmente lavorano nel cantiere, sono necessari 20 giorni. Se potesse avere altri 2 operai il lavoro verrebbe completato in 16 giorni. Al contrario, la sua impresa (a causa di un nuovo appalto) anziché fornire i 2 operai, sottrae le risorse al cantiere e lascia un solo operaio. Quanti giorni impiegherà tale operaio a completare il lavoro, nell'ipotesi che tutti abbiano lo stesso ritmo di lavoro?**

A 160
B 320
C 120
D 150
E 200

30 **Lucia noleggia una macchina per 18 Euro più 0,10 Euro per chilometro percorso. Carlo noleggia una macchina per 25 Euro più 0,05 Euro per chilometro percorso. A fine giornata, dopo aver percorso la stessa distanza pagano entrambi lo stesso importo. Quanti chilometri hanno percorso?**

A 150
B 120
C 140
D 135
E 130

31 **Quale numero, sommato a 10, dà come risultato il triplo del numero stesso diminuito di 4?**

A 3
B 11
C 8
D 7
E 5

32 **Una imbarcazione con un prezzo di listino pari a 40.000 euro viene venduta con uno sconto del 30%.**
A quanto è ammontato lo sconto?

A 13.333 euro
B 1.200 euro
C 12.000 euro
D 3.000 euro
E 28.000 euro

33 **La recinzione di un vigneto prevede che si piantino alberi di vite a distanza di 6 metri l'uno dall'altro. Quanti alberi di vite in più sono necessari per recintare un vigneto quadrato di area quadrupla rispetto a un altro vigneto quadrato che ha il perimetro pari a 120 metri?**

A 20
B 120
C 80
D 60
E 40

Durante la fase di sperimentazione, il farmaco Y viene somministrato a un gruppo di persone. Il grafico seguente rappresenta la ripartizione percentuale, in base alla fascia d'età, dei soggetti che si sottopongono alla sperimentazione.

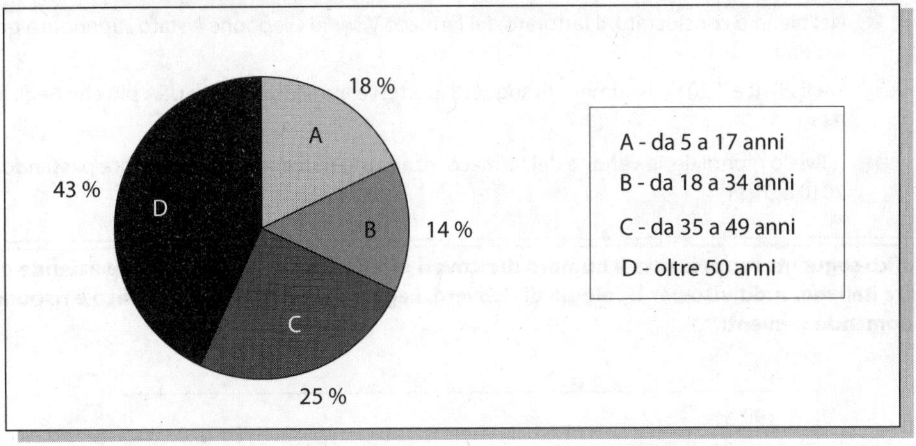

34 **Sapendo che in questo gruppo di persone vi sono 21 soggetti appartenenti alla fascia d'età 18-34 anni, quanti sono complessivamente gli individui che hanno assunto il farmaco durante la sperimentazione?**

A 132 B 146 C 150 D 164 E 21

Nel biennio 2010-2011 è stato lanciato sul mercato mondiale un nuovo farmaco anti-ipertensivo, chiamato Visor. Al termine del 2011 la casa produttrice verifica l'andamento delle vendite in alcuni dei principali Paesi. I risultati dello studio sono espressi nel grafico seguente.

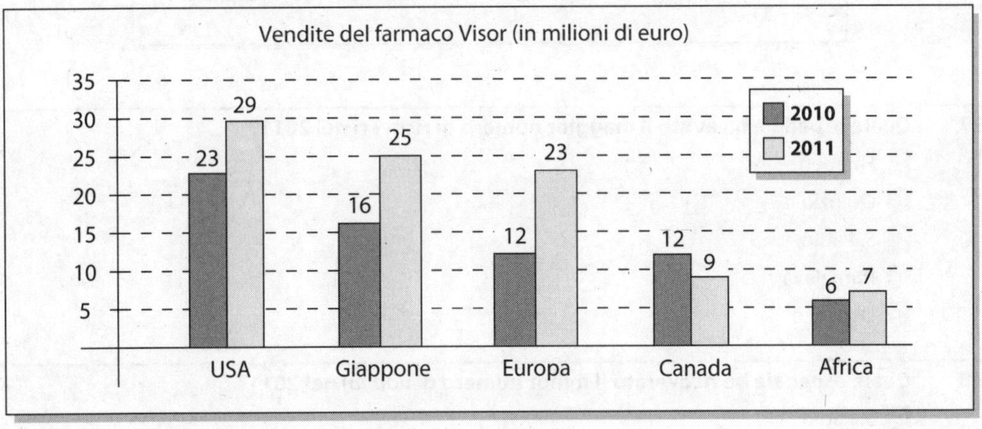

35 **Nel 2011, qual è stata la percentuale delle vendite realizzate negli USA, rispetto al totale dell'anno?**

A Circa il 20% B Circa il 25% C Circa il 30% D Circa il 40% E Circa il 45%

RAGIONAMENTO LOGICO E CULTURA GENERALE

36 **Dal grafico si possono trarre tutte le seguenti conclusioni tranne una. Quale?**

A Tra il 2010 e il 2011, il maggior incremento percentuale nelle vendite del farmaco Visor si è avuto in Europa

B Il fatturato del farmaco Visor realizzato in Canada è diminuito dal 2010 al 2011

C Nel biennio considerato, il fatturato del farmaco Visor in Giappone è stato superiore a quello in Europa

D Tra il 2010 e il 2011, il numero di soggetti ipertesi è aumentato negli USA più che negli altri Paesi

E A livello mondiale, le vendite del farmaco Visor sono globalmente aumentate passando dal 2010 al 2011

Il grafico seguente rappresenta il numero di ricoveri effettuato nel 2011 da alcune aziende ospedaliere italiane, suddiviso per tipologia di ricovero. Leggere attentamente il grafico e rispondere alle domande seguenti.

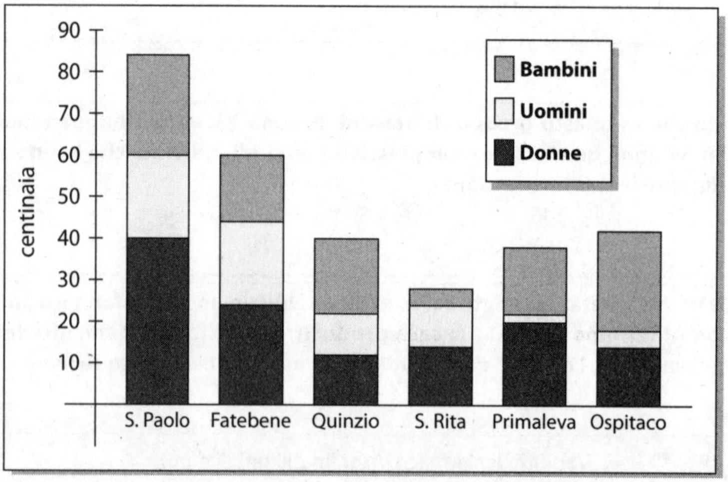

37 **Quale ospedale ha avuto il maggior numero di ricoveri nel 2011?**

A Fatebene

B Quinzio

C S. Paolo

D Primaleva

E Ospitaco

38 **Quale ospedale ha ricoverato il minor numero di *uomini* nel 2011?**

A S. Paolo

B Quinzio

C Primaleva

D Ospitaco

E S. Rita

PARTE QUINTA

39 **Quale ospedale ha ricoverato il maggior numero di *donne* nel 2011?**

A S. Rita

B S. Paolo

C Fatebene

D Quinzio

E Ospitaco

Risolvere i seguenti esercizi.

40 **Sapendo che la ripartizione per categorie contrattuali dei dipendenti del Comune di Como è quella rappresentata nel grafico seguente e che il numero di dirigenti è pari a 18, individuare il numero totale dei dipendenti del Comune.**

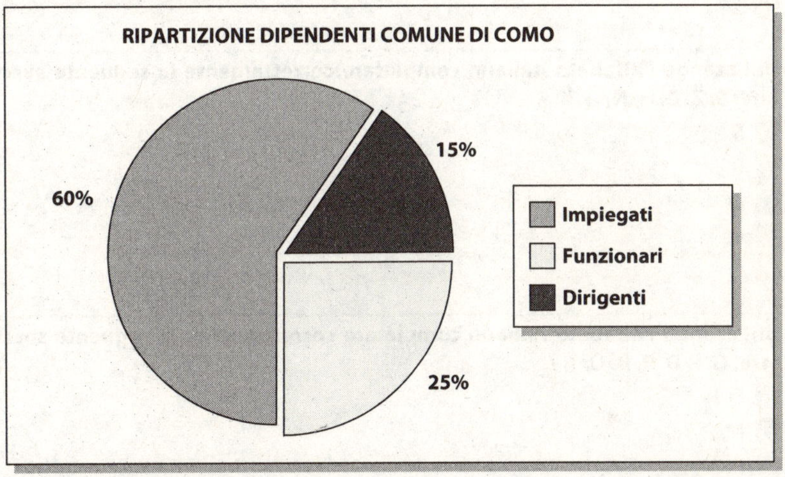

A 57 B 60 C 120 D 72 E 110

41 **L'azienda Beta vende i propri prodotti in quattro Paesi europei attraverso due divisioni: X e Y. Lo scorso anno ha effettuato vendite come riportato nella tabella seguente:**

Paese	Vendite totali (migliaia di euro)	Percentuale vendite divisione X
Italia	500	80
Svizzera	50	50
Germania	60	10
Francia	20	90

Qual è l'ammontare, in euro, delle vendite della divisione Y in Germania nello scorso anno?

A 50.000 B 6.000 C 90% D 5.300 E 54.000

RAGIONAMENTO LOGICO E CULTURA GENERALE

Nei seguenti esercizi completare la serie con il numero o la lettera mancante.

42 **8, 13, 14, 15, 20, 17, 26, ...?**

A 32
B 21
C 36
D 18
E 19

43 **9, 18, 21, 20, 40, 43, 42, ...?**

A 48
B 84
C 44
D 68
E 24

44 **Utilizzando l'alfabeto italiano completare correttamente la seguente successione di lettere: S, Z, D, H, N, ...?**

A S
B R
C O
D P
E Q

45 **Utilizzando l'alfabeto italiano completare correttamente la seguente successione di lettere: G, P, D, R, B, O, ?, ?**

A Q, R
B M, P
C D, M
D E, N
E E, P

46 **Utilizzando l'alfabeto inglese completare correttamente la seguente successione di lettere: S, H, T, G, U, F, V, E, ?, ?**

A V, U
B D, Y
C Z, D
D W, D
E D, U

47 **A, 17, C, 14, E, 11, G, ...?**

A 9
B 18
C 14
D 22
E 8

PARTE QUINTA

48 **Individuare il numero mancante.**

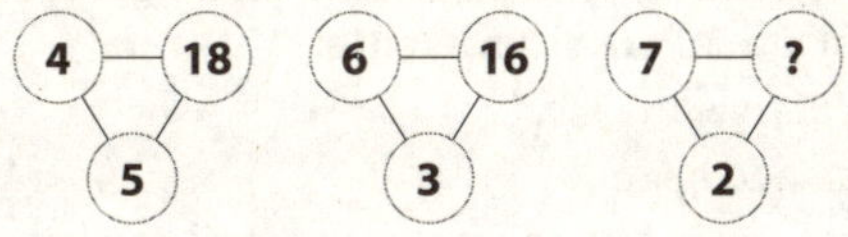

Ⓐ 14 Ⓑ 12 Ⓒ 10 Ⓓ 20 Ⓔ 24

49 **Individuare il numero mancante.**

10	**8**	**2**
30	**24**	**6**
15	**12**	**?**

Ⓐ 11
Ⓑ 9
Ⓒ 4
Ⓓ 3
Ⓔ 6

50 **Qual è il numero da eliminare dalla seguente successione?**

2, 5, 10, 13, 18, 21, 23, 26, 29

Ⓐ 10
Ⓑ 21
Ⓒ 29
Ⓓ 23
Ⓔ nessuno

Risolvere i seguenti esercizi.

51 **"Le nuove indagini non hanno confermato l'impossibilità che il freddo non sia la causa della rottura dei tubi".**

Il significato di questa affermazione è:

Ⓐ il freddo non può essere in alcun modo causa della rottura dei tubi
Ⓑ il freddo è certamente la causa della rottura dei tubi
Ⓒ il freddo potrebbe non essere la causa della rottura dei tubi
Ⓓ il freddo causa sempre problemi
Ⓔ il caldo è probabilmente la causa della rottura dei tubi

52 **"Nessun ingenuo è cattivo; qualche cattivo è adulto; dunque ... non è ingenuo".**
S'individui il CORRETTO COMPLETAMENTO del sillogismo.

Ⓐ qualche cattivo
Ⓑ qualche adulto
Ⓒ ogni adulto
Ⓓ ogni cattivo
Ⓔ qualche ingenuo

53 **Laura dice a Danilo: "Se venerdì starò bene, giocherò la partita. Se starà bene anche Betty, la porterò a giocare con me". È venerdì, Danilo va a vedere la partita e vede Laura in tribuna a guardare la partita. Allora sicuramente:**

A Laura sta bene, ma Betty no
B Laura e Betty non stanno bene
C Laura sta bene, Betty non ha voluto giocare la partita con lei
D Betty non sta bene
E Laura non sta bene

54 **Si completi correttamente il seguente ragionamento ipotetico:**
Se non avessi avuto talento non saresti diventato artista; ma sei diventato artista dunque ....

A hai talento
B non hai talento
C sei artista
D sarai artista
E non avrai talento

55 **Determinare quale delle seguenti situazioni è NON compatibile con l'affermazione: "per superare questo test è necessario, ma non sufficiente, conoscere la matematica e non arrivare in ritardo".**

A Carlo conosce la matematica, arriva puntuale, e supera il test
B Massimo non conosce la matematica, arriva puntuale, e supera il test
C Riccardo conosce la matematica, arriva puntuale, e non supera il test
D Mimma non conosce la matematica, arriva in orario, e non supera il test
E Letizia arriva puntuale e non supera il test

56 **Marianna scommette con Simona che se domani andranno a ballare incontreranno Piero. In quale dei seguenti casi si è sicuri che Marianna perde la sua scommessa?**

A Marianna e Simona non vanno a ballare domani e non incontrano Piero
B Marianna e Simona vanno a ballare domani e incontrano Piero
C Marianna e Simona vanno a ballare domani e incontrano molte persone ma non Piero
D Marianna e Simona non vanno a ballare domani ma la sera stessa della scommessa incontrano Piero in gelateria
E Marianna e Simona non vanno a ballare domani e incontrano Piero che va in discoteca

57 **Se si fanno i controlli mensili dei dati sui libri stampati, si scoprono gli errori di allineamento dei magazzini.**
Se la precedente affermazione è vera, allora è sicuramente vero che:

A se non si sono scoperti gli errori di allineamento dei magazzini è perché non si sono fatti i controlli mensili dei dati sui libri stampati
B gli errori di allineamento dei magazzini si scoprono solo se si sono fatti i controlli mensili dei dati sui libri stampati
C condizione necessaria e sufficiente affinché vengano scoperti gli errori di allineamento dei magazzini è che si facciano i controlli mensili dei dati sui libri stampati
D se si scoprono gli errori di allineamento dei magazzini è perché si sono fatti i controlli mensili dei dati sui libri stampati
E gli errori di allineamento dei magazzini derivano solo dai mancati controlli mensili dei dati sui libri stampati

58 **Se A è vero allora B è vero; se C è vero allora D è vero. Quale delle seguenti affermazioni implica che A, B, C, D siano tutti veri?**

- A D è vero o A è vero
- B B è vero e C è vero
- C C è vero o A è falso
- D C è vero e A è vero
- E D è falso o A è vero

59 **Premesso che: tutti i filosofi sono portati per la logica / la logica aiuta nel gioco del bridge / Marco ama giocare a bridge / chi ama giocare a bridge ha un debole per la letteratura. Quale delle seguenti affermazioni è sicuramente vera?**

- A Marco ha tutti i requisiti per essere un buon giocatore di bridge
- B Marco è un profondo pensatore e ha un debole per la letteratura
- C Chi è portato per la logica non può non amare il bridge
- D Tutti i filosofi amano giocare a bridge
- E Non si può negare che Marco abbia un debole per la letteratura

60 **Tutti i dipendenti della società "Alber" sono svogliati; Luca gioca a golf; tutte le persone che giocano a golf sono svogliate.**
Se le tre affermazioni che precedono sono vere, quale delle seguenti è vera?

- A Tutti i dipendenti della società "Alber" giocano a golf
- B Luca è una persona svogliata
- C Tutte le persone svogliate giocano a golf
- D Luca è un dipendente della società "Alber"
- E La società "Alber" lavora nel settore sportivo

61 **Tutto ciò che possiede un allevatore sono 40 maiali. Il lunedì un incendio ne uccide la metà. Il martedì un sesto dei maiali fugge. Il mercoledì l'allevatore compra altri dieci maiali. Quante pecore possiede alla fine l'allevatore?**

A 40 B 22 C 26 D 0 E 50

62 **A è una quantità minore di B, e B è maggiore o uguale a C. Quale delle seguenti affermazioni è sempre vera?**

- A A è maggiore o uguale a C
- B A è minore o uguale a C
- C A è uguale a C
- D A è minore a C
- E Non si può stabilire una relazione tra A e C sempre valida

63 **Quale delle seguenti affermazioni è logicamente equivalente a "Le canzoni italiane non hanno sempre testi belli"?**

- A Le canzoni italiane hanno sempre brutti testi
- B Almeno una canzone italiana non ha un bel testo
- C Tutte le canzoni con un bel testo non sono italiane
- D Nessuna canzone straniera ha un bel testo
- E Tutte le canzoni con un bel testo sono straniere

RAGIONAMENTO LOGICO E CULTURA GENERALE

64 **Io sono un uomo. Se il figlio di Luigi è padre di mio figlio, chi sono io per Luigi?**

- **A** Il figlio
- **B** Io non ho rapporti di parentela con Luigi
- **C** Il padre
- **D** Sono io Luigi
- **E** Il nonno

65 **La madre di Gustavo gli ha chiesto di andare dal fruttivendolo a ritirare 9 cassette di mele. Potendo portare sulla bici solo due cassette alla volta, quante volte Gustavo deve andare e tornare dal negozio?**

A 4 **B** 4,5 **C** 5 **D** 6 **E** 5,5

66 **"Domenico è un amante della musica classica; chi suona la chitarra ama la musica classica; chi suona la chitarra ha le mani grandi".**
Se le precedenti affermazioni sono vere, allora, per poter dedurre che Domenico ha le mani grandi, a quale/i affermazioni aggiuntive si deve far ricorso?

I) Chi ama la musica classica suona la chitarra

II) Chi ha le mani grandi suona la chitarra

- **A** Solo alla I)
- **B** La II) consente di affermare con certezza che Domenico ha le mani grandi, mentre la I) consente di giungere a tale conclusione solo se vale contemporaneamente la II)
- **C** Solo alla II)
- **D** Sia alla I) sia alla II)
- **E** A nessuna delle due: anche senza informazioni aggiuntive si ricava che Domenico ha certamente le mani grandi

67 **Recenti scoperte scientifiche hanno mostrato che il farmaco AZT è in grado di ritardare di almeno due anni l'insorgere della malattia nel 55% dei pazienti sieropositivi che lo assumono e non ha effetti collaterali. È dunque opportuno che tale farmaco venga somministrato a tutti i pazienti.**
Tutte le seguenti affermazioni indeboliscono l'argomentazione sopra riportata tranne una. Quale?

- **A** Il farmaco AZT provoca la perdita della vista
- **B** Altri farmaci hanno ritardato di almeno due anni l'insorgere della malattia in più di metà dei pazienti sottoposti a trattamento
- **C** Il farmaco AZT è particolarmente costoso
- **D** I pazienti trattati con AZT hanno successivamente subito un decorso molto più rapido della malattia verso la morte
- **E** Il farmaco AZT è tossico per il feto delle donne che lo assumono in gravidanza

Leggere il testo del seguente problema e rispondere alle relative domande.

Le lettere A, B, C, D, E, F e G, non necessariamente in questo ordine, rappresentano sette numeri interi consecutivi da 1 a 10. Si ha che:

1. D è di 3 unità inferiore ad A;
2. B rappresenta il numero di mezzo;
3. A è di due unità superiore a B;
4. F è inferiore a B dello stesso valore di cui C è maggiore di D;
5. G è maggiore di F.

68 **Il quinto numero in ordine crescente è:**

A A B C C D D E E B

69 **A è tanto maggiore di F quanto minore di G è:**

A A B B C C D D E E

70 **Se A = 7, la somma di E e G è pari a:**

A 8 B 10 C 12 D 14 E 1

71 **Quanto vale A – F?**

A 1 B 2 C 3 D 4 E 5

Risolvere i seguenti esercizi.

72 **Marco vuole far giocare il fratellino Roberto su un'altalena le cui estremità sono equidistanti dal fulcro centrale. Sapendo che Roberto pesa la metà di Marco, in quali punti si devono sedere i due per essere pressoché in equilibrio?**

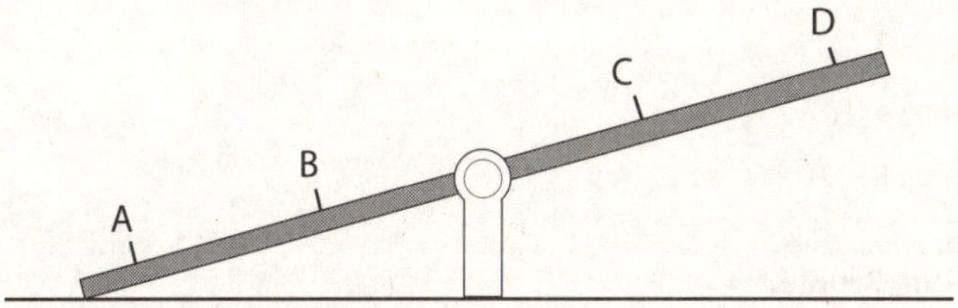

A Marco deve sedersi in B e Roberto in D
B Marco deve sedersi in B e Roberto in C
C Marco deve sedersi in A e Roberto in C
D Marco deve sedersi in A e Roberto in D
E Non c'è modo di portare l'altalena in equilibrio

73 **Se la ruota dentata A gira in senso antiorario, in quale senso gira l'ingranaggio B?**

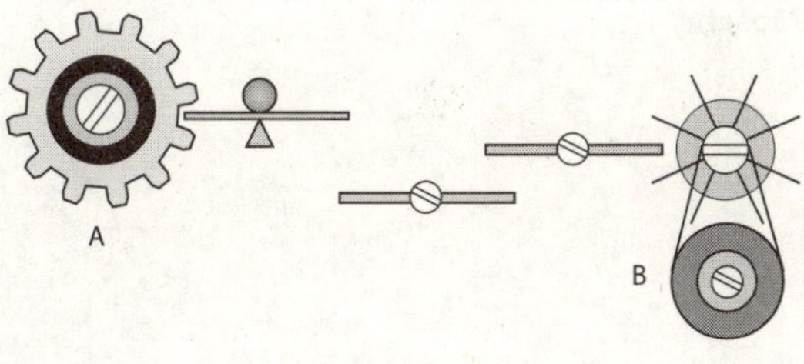

A È impossibile che B giri
B È indifferente
C Orario
D Antiorario
E Nel verso opposto a quello in cui gira A

74 **Un numero intero T è tanto maggiore di C quanto C è maggiore di E. T può essere scritto come A + E. Che numero è D?**

A 2 B 3 C 4 D 5 E 6

RAGIONAMENTO LOGICO E CULTURA GENERALE

Per ciascuno degli esercizi seguenti, indicare la rappresentazione che soddisfa la relazione insiemistica esistente tra i 3 termini dati (le alternative proposte per ciascun esercizio sono quelle raffigurate qui di seguito).

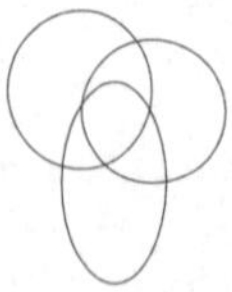

Diagramma 1

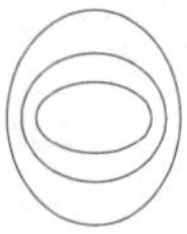

Diagramma 2

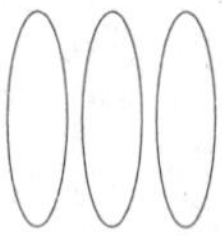

Diagramma 3

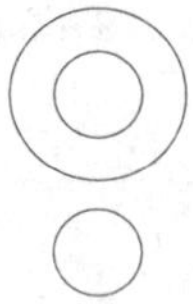

Diagramma 4

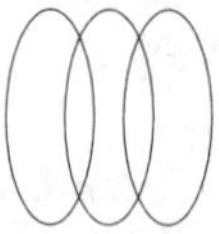

Diagramma 5

75 **Milanesi, Giornalisti, Amanti della buona cucina.**

A Diagramma 1
B Diagramma 2
C Diagramma 3
D Diagramma 4
E Diagramma 5

76 **Romanzi, Libri, Scuole.**

A Diagramma 1
B Diagramma 2
C Diagramma 3
D Diagramma 4
E Diagramma 5

77 **Insetti, Animali, Mosche.**

A Diagramma 1
B Diagramma 2
C Diagramma 3
D Diagramma 4
E Diagramma 5

78 **Carote, Zucchine, Fruttivendoli.**

A Diagramma 1
B Diagramma 2
C Diagramma 3
D Diagramma 4
E Diagramma 5

PARTE QUINTA

79 **Individuare il diagramma che soddisfa la relazione insiemistica esistente tra i termini dati: Automezzi, Camion, Caselli autostradali.**

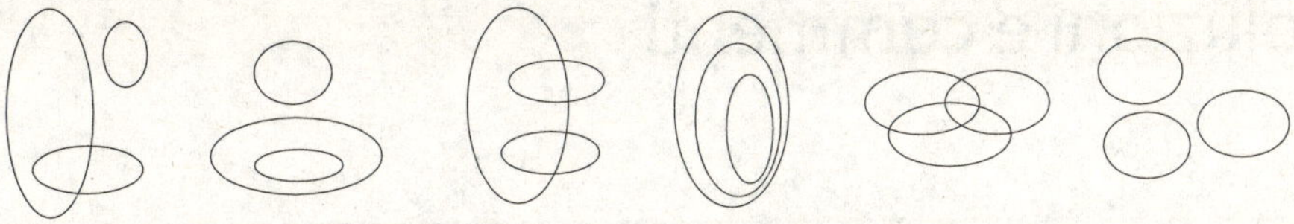

Diagramma 1 Diagramma 2 Diagramma 3 Diagramma 4 Diagramma 5 Diagramma 6

- A Diagramma 5
- B Diagramma 4
- C Diagramma 2
- D Diagramma 3
- E Diagramma 1

80 **Individuare il diagramma che soddisfa la relazione insiemistica esistente tra i termini dati: Numeri compresi tra 1 e 22, Numeri compresi tra 5 e 11, Numeri pari divisibili per 7.**

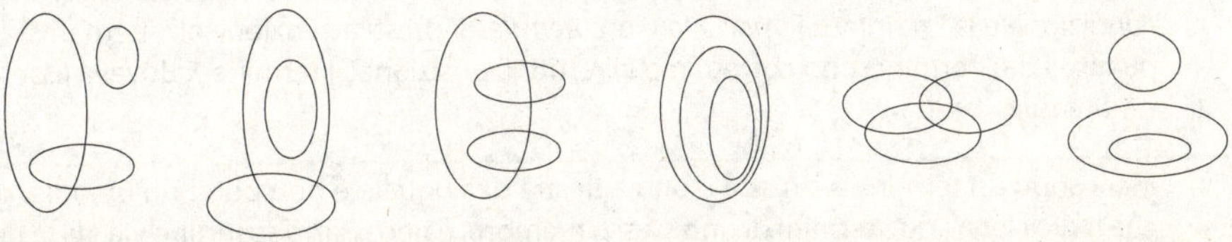

Diagramma 1 Diagramma 2 Diagramma 3 Diagramma 4 Diagramma 5 Diagramma 6

- A Diagramma 3
- B Diagramma 1
- C Diagramma 6
- D Diagramma 2
- E Diagramma 5

Soluzioni e commenti

1 In questo esempio, la relazione tra i due termini dati è di *opposizione/contrarietà*. L'alternativa corretta è la B: *vero* è infatti l'opposto, il contrario, di *falso*.

2 In questo caso, il quesito si presenta in forma leggermente differente (la proporzione non viene proposta in forma simbolica ma espressa in una frase per mezzo del linguaggio comune), ma la logica dell'esercizio rimane inalterata. La relazione che lega le prime due parole è che il *calciatore* si serve del *pallone* per lavorare. Allo stesso modo, l'*acrobata* usa il *trapezio*. La risposta esatta è dunque la D.

3 La *pasta* è un *alimento*, per cui la logica che lega i due termini a sinistra dell'uguale è di *appartenenza*, il primo appartiene all'insieme rappresentato dal secondo. L'alternativa che soddisfa tale condizione è la E, infatti il *martello* è un *utensile*. Si presti attenzione all'alternativa D, errata in quanto i due termini sono corretti ma invertiti di posizione: il termine X doveva essere *cacciavite* e Y *utensile*.

4 Mancando un termine a sinistra e uno a destra dell'uguale e non potendo quindi a priori capire che logica lega i due termini di uno stesso membro, è necessario sostituire via via le diverse alternative fino a che non si crea la stessa logica a sinistra e a destra dell'uguale. Provando a sostituire i termini della A si avrebbe: *tribunale* sta a *giudice* come *cantiere* a *capomastro*.

Questa proporzione è corretta: il tribunale è il luogo dove lavora il giudice come il cantiere è il luogo dove lavora il capomastro (A soluzione del quesito).

5 *Recente* è sinonimo di *nuovo*, va quindi individuata l'alternativa che riporta una coppia di sinonimi. L'unica che segue tale logica è la D, soluzione del quesito, in quanto *spiritoso* è proprio sinonimo di *divertente*.

6 *Acido* è il contrario di *basico* così come *negativo* è il contrario di *positivo*. La risposta corretta è quindi la A.

7 La risposta esatta è la E. Infatti, il *termometro* è lo strumento che misura la *temperatura* così come il *barometro* è lo strumento che misura la *pressione*. L'alternativa B sarebbe corretta unicamente se il *barometro* fosse uno strumento per misurare l'*umidità* (tale strumento è invece l'igrometro). Le alternative A, C e D danno invece luogo a proporzioni prive di significato.

8 Il *pediatra* è il medico specializzato nello studio, nella cura e nella prevenzione delle malattie dell'infanzia e ha quindi come pazienti i *bambini*. Il rapporto tra i termini noti della proporzione è pertanto una relazione del tipo professione medica-oggetto delle cure. La stessa relazione è presente nell'alternativa C (il *geriatra* si occupa dei processi fisiologici dell'età senile e ha quindi come pazienti gli *anziani*) che è dunque la risposta corretta. Si osservi che l'alternativa E presenta una relazione dello stesso tipo, ma i termini proposti hanno un ordine invertito.

9 Il primo membro della proporzione propone il rapporto tra una regione e il proprio capoluogo. La soluzione al quesito è, quindi, fornita dall'alternativa D, essendo Genova capoluogo della Liguria.

Tutte le altre alternative risultano errate perché, benché le città proposte si trovino effettivamente nelle regioni abbinate, non ne sono il capoluogo.

10 In questo tipo di quesito viene chiesto di individuare il corretto legame tra tre autori e altrettante città. L'alternativa C è la risposta corretta. Nella fattispecie si può notare che non si tratta di un legame tra autore e luogo di nascita (Bulgakov per esempio non era moscovita ma ucraino di Kiev) quanto piuttosto tra la città d'ambientazione dell'opera letteraria più nota di tre scrittori del Novecento. Infatti, l'*Ulisse* (1922) di Joyce è ambientato a Dublino, *I Buddenbrook* (1901) di Thomas Mann a Lubecca e *Il maestro e Margherita* (1966) di Bulgakov a Mosca.

11 L'esercizio chiede di abbinare correttamente alle tre correnti artistiche i loro fondatori. La risposta corretta è la A. Così come Marinetti è autore del Manifesto che nel 1909 segnò la nascita del Futurismo, allo stesso modo Breton firmò nel 1924 il Manifesto che segnò la nascita del Surrealismo e Monet partecipò fin dal 1860 agli incontri parigini ospitati dall'Accademia svizzera che segnarono la nascita del movimento pittorico impressionista, la cui massima influenza fu registrata tra il 1867 e il 1880.

12 *Subordinato* significa dipendente ed è quindi il contrario di *indipendente* (libero, autonomo). La relazione tra i termini noti della proporzione è dunque di opposizione/contrarietà. La risposta corretta è dunque la B: *sterile* (non *fertile*) è infatti il contrario di *produttivo* (*fertile*).

Le alternative A, C e D propongono tutte termini tra loro sinonimi, mentre l'alternativa E è palesemente errata.

13 Ogni alternativa contiene due termini tra loro contrari a eccezione della E: *pedissequo* si riferisce infatti a chi segue le azioni e le idee altrui adeguandovisi ciecamente, senza apportare nulla di proprio ed è dunque un sinonimo (e non un contrario) di *impersonale*.

La risposta corretta è dunque la E.

14 Analizzando le coppie di termini proposte, si osserva che il rapporto è di appartenenza: il *diaframma* è un *muscolo* (il principale muscolo impegnato nella respirazione, situato tra addome e cavità toracica), così come l'*aorta* è un'*arteria*. Anche tra i termini *polmonite* e *infiammazione* c'è un rapporto di sottoinsieme nel senso che il primo indica uno stato infiammatorio (come tutti i vocaboli medici che terminano con la desinenza *-ite*) che, nel caso specifico, è a carico dei polmoni. Per ciò che riguarda l'alternativa E, il *carcinoma* è una forma di *tumore* maligno. L'unico rapporto anomalo è quello individuato dall'alternativa D, dove *odontalgia* significa semplicemente mal di denti e dunque non ha nessun rapporto di sottoinsieme o di appartenenza con *indigestione*.

15 *Freccia*, *dardo*, *faretra* e *balestra* appartengono tutti all'ambito delle armi da lancio (la *faretra* è un astuccio atto a contenere *frecce* o *dardi* per archi o *balestre*). L'unica parola che non rientra in tale ambito è *rampone*, termine che indica un attrezzo appartenente all'equipaggiamento alpinistico (E soluzione del quesito).

16 L'esercizio presuppone un minimo di conoscenza della storia dell'antica Roma. Vespasiano, Augusto, Tito e Tiberio furono tutti imperatori romani, mentre Anco Marzio (B soluzione del quesito) fu uno dei sette re di Roma.

17 Tutti i termini proposti sono affini poiché tutti composti con il prefisso *poli-* (molto), a eccezione del termine *Politico* (risposta B) la cui origine risale alla parola *polis* (città-stato).

18 La caratteristica che accomuna tutte le alternative proposte tranne *scambiato* è rappresentata dal fatto che tutte contengono al loro interno la parola *atto*. La soluzione è quindi data dall'alternativa D.

19 La relazione tra numero e parola si ottiene moltiplicando per 3 il numero delle lettere che compongono la parola e sottraendo 1: "trattore" = 8 x 3 = 24 - 1 = 23 (alternativa corretta A).

20 I 14 metri quadri rappresentano i 7/9 del pavimento. Chiamando X la superficie totale del pavimento, si può scrivere questa relazione nel seguente modo:

$$14 = 7/9\ X$$

da cui si ricava che:

X = 18 (si divide 14 per 7 e lo si moltiplica per 9 per togliere la frazione 7/9 davanti alla X).

La superficie del pavimento è quindi 18 metri quadrati (B soluzione del quesito).

---

21 In questa tipologia di esercizi è bene non farsi distrarre dalla formulazione fantasiosa (Giorgio che sceglie a caso la data del matrimonio), per concentrarsi sull'aspetto matematico del calcolo della probabilità. in altre parole, scegliendo a caso un giorno fra i 365 che compongono l'anno, si hanno meno probabilità di scegliere un giorno nel mese più corto, cioè febbraio (risposta B).

---

22 Se A, B e C sono i tre indirizzi relativi alle buste A, B e C, scrivendoli a caso possono verificarsi le seguenti combinazioni:

	Busta A	**Busta B**	**Busta C**
tre indirizzi corretti	A	B	C
un indirizzo corretto	A	C	B
un indirizzo corretto	B	A	C
nessun indirizzo corretto	B	C	A
nessun indirizzo corretto	C	A	B
un indirizzo corretto	C	B	A

Come si vede sono 6 le combinazioni di indirizzi possibili di indirizzi. In quattro casi almeno un indirizzo è stato indovinato. La probabilità che la segretaria indovini almeno un indirizzo è, quindi, pari a 4/6 cioè 2/3 (B soluzione del quesito).

---

23 Per risolvere l'esercizio è sufficiente provare a moltiplicare 5 e 6 per la stessa cifra e vedere quando la loro somma è proprio uguale a 22. Moltiplicando, per esempio, 5 e 6 per 2 si ottiene rispettivamente 10 e 12. La somma di questi due valori è 22 (il valore richiesto dall'esercizio) e quindi il valore di X sarà proprio 10. La soluzione del quesito è fornita dall'alternativa D.

---

24 Per rispondere al quesito è sufficiente ricordare che 1 tonnellata corrisponde a 1000 kg. Poiché la perdita ammonta al 30% significa che per ogni tonnellata di ferro vi sarà una perdita di 300 kg e verranno prodotti 700 kg di manufatti. Pertanto due tonnellate di ferro danno luogo a 1400 kg di manufatti (risposta corretta A).

---

25 Si tratta del classico problema di lavoro, per risolvere il quale occorre ricavare la quantità di lavoro svolta dal singolo soggetto nell'unità di tempo: se 3 persone leggono 3 libri in 3 giorni significa che ciascuno di loro legge (nei 3 giorni) 1 libro; pertanto in 150 giorni una persona legge 50 libri (150 : 3); quindi per leggere 150 libri nello stesso tempo (150 giorni) occorrono 3 persone. La risposta corretta è dunque la E.

---

26 Sapendo che:

Andrea = Giacomo + 20 (cioè Andrea legge 20 pagine più di Giacomo);

Giacomo = Luciano + 1/4 Luciano (cioè Giacomo legge 1/4 di pagine più di Luciano);

Luciano = 20;

allora sostituendo il valore 20 nella seconda equazione si ottiene che:

Giacomo = 25;

e quindi, sostituendo questo valore nella prima che:

Andrea = 45.

I tre insieme leggono quindi 20 + 25 + 45 = 90 pagine al giorno.

Se devono leggere complessivamente 1080 pagine insieme avranno bisogno di 12 giorni (1080/90 = 12). La C è la soluzione del quesito.

27 Tutte le famiglie del villaggio hanno almeno una bicicletta ma al massimo ne hanno tre. Questo vuol dire che ne hanno una, o due oppure tre (ma nessuna famiglia è sprovvista di bicicletta). Le famiglie che ne hanno due devono essere in numero dispari (infatti, poiché quelle che ne hanno tre e quelle che ne hanno una sono lo stesso numero, se quelle con due fossero in numero pari, allora tolto tale numero dalle 33 si avrebbe un numero dispari di famiglie che non potrebbe essere ripartito in due parti uguali). Qualunque numero dispari siano le famiglie con due biciclette (potrebbero essere anche tutte e 33 o 1 sola), si capisce che la media di biciclette possedute da ogni famiglia è pari a due per famiglia (infatti il numero di quelle con una bicicletta è uguale al numero di quelle con tre biciclette, e le restanti ne hanno due) e che quindi le biciclette sono 66.

Per fare un esempio pratico: si supponga che sia una sola la famiglia con due biciclette. Vuol dire che, delle restanti 32, in 16 hanno tre biciclette e in 16 ne hanno una. Il totale delle biciclette è pari a 66 (una media di due biciclette a famiglia).

La **B** è la soluzione del quesito.

28 Partendo da 32 elementi, dopo un'ora la popolazione sarà composta da 48 batteri essendo aumentata del 50% e cioè di 16 elementi. Dopo la seconda ora l'aumento sarà di 24 batteri (il 50% di 48) e la popolazione conterà 72 batteri. Dopo la terza ora aumenterà del 50% di 72 e cioè altri 36 batteri arrivando a 108 batteri. Al termine della quarta ora aumenterà di 54 batteri (il 50% di 108) raggiungendo la popolazione totale di 162 batteri (**C** soluzione del quesito).

29 Si chiami X il numero di lavoratori che lavorano nel cantiere. Sapendo che X lavoratori fanno il lavoro in 20 giorni e che se ne aggiungessero 2 si farebbe lo stesso lavoro in 16 giorni, si può scrivere che:

$$X * 20 = (X + 2) * 16$$

cioè, il lavoro fatto da X lavoratori in 20 giorni è uguale a quello fatto da X + 2 lavoratori in 16 giorni.

Svolgendo questa equazione si può ricavare il valore di X:

$$20X = 16X + 32;$$

$$4X = 32;$$

$$X = 8.$$

Se il numero di lavoratori è 8 e lavorando insieme impiegano 20 giorni, allora vuol dire che un lavoratore solo, per fare tutto il lavoro, avrebbe bisogno di:

$8 * 20 = 160$ giorni (**A** soluzione del quesito).

30 Il costo pagato a fine giornata è il risultato del prodotto tra chilometri percorsi e tariffa chilometrica a cui va sommato il costo fisso per il noleggio. Se Lucia e Carlo pagano a fine giornata la stessa cifra, allora chiamando X i chilometri percorsi, varrà la seguente equivalenza:

$$18 + 0{,}10\,X = 25 + 0{,}05\,X.$$

Risolvendo questa equivalenza si ha:

$$0{,}10\,X - 0{,}05\,X = 25 - 18$$

cioè

$$0{,}05\,X = 7$$

per cui

$$X = 7/0{,}05$$

che ha come risultato X = 140 (**C** soluzione del quesito).

31 Per risolvere l'esercizio conviene partire dalle alternative provando a svolgere i calcoli richiesti dal quesito fino a quando si trova quella che rispetta le condizioni poste dallo stesso. Ci si accorge così che la soluzione è la **D**, infatti 7 + 10 ha come risultato 17 che è proprio il triplo di 7 diminuito di 4 (infatti il triplo di 7 è 21, sottraendo 4 si ottiene 17).

32 Se X è pari al valore in denaro dello sconto, per trovare la soluzione è sufficiente risolvere la seguente equazione:

X = 30/100 · 40.000 (infatti il 30% non è altro che la frazione 30/100),

da cui X = a 12.000 euro (infatti 40.000/100 = 400 che moltiplicato per 30 dà appunto 12.000). La soluzione al quesito è, dunque, fornita dall'alternativa **C**.

33 Il primo vigneto è un quadrato con perimetro di 120 metri, per cui ogni lato misura 30 metri. Se gli alberi vengono piantati lungo il perimetro a distanza di 6 metri l'uno dall'altro, significa che ci saranno in tutto 20 alberi (120 : 6).

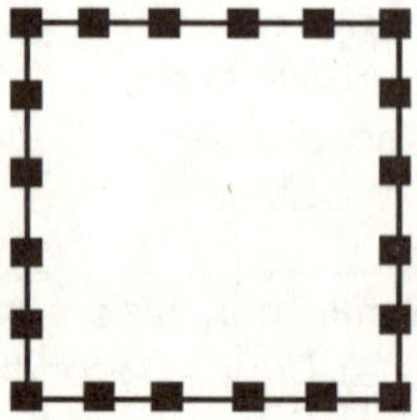

Questo vigneto ha un'area pari a 900 m^2. Un vigneto con area quadrupla, cioè pari a 3600 m^2, avrà un lato pari a 60 metri. Per recintare un tale quadrato sarà necessario usare il doppio degli alberi utilizzati per il primo vigneto e cioè 40. Attenzione però, la soluzione al quesito non è la **E**, perché il testo chiede quanti alberi di vite *in più* rispetto al primo vigneto servono (e non quanti ne servono e basta). Perciò la soluzione al quesito è l'alternativa **A**: necessitano 20 alberi in più rispetto al primo vigneto.

34 In base al testo dell'esercizio, il numero di soggetti che si sottopongono alla sperimentazione appartenenti alla fascia d'età 18-34 è pari a 21; dal grafico si ricava inoltre che questa fascia d'età rappresenta il 14% del totale. Il numero 21 rappresenta quindi il 14% del totale. Indicando con X il totale dei soggetti che hanno assunto il farmaco durante la sperimentazione ciò si può tradurre nella seguente equazione:

$$X \cdot \frac{14}{100} = 21 \text{ ossia } X = 21 \cdot \frac{100}{14} \text{ da cui si ricava facilmente } X = 150$$

La risposta corretta è pertanto la **C**.

35 Il fatturato complessivo del farmaco Visor venduto nei Paesi considerati nel 2011 è pari a 93 milioni di euro mentre quello imputabile agli USA nello stesso anno è pari a 29 milioni di euro. Pertanto la percentuale richiesta è pari a 29/93 (cioè poco meno di un terzo), pari a circa il 31% (risposta **C**).

36 Tutte le informazioni proposte dalle alternative sono ricavabili dai dati contenuti nel grafico a eccezione della **D** che è dunque la risposta corretta. Il fatto che negli USA, nel 2011, il fatturato del farmaco Visor risulti superiore a quello relativo agli altri Paesi non implica infatti necessariamente che negli USA il numero di soggetti ipertesi sia aumentato più che altrove.

37 Dal grafico si può facilmente ricavare il numero di ricoveri complessivo delle singole aziende ospedaliere. Si ricordi che i dati sono espressi in centinaia. Perciò:

- S. Paolo: 8.500 circa
- Fatebene: 6.000 circa
- Quinzio: 4.000 circa
- S. Rita: 3.000 circa
- Primaleva: 3.800 circa
- Ospitaco: 4.200 circa

L'ospedale con il maggior numero di ricoveri nel 2008 è dunque il *S. Paolo* (risposta **C**).

38 Il numero di *uomini* ricoverati è rappresentato dall'area centrale (quella più chiara); tale area è minima in corrispondenza dell'azienda ospedaliera *Primaleva*. La risposta corretta è dunque la **C**.

PARTE QUINTA

39 Il numero di *donne* ricoverate è rappresentato dall'area più in basso (quella grigio scuro); tale area è massima in corrispondenza dell'azienda ospedaliera *S. Paolo*. La risposta corretta è dunque la B.

40 La risposta corretta è la C. È noto che il numero di dirigenti del Comune di Como è pari a 18; dal grafico si ricava inoltre che i dirigenti sono il 15% dei dipendenti comunali. Il numero 18 rappresenta quindi il 15% del totale. Pertanto, per ricavare il numero complessivo di dipendenti comunali è sufficiente moltiplicare 18 per 100 e dividere poi per 15:

$$\text{n° dipendenti comunali: } \frac{18 \cdot 100}{15} = 120$$

41 Dalla tabella si osserva che l'ammontare complessivo delle vendite in Germania (sia attraverso la divisione X che la divisione Y) è pari a 60. La vendite relative alla divisione X corrispondono al 10% di tale valore, cioè 6. Le vendite della divisione Y sono dunque pari a 60 – 6 = 54. Ma i valori utilizzati sono espressi in migliaia di euro e pertanto la risposta corretta è la E.

42 In questo caso, si alternano *due* serie di numeri che occupano una le posizioni dispari e l'altra quelle pari della successione data. Rispondono entrambe a un criterio additivo: la prima è composta dai numeri 8, 14, 20, 26 (si aggiunge 6 passando da un elemento al successivo); la seconda è 13, 15, 17… (si aggiunge 2 passando da un elemento al successivo). L'elemento incognito occupa una posizione pari e quindi appartiene alla seconda delle due serie che si alternano. Il suo valore è perciò dato da: 17 + 2 = 19 (risposta E).

43 Osservando tale successione, non si evidenzia un andamento regolare, crescente o decrescente. D'altra parte, analizzando ciò che accade passando da un numero al successivo, si riscontra una logica ben precisa che prevede le seguenti operazioni: … x 2 … + 3 … – 1 … x 2… .+ 3 … – 1 … Sulla base di tale logica, il numero mancante è 84 (alternativa B), dato da 42 x 2.

44 Ogni lettera della successione si trova quattro posizioni più avanti, nell'alfabeto italiano, rispetto alla precedente. Secondo tale logica la lettera mancante è la R (alternativa B).

45 La lettera P è l'undicesima lettera dopo la G. La D è invece la settima lettera dopo la P (l'alfabeto è circolare, quindi dopo la Z riprende con la A) e la R la dodicesima dopo la D. Questo andamento: + 7, + 11, + 12 si ripete proseguendo nella serie: la B è la settima lettera dopo la R e la O la undicesima dopo la B. Completeranno la serie le lettere D, e M. L' alternativa C è la soluzione del quesito.

46 L'esercizio è composto da due serie distinte che si intrecciano tra loro. La prima serie è composta dalle lettere che occupano le posizioni dispari (S, T, U, V) e la seconda dalle restanti che occupano le posizioni pari: H, G, F, E. Nella prima serie ci si muove in avanti di una posizione nell'alfabeto e quindi la prima lettera mancante sarà la W; nella seconda si torna indietro di una posizione nell'alfabeto e quindi la seconda lettera mancante sarà la D. La soluzione al quesito è fornita dall'alternativa D. Attenzione, con l'alfabeto italiano la soluzione sarebbe la C, ma, come indicato nel testo dell'esercizio qui si utilizza l'alfabeto inglese.

47 In questo caso è facile osservare che l'elemento incognito appartiene alla successione dei numeri ed è pari a 8. I numeri decrescono infatti di 3 unità. È quindi esatta l'alternativa E.

48 In ciascuna delle terne, il numero in alto a destra si ottiene sottraendo 2 al prodotto degli altri due numeri (18 = 4 × 5 – 2 e 16 = 6 × 3 – 2). L'alternativa corretta è dunque la B (12 = 7 × 2 – 2).

49 In ciascun rettangolo, il numero in basso è pari alla metà di quello centrale (il quale, a sua volta, è pari al triplo di quello superiore). Secondo tale logica, il numero incognito è pari a 3 (alternativa D).

50 Osservando i numeri della serie ci si accorge che seguono la seguente logica: + 3, + 5 fino al numero 23 che non segue tale regola. Eliminandolo, però, dalla serie, quest'ultima propone tutti termini che seguono coerentemente la logica vista. La soluzione al quesito è quindi la D essendo proprio 23 il numero da eliminare.

51 L'alternativa che riporta il corretto significato della frase e che rappresenta, dunque, la soluzione è la C: "non hanno confermato l'impossibilità" significa infatti che "è possibile"; quindi "il freddo potrebbe non essere la causa della rottura dei tubi".

52 Derivato dalla logica aristotelica, il sillogismo è il fondamentale tipo di ragionamento deduttivo ed è formato da una premessa maggiore, da una minore e da una conclusione che dalle due premesse deriva necessariamente. Le premesse date ci dicono che l'insieme degli *ingenui* e dei *cattivi* non hanno intersezioni, mentre quello degli *adulti* e dei *cattivi* sì. Perciò, gli *adulti* compresi anche nell'insieme dei *cattivi* NON possono appartenere anche all'insieme degli *ingenui*. La conclusione del sillogismo dunque è: "qualche adulto non è ingenuo" (risposta esatta B).

53 L'esercizio è basato su due condizioni, entrambe sufficienti:

- se venerdì starà bene, Laura giocherà la partita;
- se Betty starà bene, giocherà anche lei la partita.

È dunque possibile trarre le seguenti conclusioni:

- se venerdì Laura non gioca la partita, significa che non sta bene;
- se venerdì Betty non gioca la partita, significa che non sta bene.

Osservando la prima conclusione appare evidente che, poiché Laura non sta giocando la partita (dato che è in tribuna a guardarla), sicuramente non sta bene. Ciò consente di escludere le alternative A e C.

Si osservi inoltre che le due condizioni iniziali (e dunque anche le due conclusioni) sono slegate fra loro. Ciò significa in particolare che Laura potrebbe non aver giocato perché non stava bene, senza che per questo si possa concludere alcunché circa la salute di Betty. L'unica cosa certa che si può affermare è che Laura non sta bene, mentre nulla si può dire su Betty.

La risposta al quesito è dunque la E: poiché infatti Laura non gioca, l'unica certezza è che non sta bene.

54 La frase dell'esercizio è del tipo: se A, allora B che individua una condizione sufficiente. In questo caso l'unica cosa che si può dedurre è: se non B, allora non A. Partendo quindi dalla prima frase: se non avessi avuto talento (parte A) non saresti diventato artista (parte B), si deduce che se sei diventato artista (non B), allora hai talento (non B).

La soluzione è quella proposta dall'alternativa A.

55 Conoscere la matematica e non arrivare in ritardo è condizione necessaria, ma non sufficiente, per superare il test. Questo significa che se non si conosce la matematica e non si arriva puntuali, non si può superare il test e se si è superato il test si deve aver conosciuto la matematica ed essere arrivati puntuali. Poiché la condizione è necessaria, ma non sufficiente, si potrebbe anche conoscere la matematica e non arrivare in ritardo ma, comunque, non superare il test.

Risultano, quindi, compatibili le alternative A e C ed E (si potrebbe superare il test conoscendo la matematica e non arrivando in ritardo, ma anche non superarlo), come è compatibile la D perché se non si conosce la matematica e non si arriva puntuali non si può superare il test. Risulta, invece incompatibile la B (soluzione del quesito), perché se si è superato il test, allora certamente si doveva conoscere la matematica ed essere arrivati puntuali (essendo tali condizioni necessarie).

56 Per essere sicuri che Marianna perda la sua scommessa è necessario che lei e Simona vadano a ballare domani. Nel caso contrario, infatti, nulla si potrà dire sull'esito della scommessa (le alternative A, D ed E sono quindi errate). Una volta che si è verificato tale fatto, affinché Marianna perda la sua scommessa è necessario che non incontrino Piero, quindi la soluzione al quesito è fornita dall'alternativa C.

57 La frase proposta dall'esercizio è del tipo "se A, allora B" dove la parte A è rappresentata da "si fanno i controlli mensili dei dati sui libri stampati" e la parte B da "si scoprono gli errori di allineamento dei magazzini". Questa struttura individua un esercizio tipico della condizione sufficiente: è, cioè, sufficiente che si verifichi A, affinché si verifichi anche B.

In questi casi si ricorda che l'unica cosa che si può dedurre con certezza è che "se non B, allora non A", e cioè "se non si sono scoperti gli errori di allineamento dei magazzini è perché non si sono fatti i controlli mensili dei dati sui libri stampati". La soluzione al quesito è, quindi, fornita dall'alternativa A.

58 Ogni volta che A è vero allora lo è anche B vuol dire che il fatto che A sia vero è condizione sufficiente (ma non necessaria) affinché anche B lo sia. Ma quindi B potrebbe essere vero anche quando A è falso. Stesso discorso vale per C e D. Si capisce, quindi, che per essere certi di avere A, B, C e D tutti veri è necessario che siano veri sia A (così lo è anche certamente B), sia C (così lo è anche certamente anche D). La soluzione al quesito è quindi fornita dall'alternativa D.

59 Il fatto che la logica aiuti nel gioco del bridge non vuol certo dire che chi è portato per la prima (e quindi anche i filosofi) ami certamente anche il secondo (C e D errate). Marco ama il bridge, ma questo non vuol dire che abbia tutti i requisiti per essere un buon giocatore (A errata), però amando il bridge ha certamente un debole per la letteratura (E soluzione del quesito). La B è errata perché, se si può dedurre con certezza che Marco ha un debole per la letteratura, altrettanto non è possibile farlo sul fatto che sia un profondo pensatore (caratteristica mai messa in relazione dall'esercizio con l'essere amanti del bridge o l'avere un debole per la letteratura).

60 L'alternativa D è errata: Luca, essendo un giocatore di golf, è svogliato ma ciò non implica che lavori nella società Alber. Il fatto che tutti i dipendenti della società Alber siano svogliati non implica necessariamente che tutte le persone svogliate siano dipendenti della società Alber. Analogamente, affermare che tutte le persone che giocano a golf sono svogliate non implica che tutte le persone svogliate giochino a golf: anche le risposte C e A sono dunque errate. In conclusione, la risposta esatta è la B: infatti se è vero che tutte le persone che giocano a golf sono svogliate e che Luca gioca a golf, si può facilmente concludere che Luca è una persona svogliata.

61 L'esercizio propone un tranello in cui non si deve cadere. Si sa, infatti che l'allevatore possiede solo maiali. Quello che però accade a questi ultimi non interessa in alcun modo ai fini della domanda che chiede quante pecore possiede l'allevatore che sono e rimangono pari a 0 (infatti lui ha solo maiali e l'unica cosa che compra sono altri dieci maiali dopo l'incendio e la fuga). La soluzione è quindi la D.

62 Schematicamente le informazioni contenute nel testo dell'esercizio si possono riassumere nel seguente modo: $A < B$ e $C \leq B$. Da ciò segue solo che sia A sia C sono quantità inferiori (o, nel caso di C, tutt'al più uguali) a B; altra informazione non può essere ricavata e in particolare non si può dedurre alcuna relazione tra le due quantità stesse (risposta esatta E).

63 Per individuare la soluzione al quesito si deve considerare l'espressione *non sempre*, che non significa *mai* (non è sinonimo); equivale invece ad affermare che "*almeno in un caso* i testi delle canzoni italiane non sono belli". Inoltre nulla si può dire sulle canzoni straniere, non avendo informazioni al riguardo. La soluzione al quesito è, dunque, fornita dall'alternativa B.

64 Si parta dalla fine: il padre di mio figlio sono io. Se il figlio di Luigi è proprio il padre di mio figlio, vuol dire che sono io il figlio di Luigi. La soluzione al quesito è fornita quindi dall'alternativa A.

65 Contando come due viaggi l'andata e ritorno dal fruttivendolo, si può affermare che Gustavo porta a casa 2 cassette ogni 2 viaggi effettuati. Dopo 8 viaggi avrà quindi portato a casa 8 cassette e gliene mancherà ancora 1. Per portare quest'ultima cassetta dovrà comunque fare altri 2 viaggi. Servono, quindi, in totale 10 viaggi (5 andata e ritorno) per potere a casa le 9 cassette. La soluzione al quesito è fornita dall'alternativa **C**.

66 Se fosse vera l'affermazione I) si potrebbe concludere che Domenico ha le mani grandi, infatti: Domenico ama la musica classica, chi ama la musica classica suona la chitarra (in base all'affermazione I), chi suona la chitarra ha le mani grandi e quindi si può concludere che Domenico ha le mani grandi.

Dal punto di vista grafico si può rappresentare il testo dell'esercizio con il seguente schema:

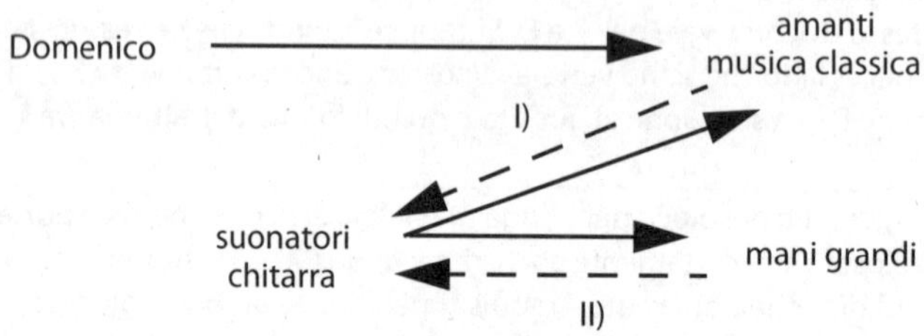

dove le linee continue rappresentano le relazioni specificate dal testo dell'esercizio e le linee tratteggiate rappresentano le relazioni definite dalle affermazioni aggiuntive I) e II). Si può osservare che con l'aggiunta dell'affermazione I) si determina un percorso di frecce che porta da *Domenico* a *mani grandi* mentre l'aggiunta dell'affermazione II) non permette di giungere alla stessa conclusione. La risposta corretta è quindi la **A**.

67 La risposta esatta è la **C**. Infatti, l'argomentazione di partenza si compone di una constatazione ("Recenti scoperte scientifiche hanno mostrato che il farmaco AZT è in grado di ritardare di almeno due anni l'insorgere della malattia nel 55% dei pazienti sieropositivi che lo utilizzano") e di una conclusione ("È dunque opportuno che tale farmaco venga somministrato a tutti i pazienti"). La conclusione si basa dunque sull'efficacia del farmaco in quanto strumento per ritardare l'insorgenza della malattia. È solo contrastando l'efficacia farmacologica, e non il profilo economico del farmaco, che si indebolisce l'argomentazione. L'alternativa **C** sarebbe stata accettabile solo se l'argomentazione di partenza si fosse basata anche sulla convenienza economica del farmaco.

68 Per rispondere ai quesiti di questo esercizio è necessario costruire uno schema di partenza utilizzando le informazioni a una a una. È opportuno cominciare dalla informazione 2), secondo la quale la lettera B "rappresenta il numero di mezzo", ossia il quarto numero sia in ordine crescente sia in ordine decrescente. Si utilizza poi l'informazione 3) secondo la quale "A è di due unità superiore a B". Da cui:

? ? ? B ? A ?

A questo punto è possibile utilizzare l'informazione 1), che consente di collocare D nella posizione immediatamente inferiore a B, da cui:

? ? D B ? A ?

Restano solo le ultime due informazioni. L'ultima ("G è maggiore di F") non può essere utilizzata immediatamente dal momento che non riporta informazioni circa la posizione esatta di alcuno dei due numeri menzionati. È invece possibile utilizzare proficuamente l'informazione 4) ("F è inferiore a B dello stesso valore di cui C è maggiore di D"). Sulla base dei dati finora a disposizione è possibile infatti osservare come F possa essere inferiore a B di due o di tre unità.

Viceversa, C può essere maggiore di D di due o di quattro unità. Ne segue che le differenze fra le due coppie di numeri, essendo uguali fra loro, possono solo essere di due unità. Dunque F è inferiore a B di due unità e C è maggiore di D di due unità. Da cui:

? F D B C A ?

A questo punto, sapendo che G è maggiore di F, è possibile completare lo schema di riferimento: G è infatti il numero maggiore ed E quello minore. Da cui:

E F D B C A G

Con questo schema a disposizione è possibile rispondere velocemente ai quesiti. Consultando lo schema è possibile osservare come il quinto numero sia rappresentato dalla lettera C. La risposta esatta è dunque la **B**.

---

69 A è maggiore di F di quattro unità. Ne segue che il numero inferiore a G di quattro unità è quello rappresentato dalla lettera D. La risposta esatta è dunque la **D**.

---

70 Se A è pari a 7, significa che G è pari a 8 ed E è pari a 2. Ne segue che la somma dei due è pari a 10. La risposta esatta è dunque la **B**.

---

71 Essendo la distanza fra A ed F pari a quattro unità, indipendentemente dal valore assunto dai due numeri rappresentati dalle due lettere, la loro differenza è sempre pari a 4. La risposta esatta è dunque la **D**.

---

72 I parametri fisicamente significativi sono il peso dei due ragazzi e la distanza rispetto al perno dell'altalena sulla quale essi si siedono. Se si sedessero alla stessa distanza, allora Marco sicuramente prevarrebbe, in quanto pesa il doppio di Roberto; quindi essi si devono accomodare a distanze diverse dal fulcro. Le leggi fisiche ci permettono di ricavare che *minore è il peso, maggiore deve essere la distanza dal perno di rotazione affinché si abbia equilibrio*: Roberto si deve sedere più lontano dal perno di rotazione rispetto a Marco. Le due combinazioni possibili sono Marco in C e Roberto in A (che non compare tra le alternative proposte) oppure Marco in B e Roberto in D. La risposta corretta è dunque la **A**.

---

73 Le leve invertono il senso di rotazione, mentre la cinghia lo conserva. Quindi, l'ingranaggio A, che gira in senso antiorario, causa una rotazione oraria della prima leva; la pallina cade sulla seconda leva, facendola ruotare in senso antiorario. Questa leva urta quella adiacente provocando una rotazione oraria che si trasforma in antioraria nella ruota con le palette. La cinghia trasmette la stessa rotazione anche alla ruota B, che gira quindi in senso antiorario. La risposta esatta è la **D**.

---

74 Poiché C è maggiore di E di quattro unità, ciò significa che T si colloca al di sopra di C di quattro unità. Graficamente:

E F D B C A G ? T

È possibile a questo punto osservare come T risulti superiore ad A di tre unità, ossia T = A + 3. Essendo inoltre T = A + E, ne segue che E = 3. Poiché infine D è di due unità superiore a E, D è pari a 5. La risposta corretta è dunque la **D**.

---

75 La rappresentazione insiemistica corretta prevede in questo caso l'intersezione di ciascun insieme con gli altri due (alternativa **A**). Esistono infatti *giornalisti* che sono *amanti della buona cucina* e che sono *milanesi*, ma anche giornalisti che non amano la buona cucina e che non sono milanesi. Lo stesso vale per gli insiemi degli *amanti della buona cucina* e i *milanesi*, ciascuno dei quali interseca le altre due categorie proposte dall'esercizio.

76 Per individuare la rappresentazione corretta è conveniente partire dalle relazioni più evidenti. Nel caso in esame è facile osservare che *romanzi* è parte, cioè è un sottoinsieme, di *libri* (che contiene ovviamente anche libri di altro genere come per esempio saggi o manuali). La soluzione corretta deve dunque presentare un insieme interamente contenuto in un altro insieme. Questa semplice considerazione permette di scartare le alternative A, C ed E. Il terzo termine, *scuole*, è invece estraneo ai primi due da un punto di vista insiemistico e porta dunque a escludere anche l'alternativa B. La risposta esatta è dunque la D.

77 Dal momento che le *mosche* sono *insetti* e che gli insetti sono una classe di *animali*, la soluzione di tale esercizio è rappresentata dall'alternativa B.

78 In questo caso i tre termini identificano tre categorie distinte e sono quindi correttamente rappresentate dall'alternativa C. Anche se i tre termini in esame presentano delle connessioni (per esempio il fatto che i *fruttivendoli* vendono *carote* e *zucchine*), queste non sono di natura insiemistica e dunque non modificano la relazione tra i tre insiemi che rimane di estraneità.

79 Tutti i *camion* sono *automezzi*, per cui la logica che lega questi due insiemi è di inclusione di uno (*camion*) nell'altro (*automezzi*). Nessuno di questi due insiemi ha però alcuna relazione con i *caselli autostradali* (sebbene probabilmente tutti gli automezzi prima o poi li utilizzino, i caselli sono delle strutture, mentre gli automezzi sono dei veicoli). Il diagramma che rappresenta la relazione insiemistica tra i tre termini è quindi il 2 e la C è la soluzione del quesito.

80 Tutti i numeri compresi tra 5 e 11 sono anche compresi tra 1 e 22 (la relazione è quindi di inclusione di un insieme nell'altro). I numeri pari divisibili per 7 sono: 14, 28, 42, 56 ecc. Come si vede tra quest'ultimo insieme e quello dei numeri compresi tra 1 e 22 c'è un rapporto di intersezione (il numero 14 appartiene a entrambi gli insiemi), mentre con l'insieme dei numeri tra 5 e 11 sussiste un rapporto di estraneità. Il diagramma che rappresenta la relazione insiemistica tra i tre termini è quindi il 2 e la D è la soluzione del quesito.

Quesiti di cultura generale

1 **Si individui l'abbinamento ERRATO:**

A *Adelchi*/Manzoni

B *Canzoniere*/Petrarca

C *Zibaldone*/Leopardi

D *Decameron*/Pulci

E *Gerusalemme liberata*/Tasso

2 **Propose, nell'aprile del 1917, di liquidare il governo provvisorio, di attribuire "tutto il potere ai soviet", di dare la terra ai contadini, di porre termine, a qualsiasi costo, alla guerra contro gli Imperi centrali. Di quale dei seguenti personaggi si tratta?**

A Stalin

B Lenin

C Kutuzov

D Kornilov

E Kerenskij

3 **Quale delle seguenti discipline NON è contemplata nel premio Nobel?**

A Fisica

B Medicina

C Chimica

D Matematica

E Economia

4 **Di quali Paesi europei erano colonie le seguenti regioni o aree geografiche?**

Indicare, tra gli elenchi di abbinamenti proposti, quello corretto in tutte le sue voci.

A Sudafrica – Olanda; Congo – Belgio; Algeria – Francia;
Isole di Capo Verde – Portogallo; Corno d'Africa – Italia;
Regioni andine – Spagna; Birmania – Inghilterra; Camerun – Germania

B Sudafrica – Inghilterra; Congo – Germania; Algeria – Francia;
Isole di Capo Verde – Spagna; Corno d'Africa – Belgio;
Regioni andine – del Portogallo; Birmania – Francia; Camerun – Olanda

C Sudafrica – Olanda; Congo – Germania; Algeria – Inghilterra;
Isole di Capo Verde – Portogallo; Corno d'Africa – Italia;
Regioni andine – Spagna; Birmania – Francia; Camerun – Belgio

D Sudafrica – Belgio; Congo – Olanda; Algeria – Francia;
Isole di Capo Verde – Inghilterra; Corno d'Africa – Italia;
Regioni Andine – Spagna; Birmania – Germania; Camerun – Francia

E Nessuna delle altre alternative è corretta

RAGIONAMENTO LOGICO E CULTURA GENERALE

5 **Una delle frasi celebri qui riportate NON è abbinata al personaggio a cui è comunemente attribuita: individuatela.**

A Parigi val bene una Messa (Napoleone Bonaparte)
B Guai ai vinti (Brenno)
C Volli, sempre volli, fortissimamente volli (Vittorio Alfieri)
D Venni, vidi, vinsi (Giulio Cesare)
E Libera Chiesa in libero Stato (Cavour)

6 **Con quale dei seguenti Paesi NON confina la Francia?**

A Italia
B Svizzera
C Belgio
D Austria
E Germania

7 **Quale delle seguenti affermazioni è vera?**

A Un terminale remoto è un terminale non più utilizzato perché ritenuto obsoleto dal punto di vista tecnologico
B Il sistema operativo è una parte del software applicativo installato su un computer
C La RS232 è un dispositivo di visualizzazione
D Un "card reader" è un dispositivo di input
E Nessuna delle altre risposte è corretta

8 **Il passaporto viene rilasciato:**

A dal Comune di residenza
B dalla Regione
C dalla Questura
D dalla Prefettura
E dai Carabinieri

9 **Nella bolletta di un'azienda elettrica l'importo da pagare per i consumi è determinato prevalentemente in base:**

A alla tensione della corrente erogata
B alla resistenza degli elettrodomestici usati
C al lavoro che si sarebbe potuto compiere con l'energia consumata
D alla portata del contatore
E al numero dei componenti della famiglia

10 **Solo una delle seguenti affermazioni è corretta: individuatela.**

A Manzoni fu contrario alla scelta di Roma come capitale d'Italia
B Verga esaltò con parole entusiastiche l'arrivo di Garibaldi in Sicilia
C Mazzini visse parte della sua vita in esilio, in Francia, Svizzera, Gran Bretagna
D Carducci fino alla fine della vita osteggiò la monarchia sabauda
E *Senilità* di Italo Svevo ha per tema il Risorgimento

11 **In quale periodo si sviluppò l'espressionismo astratto?**

- A Tardo XIX secolo
- B Inizio XIX secolo
- C Metà XX secolo
- D Inizio XX secolo
- E A cavallo tra XX e XXI secolo

12 **Il primo uomo a sorvolare il Polo Nord fu:**

- A Umberto Nobile
- B Richard E. Byrd
- C Ambrogio Fogar
- D Antoine de Saint-Exupéry
- E uno dei fratelli Wright

13 **Che cos'è il *North American Free Trade Agreement* (NAFTA)?**

- A Un accordo per il commercio fra i Paesi del Nord America
- B Un accordo fra Stati Uniti e Canada per il libero commercio
- C Un accordo fra Stati Uniti, Canada e Messico per contrastare le limitazioni commerciali imposte dall'Unione europea e dal Giappone
- D Un'area di libero scambio che comprende Stati Uniti, Messico e Canada
- E Un accordo di collaborazione con l'Unione europea voluto dal Canada

14 **I parlamentari possono essere sottoposti a giudizio penale?**

- A Sì, ma solo con l'autorizzazione della Camera alla quale appartengono
- B No, sono sottratti a ogni controllo, giudizio e pena
- C Sì, ma solo se rinunciano volontariamente allo status di parlamentare
- D Sì, come tutti i comuni cittadini
- E No, ma può essere applicata la pena

15 **Quale filosofo italiano ha scritto, all'inizio del secolo, il *Sommario di pedagogia*?**

- A Benedetto Croce
- B Giuseppe Mazzini
- C Giordano Bruno
- D GianBattista Vico
- E Giovanni Gentile

16 **Che cos'è il Prodotto Interno Lordo (PIL)?**

- A Una misura della ricchezza complessiva di un Paese
- B Una misura della ricchezza prodotta in un Paese in un certo anno
- C Una misura dell'equilibrio negli scambi con l'estero di un Paese in un certo anno
- D Una misura del grado di indebitamento di uno Stato
- E Una misura del livello del risparmio gestito da uno Stato

17 **Chi è stato il primo re d'Italia?**

- A Carlo Alberto
- B Vittorio Emanuele II
- C Umberto II
- D Vittorio Emanuele III
- E Umberto I

18 **Che cosa si intende con il termine "economia sommersa"?**

- **A** Le attività produttive svolte sotto il livello del mare
- **B** Le attività produttive svolte dagli artigiani
- **C** Il fenomeno dell'evasione fiscale
- **D** Il lavoro nero
- **E** Le attività legate alla "net economy"

19 **Con il termine "informatica" si intende:**

- **A** la disciplina che studia la simulazione tramite macchine di comportamenti propri degli esseri viventi
- **B** la disciplina che si occupa della rappresentazione, trasmissione ed elaborazione delle informazioni mediante calcolatori
- **C** l'insieme dei linguaggi di programmazione per calcolatori elettronici
- **D** la disciplina che studia e definisce tecniche e strumenti per la trasmissione per mezzo di satelliti e linee telefoniche
- **E** lo studio delle informazioni disponibili solo in Rete

20 **Lorenzo il Magnifico visse:**

- **A** nel Seicento
- **B** nella seconda metà del Quattrocento
- **C** in pieno Cinquecento
- **D** nel Trecento
- **E** durante il periodo illuminista

21 **La Triplice Alleanza era un patto fra:**

- **A** Regno d'Italia, Impero tedesco e Impero russo
- **B** Impero tedesco, Impero russo e Austria-Ungheria
- **C** Impero giapponese, Impero russo e Regno d'Italia
- **D** Francia, Gran Bretagna e Impero russo
- **E** Impero tedesco, Austria-Ungheria e Regno d'Italia

22 **Nel giugno 2017 il Presidente Trump ha annunciato l'uscita degli Usa dagli accordi sul clima e sull'ambiente firmati dal suo predecessore nel dicembre 2015. Di quale città portano il nome questi trattati ripudiati?**

- **A** Roma
- **B** Parigi
- **C** Maastricht
- **D** Kyoto
- **E** Brasilia

23 **La corrente del Golfo ha origine nel:**

- **A** Golfo del Siam
- **B** Golfo di Biscaglia
- **C** Golfo del Bengala
- **D** Golfo del Messico
- **E** Golfo del Tonchino

24 **L'*Orlando furioso* è stato composto da:**

A Ludovico Ariosto
B Francesco Petrarca
C Giacomo Leopardi
D Aristofane
E Pietro Metastasio

25 **La capitale della Finlandia è:**

A Oslo
B Stoccolma
C Copenaghen
D Pietroburgo
E Helsinki

26 **La provocatoria scultura LOVE, che rappresenta un dito medio alzato, si trova in piazza Affari, davanti alla sede della Borsa a Milano, è opera di:**

A Maurizio Catellan
B Damien Hirst
C Christo
D Banski
E Alessandro Catellan

27 **Quanti rappresentanti del Parlamento europeo vengono eletti in ogni Stato membro?**

A 10
B 50
C 75
D 100
E Il numero varia da Stato a Stato

28 **L'attacco italiano alla Grecia, nella seconda guerra mondiale, fu motivato:**

A da contrasti politici dovuti alla diversità di regime
B dalla necessità di prevenire un attacco della Grecia all'Italia
C dalla volontà di Mussolini di impadronirsi dei tesori d'arte greci
D dalla volontà di controbilanciare le conquiste tedesche in Europa
E dalla necessità di prevenire un attacco giapponese alla Grecia

29 **Come viene denominata la scuola filosofica fondata da Epicuro?**

A L'Accademia
B Il Peripato
C L'Università
D Il Giardino
E Il Ginnasio

30 "Erano i capei d'oro a l'aura sparsi
ch 'n mille dolci nodi gli avolgea [...]"

Francesco Petrarca, *Canzoniere*, sonetto XC

Le parole sottolineate danno luogo a una delle figure retoriche sotto elencate. Quale?

- A Allegoria
- B Metafora
- C Ossimoro
- D Metonimia
- E Sinestesia

31 I Carpazi sono separati dai Balcani:

- A dall'Adriatico
- B dal Volga
- C dal lago d'Aral
- D dal Danubio
- E dal Mar Nero

32 In Italia, un lavoratore dipendente può rinunciare alle ferie retribuite?

- A No
- B Sì, sempre
- C Sì, se la società per la quale si lavora lo richiede espressamente
- D Sì, ma è il lavoratore che decide come meglio crede
- E Sì, se il sindacato è d'accordo

33 Quale delle seguenti estensioni identifica un tipo di file compresso?

- A .doc
- B .txt
- C .zip
- D .avi
- E .jpg

34 Quale delle seguenti composizioni NON è di Leopardi?

- A *Il sabato del villaggio*
- B *L'infinito*
- C *La ginestra*
- D *Pianto antico*
- E *La quiete dopo la tempesta*

35 Dove fu combattuta la più grande battaglia navale della prima guerra mondiale?

- A Jütland
- B Falkland
- C Leyte
- D Hermada
- E Port Arthur

36 **Individua l'informazione scorretta riguardante l'*Ulisse* di James Joyce:**

A è ambientato a Dublino
B ha per protagonista Leopold Bloom
C racconta una giornata del protagonista
D adotta la tecnica del monologo interiore
E si svolge nel Medio Evo

37 **In Italia, tutti possono professare liberamente la propria fede religiosa?**

A No, deve essere una fede riconosciuta dallo Stato
B No, solo la fede cattolica è religione di Stato
C Sì, deve però essere un culto non contrario al buon costume
D Sì, ma solo della religione cattolica può farsi legittimamente propaganda
E Sì, ma solo a condizione che sia monoteista

38 **"Ritenevano che la quantità totale di ricchezza fosse più o meno stabile e che si dovesse quindi cercare di acquisirne la maggior parte possibile; tendevano a identificare la ricchezza con la moneta e i metalli preziosi; si sforzavano di scoraggiare le importazioni; facevano di tutto per favorire le produzioni nazionali e le esportazioni; puntavano a esportare prodotti ad alto valore aggiunto piuttosto che materie prime; valorizzavano le corporazioni come strumento per favorire la competitività delle merci nazionali". Stiamo parlando degli esponenti di uno dei seguenti orientamenti. Quale?**

A Fisiocrazia
B Liberalismo
C Liberismo
D Mercantilismo
E Socialismo

39 **In Italia, chi delibera lo stato di guerra?**

A Il Governo della Repubblica
B Il Presidente della Repubblica, capo delle Forze armate
C Le Camere
D Il Presidente della Repubblica, di concerto con i Capi di Stato Maggiore di Esercito, Aeronautica e Marina militare
E Il presidente della Corte Costituzionale

40 **Quale cascata nel mondo ha il maggior dislivello?**

A Iguazu
B Niagara
C Angel
D Tugela
E Paulo Alfonso

41 **Quale pensatore del periodo rinascimentale morì sul rogo a causa della portata rivoluzionaria delle proprie teorie?**

A Leonardo da Vinci
B Giordano Bruno
C Galileo Galilei
D Marsilio Ficino
E Tommaso d'Aquino

42 **In ambito informatico i *cookie* sono:**

- A file di testo
- B immagini
- C file grafici
- D video
- E podcast

43 **Le origini del Risorgimento italiano risalgono:**

- A alla terza guerra di indipendenza (1866)
- B alla prima guerra mondiale (1914-1918)
- C alla dominazione francese (1796-1815)
- D all'età comunale (circa 1000-1250)
- E all'operato di Tiberio e Caio Gracco (II secolo a. C.)

44 **Un sinonimo di *anacoreta* è:**

- A eremita
- B serpente
- C antica moneta
- D corallo
- E anacronistico

45 **Un contrario di *negligente* è:**

- A lìgio
- B ozioso
- C sciatto
- D astuto
- E intimidito

46 **Il termine *gestatorio* significa:**

- A che gesticola
- B riferito al parto
- C che serve a portare
- D relativo alla gestione
- E proprio degli imprenditori

47 **Qual è un contrario di *requie*?**

- A Relax
- B Stress
- C Pausa
- D Pace
- E Non esiste un contrario

48 **Il plurale di *caposaldo* è:**

- A caposaldi
- B capisaldo
- C capisaldi
- D caposaldo
- E non esiste

49 **Scegliere l'alternativa che completa in modo corretto la frase seguente: "Un principio fondamentale della famiglia consiste ... dei genitori, esercitata sui figli con ... e spirito di amore".**

A nella severità - autorità
B nella ricchezza - sacrificio
C nell'autorità - dolcezza
D nella lealtà - carisma
E nella fragilità - timore

50 **Individuare le associazioni fra una frase del primo gruppo e una frase del secondo gruppo, in modo che le frasi composte risultino corrette.**

a) In settembre i pesci
b) Dalla barca i pescatori
c) Verso sera il mare
d) Le maglie della rete

1) a volte si strappano sugli scogli del fondo.
2) si avvicinano alla costa.
3) è pieno di barche da pesca.
4) calano le reti nell'acqua.

A a–1, b–3, c–4, d–2
B a–2, b–3, c–4, d–1
C a–1, b–4, c–3, d–2
D a–2, b–4, c–3, d–1
E a–4, b–3, c–2, d–1

RAGIONAMENTO LOGICO E CULTURA GENERALE

Soluzioni e commenti

1 L'abbinamento errato tra opera e suo autore è quella dell'alternativa D: infatti, il *Decameron* fu scritto da Giovanni Boccaccio e fu pubblicato nel Trecento mentre Luigi Pulci visse nel secolo successivo e viene ricordato come autore del poema eroicomico *Morgante*.

2 Il testo dell'esercizio descrive le famose "tesi d'aprile" del leader bolscevico Lenin (risposta esatta B), che furono declamate e diffuse all'indomani del suo rientro dall'esilio Svizzero. Lenin conquistò il potere nell'autunno 1917, ponendo fine allo zarismo e lo mantenne fino alla morte, avvenuta nel 1924. Gli successe Stalin.

3 La risposta esatta è la D. Non esiste infatti un Premio Nobel per la Matematica, mentre oltre ai quattro che compaiono nelle alternative, gli altri Nobel più importanti sono quelli assegnati per la Letteratura e la Pace.

4 L'abbinamento corretto tra Paesi europei e rispettive colonie extraeuropee è quello indicato dall'alternativa A. Infatti, il Sudafrica è stato in origine colonia olandese, il Congo del Belgio, l'Algeria della Francia, le Isole di Capo Verde del Portogallo, i Paesi del Corno d'Africa (Somalia, Eritrea, Etiopia) dell'Italia, le Regioni andine (Cile, Perù, Bolivia ecc.) della Spagna, la Birmania dell'Inghilterra e il Camerun della Germania.

5 La frase celebre attribuita erroneamente è «Parigi val bene una Messa» che non fu pronunciata da Napoleone Bonaparte ma da Enrico IV Borbone, re di Francia dal 1593 al 1610, quando per ottenere il trono di Francia dovette abiurare la propria fede ugonotta e passare al cattolicesimo (risposta esatta A).

6 La risposta esatta è la D: a est la Francia confina con la Germania, con la Svizzera e con l'Italia, ma non con l'Austria.

7 Per *terminale remoto* si intende un terminale collegato a distanza, quindi l'alternativa A è errata. Anche l'alternativa B non è corretta, in quanto il sistema operativo costituisce parte del software di base (l'insieme di programmi necessari al funzionamento del computer) e non del software applicativo (programmi di calcolo, videoscrittura, disegno ecc.). La sigla RS232 presente nell'alternativa C identifica un interfaccia di input/output di tipo seriale e non un dispositivo di visualizzazione. La risposta corretta è invece la D: il *card reader* è infatti un lettore di schede perforate ed è pertanto un dispositivo di input.

8 La risposta esatta è la C: infatti il passaporto viene rilasciato dal ministero degli Affari esteri o, per sua delega, dalle Questure.

9 La risposta esatta è la C. Infatti, a determinare l'importo della bolletta dell'energia elettrica da pagare è il lavoro che si sarebbe potuto compiere con l'energia consumata dall'utenza stessa.

10 L'unica affermazione corretta è quella relativa al letterato e patriota repubblicano Giuseppe Mazzini, protagonista del nostro Risorgimento che visse buona parte della propria vita in esilio. La risposta corretta è dunque la C.

11 L'espressionismo astratto si sviluppò nell'immediato secondo dopoguerra negli Stati Uniti. Jackson Pollock, Mark Rothko e William de Kooning ne furono i principali esponenti. La risposta corretta è la **C**.

12 Il primo sorvolo sul Polo Nord si ebbe nel 1926, ma il primato fu conteso da due diversi equipaggi: gli statunitensi Byrd e Bennet e il duo Nobile-Amundesen a bordo del dirigibile di fabbricazione italiana *Norge*. Soltanto nel 1995 – grazie alla scoperta dei diari di volo, con la registrazione della lettura del sestante cancellata ma ancora leggibile – è stato dimostrato che Byrd non aveva mai raggiunto il Polo Nord. La risposta corretta è dunque la **A**.

13 Il NAFTA è un accordo, stipulato nel 1993, fra USA, Messico e Canada per eliminare le dogane e le altre barriere commerciali interne al continente nordamericano. Trattandosi di un'area di libero scambio, a ciascuno dei tre Paesi è consentito di mantenere le proprie tariffe doganali verso i Paesi terzi. A differenza di una comunità integrata come l'Unione europea, ogni Paese che fa parte di un'area di libero scambio è libero di adottare nei riguardi dei Paesi non associati proprie misure. La risposta esatta è dunque la **D**.

14 Fino al 1993, l'autorizzazione della Camera di appartenenza era richiesta per l'instaurazione di un giudizio penale a carico del parlamentare e questa circostanza aveva dato origine a diversi abusi, in quanto le Camere si sono sempre dimostrate molto restie a rimettere i loro membri alla giustizia. Grazie alla legge costituzionale n. 3 del 1993, tale autorizzazione non è più necessaria e quindi il processo penale può essere instaurato per il parlamentare come per il comune cittadino. La risposta esatta è dunque la **D**. Resta però la necessità dell'autorizzazione per sottoporre il parlamentare a perquisizione personale o domiciliare, ad arresto, privazione della libertà personale, detenzione (salvo che egli sia colto nell'atto di commettere un delitto per il quale è previsto l'arresto obbligatorio in flagranza) e per sottoporre le sue conversazioni e comunicazioni a intercettazioni e, ancora, per sequestrarne la corrispondenza.

15 Per rispondere a questo quesito, qualora non si conoscesse approfonditamente la filosofia italiana, si può procedere per esclusione; Mazzini (risposta **B**) è un autore del secolo XIX, quindi si può escludere per la non appartenenza temporale; per eguale motivo si possono scartare le alternative **C** (Bruno) e **D** (Vico). Effettivamente può sussistere il dubbio fra Croce e Gentile, ma è sufficiente pensare alla grande riforma della scuola studiata da Gentile per riconoscere chi fra i due aveva maggiore interesse per la pedagogia. La risposta esatta è quindi la **E**.

16 La risposta esatta è la **B**: il PIL indica il valore dei beni e dei servizi prodotti sul territorio nazionale nel corso di un anno, a prescindere dalla nazionalità dei produttori, ed è una misura della ricchezza prodotta in un anno in un Paese.

La risposta **A** è errata in quanto il PIL non indica la ricchezza totale di un Paese, ma solo la ricchezza prodotta in un anno. Le risposte **C** e **D** corrispondono rispettivamente alle definizioni di "bilancia dei pagamenti" e di "debito pubblico".

17 A Torino, il 17 marzo 1861, contestualmente alla proclamazione della nascita del Regno d'Italia, Vittorio Emanuele II di Savoia ne venne proclamato re "per volere di Dio e della nazione". La risposta corretta è la **B**.

18 Con il termine "economia sommersa" si intende il complesso di attività produttive che sfugge deliberatamente alla rilevazione statistica. Rientra in questa categoria il cosiddetto "lavoro nero", ossia il lavoro retribuito prestato da pensionati, casalinghe, studenti e non residenti e i secondi (o doppi) lavori non dichiarati. La risposta corretta è quindi la **D**.

19 Il termine "informatica" deriva dalla contrazione delle parole *informazione automatica* e indica la disciplina che studia l'acquisizione, l'elaborazione e la distribuzione delle informazioni tramite

RAGIONAMENTO LOGICO E CULTURA GENERALE

l'impiego di sistemi automatici di elaborazione dati (elaboratori elettronici). La risposta corretta è quindi la B.

20 Avvenuta nel 1492, la morte di Lorenzo de Medici (nato nel 1449 e asceso al potere nel 1469) è per convenzione uno degli avvenimenti considerati momento di passaggio dal Medioevo all'Età moderna. La risposta esatta è dunque la B.

21 La Triplice Alleanza fu un patto militare difensivo contratto tra Regno d'Italia, Impero tedesco e Austria-Ungheria. La risposta corretta è dunque la E. Il primo trattato risale al 1882, il quinto e ultimo nel 1912 si contrapponeva alla Triplice Intesa tra Gran Bretagna, Francia e Impero russo. Allo scoppio della prima guerra mondiale, l'Italia si dichiarò prima neutrale; nel 1915 entrò in guerra a fianco della Triplice Intesa.

22 La risposta esatta è la B. Alla Conferenza sul clima di Parigi (COP21) i leader mondiali di 195 Paesi, guidati dal Presidente Usa Barack Obama e sotto il patrocinio delle Nazioni Unite, si accordarono a fine 2015 per predisporre nuove politiche in grado di tutelare e salvaguardare il pianeta e combattere il riscaldamento globale e i cambiamenti climatici registrati negli ultimi decenni, per esempio limitando le emissioni di gas serra. Come promesso in campagna elettorale, Donald Trump nella tarda primavera 2017 ha annunciato l'intenzione di voler fare uscire gli Stati Uniti dall'accordo parigino sul clima (COP21) ventilando l'idea di voler rinegoziare le condizioni del trattato.

23 La corrente del Golfo si intende trae origine nel Golfo del Messico e ha l'effetto di rendere più mite il clima dei territori che lambisce. La risposta esatta è la D.

24 La risposta corretta è la A. Questo poema in ottave, la cui edizione definitiva in 46 canti uscì nel 1532, rappresenta una delle più alte creazioni letterarie del Rinascimento e fu composto da Ludovico Ariosto (1474-1533).

25 Oslo, Stoccolma e Copenaghen sono rispettivamente le capitali di Norvegia, Svezia e Danimarca. Pietroburgo era la capitale della Russia zarista. La capitale della Finlandia è Helsinki (risposta E).

26 La risposta corretta è la A. Il padovano Maurizio Catellan è uno dei più noti artisti italiani e la sua monumentale scultura in marmo bianco che rappresenta un dito medio alzato dal 2010 fronteggia la sede della Borsa in piazza Affari a Milano. L'acronimo LOVE sta per *Libertà, Odio, Vendetta, Eternità*.

27 Il numero di parlamentari europei eletti dai singoli Stati non è uguale per tutti, ma è determinato sulla base della popolazione di ciascuno Stato. Questo criterio risponde d'altronde a una semplice logica democratica, la quale impone uguale diritto di rappresentatività a ogni elettore. Ne consegue che i Paesi con un numero più elevato di cittadini sono anche quelli che eleggono un numero più elevato di parlamentari europei. Alle elezioni del 2014 sono stati eletti 750 eurodeputati di cui 96 tedeschi, 74 francesi e 73 italiani. La risposta esatta è quindi la E.

28 L'attacco italiano giunse improvviso, soprattutto perché i rapporti tra il regime fascista italiano e quello greco (che all'epoca era una dittatura) erano cordiali. Mussolini cercava però di portare avanti una "guerra parallela" a quella di Hitler, per compensare le conquiste tedesche e per non essere escluso dalla spartizione del "bottino". In questa logica, egli aveva già precedentemente voluto l'attacco alla Francia e quello alle colonie britanniche in Africa. La risposta esatta è la D.

29 Alle maggiori scuole filosofiche dell'antichità si associava per tradizione il nome del luogo fisico (o del proprietario di tale luogo) nel quale il maestro abitualmente discorreva di filosofia con i discepoli: l'*Accademia* è la scuola di Platone, il *Peripato* è quella di Aristotele. *Università* è invece il nome attribuito all'istituzione più tarda, da collegare al periodo medievale; il *Ginnasio* è una palestra in cui i giovani erano educati alla musica, alla letteratura e alla filosofia.

La risposta esatta è quindi la D.

30 La risposta esatta è la **B**. La metafora infatti consiste nella sostituzione di un termine proprio con un altro che gli sia contiguo, realizzando così una trasposizione di significato per immagini. Esempi di metafora: "il *re* della foresta", "il *muggire* del mare" oppure, come nel nostro caso: "capelli d'oro" (= biondi come l'oro).

31 I Carpazi sono un sistema montuoso dell'Europa centro-orientale che si estende dalla valle del Danubio alle Porte di Ferro. La risposta corretta è la **D**.

32 Si tratta di un diritto irrinunciabile stabilito direttamente dalla Costituzione italiana (articolo 36); la risposta corretta è la **A**.

33 La risposta corretta è la **C** in quanto l'estensione .zip rappresenta una tipologia molto diffusa di file compressi (altre estensioni piuttosto comuni per i file compressi sono .rar e .7z). L'estensione .doc fa riferimento ai documenti di Microsoft Word 97-2003, .txt a semplici file di testo, .avi (come pure .mpg)è un'estensione molto comune per i filmati, mentre .jpg (come .gif, .tif o .bmp) sono le estensioni più comuni per le immagini.

34 Un quesito di pura erudizione, ma le opere citate sono tutte molto famose. *Pianto antico* è una lirica di Carducci e quindi la risposta esatta è la **D**.

35 La battaglia del Leyte risale alla seconda guerra mondiale. Quella di Port Arthur alla guerra russo-giapponese del 1905. L'Hermada è un monte (sul quale pure si combatterono diverse battaglie tra italiani e austriaci). Presso le Falkland, infine, fu combattuta un'importante battaglia navale della prima guerra mondiale, ma non la maggiore. La principale fu quella dello Jütland, che vide opposte la flotta britannica e quella tedesca. Pur avendo inflitto danni maggiori al nemico, la flotta tedesca rientrò nei propri porti e non ne uscì mai più per tutta la durata della guerra. La risposta esatta è la **A**.

36 Pubblicato a Parigi nel 1922, il capolavoro di Joyce è un romanzo che si svolge a Dublino il 14 giugno 1904 e narra, ricalcando la struttura dell'*Odissea* omerica e utilizzando il monologo interiore, come si svolge la giornata di Leopold Bloom, di sua moglie Molly e dell'amico Stephen Dedalus. L'informazione scorretta è quindi quella dell'alternativa **E**.

37 L'unico limite che la Costituzione italiana pone alla libertà di professare la propria religione consiste nella non contrarietà al buon costume. Dal momento che, in base all'articolo 8 "Tutte le confessioni religiose sono egualmente libere davanti alla legge", non esiste una religione di Stato e non hanno senso distinzioni tra credi monoteisti o meno. Si possono così escludere le alternative **A**, **B**, **D** ed **E**. La risposta esatta è dunque la **C**.

38 La definizione proposta rimanda immediatamente e inequivocabilmente a una teoria economica e questo consente subito di eliminare le alternative **B** ed **E** relative a movimenti politici (Liberalismo e Socialismo). Tra le tre restanti alternative, tenuto conto che il liberismo sostiene l'apertura totale del mercato e la fisiocrazia identifica la terra come unica fonte di ricchezza, la scelta deve cadere sul *mercantilismo*, la cui dottrina fu elaborata a partire dal XVII secolo (risposta esatta **D**).

39 La risposta corretta è la **C**: una decisione tanto importante è stata rimessa dalla Costituzione alle Camere in quanto espressione della volontà popolare e depositarie del potere legislativo. Tuttavia la dichiarazione dello stato di guerra è prerogativa del Presidente della Repubblica.

40 La risposta corretta è la **C**: infatti la cascata Angel, in Venezuela, ha un'altezza di 972 metri ed è la prima nel mondo da questo punto di vista. Le cascate del Niagara hanno invece la maggior portata d'acqua nel mondo (64.680 m^3 al secondo).

41 Galileo Galilei, in quanto sostenitore della teoria eliocentrica, fu effettivamente costretto all'abiura dalla Chiesa cattolica, che considerava quelle posizioni scientifiche in contrasto con la dottrina religiosa; non venne però condannato a morte. Marsilio Ficino e Leonardo da Vinci, pur nel diffi-

cile clima nel quale vissero, riuscirono a non compromettere la propria vita. Non altrettanto fortunato fu Giordano Bruno, il quale effettivamente morì sul rogo a causa delle sue teorie filosofiche che si opponevano alla visione teologica allora dominante. Tommaso D'Aquino (1225-1274), massimo esponente della Scolastica, è da escludere sia perché non visse in età rinascimentale sia perché è uno dei dottori della Chiesa. La risposta corretta è dunque la B.

---

42 I *cookie* sono informazioni, memorizzate nel PC dell'utente sotto forma di file di testo, inviate da un server web al client e da questo rispedite al server ogni volta che l'utente si collega all'indirizzo web, con lo scopo di "riconoscere" l'utente in modo automatico. Attraverso le impostazioni di preferenze del browser, l'utente può consentire o bloccare il meccanismo dei *cookie*. La risposta corretta è quindi la A.

---

43 Le cause di un movimento storico non possono trovarsi in un avvenimento posteriore (risposta B) o al suo interno (risposta A) è assurdo, ma nemmeno possono essere individuate in eventi troppo remoti (risposte D e E). Procedendo per esclusione, si individua così la risposta esatta nella C. Il periodo della dominazione napoleonica in Italia, pur trattandosi di un'occupazione straniera, ebbe il merito di far circolare le idee più avanzate della Rivoluzione francese, di abolire i vecchi regimi assolutistici, di introdurre ammodernamenti, favorendo la nascita di un sentimento nazionale.

---

44 La risposta corretta è la A: *anacoreta* è infatti colui che abbandona la propria comunità e sede di vita per ritirarsi altrove, in solitudine; perciò vale anche *eremita*.

---

45 Il termine *negligente* deriva dal latino *negligere*, ossia "trascurare". Tra le alternative proposte, un contrario di *negligente* può essere *ligio*, che significa "scrupolosamente osservante" (esempio: *ligio* al dovere). La risposta corretta è la A.

---

46 La risposta esatta è la C. Aggettivo di uso residuale, deriva dal latino *gestare* ("portare", intensivo di *gerere*). È ormai noto quasi esclusivamente nell'abbinamento *sedia gestatoria*: il grande seggio portato a spalla, sul quale il papa veniva trasportato e da cui benediva la folla.

---

47 Il sostantivo femminile requie risale al XIV secolo e ha come sinonimi riposo e tranquillità e come contrari agitazione e inquietudine oppure stress, come correttamente suggerito dall'alternativa B.

---

48 Risposta esatta C: *caposaldo* è un nome composto da sostantivo + aggettivo, che volge al plurale entrambi i suoi membri (come per esempio *piazzaforte/piazzeforti*).

---

49 La soluzione deve essere ricercata sulla base del significato dei vocaboli proposti, dal momento che tutti si inseriscono correttamente nella sintassi della frase. Perciò, le alternative A, B ed E possono essere scartate in quanto è privo di senso dire che un fondamento della famiglia consiste nella *severità*, o nella *ricchezza* o nella *fragilità* dei genitori. Analogamente, l'alternativa D è errata in quanto non ha alcun senso parlare di esercizio della *lealtà* con *carisma*. È invece verosimile che l'*autorità* debba essere esercitata con *dolcezza*. La risposta esatta è la C.

---

50 È possibile giungere alla soluzione anche analizzando solo le prime due frasi. La a) e la b) sono infatti facilmente associabili rispettivamente alla 2) e alla 4) ("In settembre i pesci si avvicinano alla costa", "Dalla barca i pescatori calano le reti nell'acqua"). L'unica alternativa che rispetta queste due associazioni è la D.

PARTE QUINTA

parte sesta

LINGUA INGLESE

Quesiti

"Fill in the blanks": ogni frase contiene una o più parole mancanti; il candidato deve scegliere, fra le alternative proposte, quella che completa correttamente la frase.

1 **He wrote _____ interesting article.**

- A rather
- B unusual
- C rather an
- D unusually
- E surprisingly

2 **I'm _____ nervous.**

- A become
- B got
- C get
- D getting
- E made

3 **We will look _____ the matter in detail.**

- A for
- B at
- C into
- D through
- E after

4 **It's so nice _____ drive me to the station.**

- A from him to
- B that he
- C he to
- D of him to
- E him to

5 **Please, come in and take _____ your coat.**

A on B over C off D up E away

6 **_____ much it costs, I will buy that car.**

A Therefore B Finally C However D Never E As

7 **He spends _____ his time reading newspapers.**

A many B more C much D most E most of

LINGUA INGLESE

8 **This is the stadium where Beckham _____ .**
- A first played
- B played first
- C played for first
- D at first played
- E played by first

9 **Étienne wants to work in an international company. _____ why he needs to learn English.**
A He is B It C It's D That's E The

10 **Why shouldn't I smoke a cigarette if I _____?**
A wouldn't B want it C would like D want to E like

11 **I studied Law and _____ my brother.**
A too B also C either D did E so

12 **_____ I'm concerned, Swahili is not a difficult language.**
A As far as B As long as C As much as D As to E What

13 **"Are you happy?" "_____ I am".**
A Course B Certain C Instead D Indeed E In fact

14 **My grandfather _____ name's George.**
A s' B as C of D is E 's

15 **This bill is incorrect. I _____.**
- A am not going to pay
- B am not paying
- C don't have to pay
- D won't be paying
- E don't pay

16 **_____ of what his parents suggest, he will do what he wants.**
A Whatever B Regards C Regardless D Beside E Though

17 **We all know he is rich. There's no need to show _____.**
A off B round C in D out E to

18 **I regret _____ harder when I was at school. I would have a better job now.**
- A studying
- B not studying
- C not to have studied
- D not to study
- E didn't study

19 **What course are you _____ in?**
A interested B written C made D watched E aiming

PARTE SESTA

20 **I cannot see. Terence, switch the light on, _____?**

A can you B please C will you D don't you E do you

21 **She's an old friend; I _____ her _____ years.**

A have known, for
B know, for
C have known, since
D know, since

22 **He was wearing _____ riding boots.**

A red old Spanish leather
B old leather red Spanish
C old red Spanish leather
D Spanish red old leather

23 **She was easily intimidated _____ her employer, who made a practice of abusing his authority over her.**

A from B to C with D by E because

24 **The innovations of the _____ Age have had _____ effects on people in all walks of life.**

A Atomic – irrelevant
B Electronic – universal
C Bronze – pretentious
D Nuclear – profane
E Computer – astonishing

25 **Hello. How are you? I've heard a lot _____ you from my sister.**

A about of B of C on D about E relative

26 **Do you remember Silvia? I _____ engaged to her.**

A got B get C have D will E had

27 **The trial _____ in a theatrical manner, full of extravagant histrionics.**

A are conducted
B was been conducted
C conduces
D was conducted
E to conduce

28 **The masters of the world are bacteria and viruses. They _____ all other life and all other life lives and reproduces merely to provide them with _____.**

A dominate – companionship
B outnumber – room and board
C infest – opportunity
D serve – shelter
E are symbiotic with – partners

Indicare la soluzione che completa correttamente la frase.

29 Tom's sister has started a relationship _____.

A with one Richard's best friends
B with one of best Richard's friends
C with one of Richard best friends
D with one of Richard's best friends

30 When the pianist entered to begin his recital _____.

A Tom has already sitting in front of me.
B Tom already sat in front of me.
C Tom was already sit in front of me.
D Tom was already sitting in front of me.

Trovare, tra le alternative proposte, quella che esprime una relazione simile a quella proposta nel testo dell'esercizio.

31 Island : ocean

A hill : stream
B forest : valley
C oasis : desert
D tree : field
E peninsula : pier

32 Nose : face

A ring : finger
B stem : root
C shoe : foot
D knob : door
E vine : building

33 Modesty : arrogance

A debility : strength
B cause : reason
C passion : emotion
D finance : pauper
E practice : perfection

Trovare tra le alternative proposte quella che meglio esprime il significato contrario alla parola di partenza di ogni esercizio.

34 Peremptory:

A humble
B resistant
C shabby
D spontaneous
E deferential

PARTE SESTA

35 **Insolvent:**

- A physically pure
- B financially stable
- C metaphisically correct
- D chemically active
- E emotionally strong

36 **Illusory:**

A nimble B realistic C powerful D underrated E remarkable

37 **Temperate:**

A aged B unlimited C truncated D producted E inebriated

Le frasi che seguono contengono una parte sottolineata caratterizzata da uno o più errori grammaticali. Si individui l'alternativa che, sostituita alla parte sottolineata, completa correttamente la frase.

38 **You come back home and find a note from your girlfriend: she says she's gone to the hairdresser's. <u>She waiting for you outside the Italian Café</u>.**

- A She waiting for you outside the Italian Café
- B She'll be waiting for you outside the Italian Café
- C She waits for you outside the Italian Café
- D She will wait for you outside the Italian Café
- E She is going waiting for you outside the Italian Café

39 **Yesterday afternoon a group of children <u>playing in that field</u>.**

- A was playing in that field
- B play in that field
- C had played in that field
- D have played in that field
- E were playing in that field

40 **It's good! <u>It seem to me that you are learning English very goodly</u>.**

- A It seems to me that you are learning English very goodly
- B It seem to me that you are learning English very well
- C It seems about me that you are learning very well
- D It seems to me that you learn English very well
- E It seems to me that you are learning English very well

41 **I was walking <u>from the street when I suddendly saw a big cat in front about me</u>.**

- A under the street when I suddendly saw a big cat in front of me.
- B to the street when I suddendly saw a big cat after me.
- C along of the street when I suddendly saw a big cat in front of me.
- D along the street when I suddendly saw a big cat in front of me.
- E along the street when I suddendly saw a big cat in front near me.

LINGUA INGLESE

Nei brani mancano alcune parole. Individuare la soluzione tra le alternative suggerite.

Brano 1

In 1989 mass demonstrations led to a collapse of the Berlin Wall. A year _____ [1], on October 3, 1990, East and West Germany were reunited, after _____ [2] separate states for forty years. Twenty years ago German Chancellor Helmut Kohl pushed unification forward and served as the architect of a united Germany. He promised East Germans blooming landscapes and a new western-style life. Not _____ [3] in the western world wanted a united Germany. Great Britain and France were opposed because they thought Germany _____ [4] become too powerful.

On the whole, German reunification has been a success. Much progress has been made in the eastern part of Germany in the last twenty years. City and towns have been modernized. Most East Germans are better off than they were twenty years ago. Eastern Germany has become a home to new industries, especially in the _____ [5] of biotechnology and renewable energy.

42 **Missing word [1] is:**
- A more
- B late
- C later
- D over
- E before

43 **Missing word [2] is:**
- A being
- B to be
- C be
- D had been
- E is

44 **Missing word [3] is:**
- A much
- B everyone
- C someone
- D no one
- E those

45 **Missing word [4] is:**
- A are
- B did
- C will
- D would
- E should

46 **Missing word [5] is:**
- A factory
- B fields
- C interest
- D area
- E concern

Brano 2

The school _____ [1] age should be cut to 14, a chief inspector of schools in England has _____ [2] said.

Sir Chris Woodhead told *The Times* that this would give less academic students a better chance of learning a trade.

He said it was a "recipe for disaster" to force teenagers to study English and maths right up _____ [3] the age of 18.

Sir Chris said it was a mistake to make vocational education "quasi-academic" and added that the government had a "Utopian" view of school standards.

He said: "If a child at 14 has mastered basic literacy and numeracy, I _____ [4] very happy for that child to leave school and go into a combination of apprenticeship and _____ [5] education training and a practical, hands-on, craft-based training that takes them through into a job."

47 **Missing word [1] is:**
- A leave
- B left
- C leaving
- D to leave
- E to be leaving

48 **Missing word [2] is:**

- A actually
- B recent
- C recently
- D presently
- E now

49 **Missing word [3] is:**

- A at
- B to
- C for
- D from
- E right

50 **Missing word [4] is:**

- A would be
- B will be
- C am
- D was
- E be

51 **Missing word [5] is:**

- A far
- B many
- C more
- D little
- E how

Leggere i brani e rispondere alle domande seguenti.

Brano 1

Man, said Aristotle, is a social animal. This sociability requires peaceful congregation, and the history of mankind is mainly a movement through time of human collectivities that range from migrant tribal bands to large and complex civilizations. Survival has been due to the ability to create the means by which men in groups retain their unity and allegiance to one another.

Order was caused by the need and desire to survive the challenge of the environment. This orderly condition came to be called the "state", and the rules that maintained it, the "law". With time the partner to this tranquillity, man marched across the centuries of his evolution to the brink of exploring the boundaries of his own galaxy. Of all living organisms, only man has the capacity to interpret his own evolution and progress. As social life changed, the worth and rights of each member in the larger group, of which he was a part, increased. As the groups grew from clans to civilisations, the value of the individual did not diminish, but became instead a guide to the rules that govern all men.

52 **The best expression of the main idea of this passage is:**

- A oppression and society
- B the evolution of man
- C man's animal instincts
- D the basis for social order
- E a history of violence and strife

53 **The autor would expect the greatest attention to individual rights and values to be found in:**

- A farming communities
- B small villages
- C prehistoric families
- D nomadic tribes
- E modern cities

54 **According to the passage, man's uniqueness is attributed to the fact that he is:**

- A evolving from a simpler to a more complex being
- B a social animal
- C capable of noting his own progress
- D capable of inflicting injury and causing violence
- E able to survive by forming groups with allegiance to one another

Brano 2

A legendary island in the Atlantic Ocean beyond the Pillars of Hercules was first mentioned by Plato in the Timaeus. Atlantis was a fabulously beautiful and prosperous land, the seat of an empire nine thousand years before Solon. Its inhabitants overran part of Europe and Africa, Athens alone being able to defy them. Because of the impiety of its people, the island was destroyed by an earthquake and inundation. The legend may have existed before Plato and may have sprung from the concept of Homer's Elisyum. The possibility that such an island once existed has caused much speculation, resulting in a theory that pre-Columbian civilisations in America were established by colonists from the lost island.

55 The title that best expresses the ideas of this passage is:

- A a persistent myth
- B geography according to Plato
- C the first discoverers of America
- D buried civilisations
- E a labor of Hercules

56 According to the passage, we may safely conclude that the inhabitants of Atlantis:

- A were known personally to Homer
- B were ruled by Plato
- C were a religious and superstitious people
- D used the name Colombus for America
- E left no recorded evidence of their civilisation

57 According to the legend, Atlantis was destroyed because the inhabitants:

- A failed to obtain an adequate food supply
- B failed to conquer Greece
- C failed to respect their gods
- D believed in Homer's Elysium
- E had become too prosperous

58 It is possible to affirm that:

- A the legend of Atlantis existed before Plato
- B the Atlantis people were peaceful
- C Atlantis is a legendary island
- D the pre-Columbian civilisations were estabilshed by colonists from Atlantis
- E Homer wrote Timaeus

Brano 3

Scientists use the term "biological clock" to describe the timing that controls biological rhythms. But what is this clock and where can you find it? In animals it is probably controlled by the brain, but in plants and other living things that have no brain it must be something else.

Humans also have biological clocks that control their daily rhythms. Body temperature, blood pressure, sleeping and waking up have a 24-hour rhythm. Many illnesses have a yearly rhythm. Colds and flus often happen in winter. Measles occur mostly during the spring and summer.

When people travel by plane from one continent to another they often cross many time zones. Their internal clocks don't seem to work correctly. We call this jet lag. It makes you feel tired and it takes many days for your body's biological clock to get used to the new place.

People who work night shifts also have problems with their biological clocks. In general, they may not be as alert or active as people who work during the daytime. They also have more accidents during work. Sometimes they have more health and sleeping problems than other people.

By using the right medicine you can fight off problems that are connected with different times of day. Heart attacks and strokes often happen in the morning hours – between the time you get up and noon. Asthma often occurs between midnight and the morning hours. So when people with weak hearts take their medicine right after waking up it might prevent a heart attack.

Biological clocks control many rhythms of life. We are learning more and more about these rhythms. Doctors are looking for new ways to make travelling more comfortable and medical treatment more effective.

---

59 What is the jet lag?

A Altered biological rhythms after crossing lots of time zones
B Altered biological rhythms after crossing only one time zone
C The 24 hour-rhythm in a human being
D Any change in biological clock
E To cross a lot of time zones

---

60 According to the passage:

A in all living creatures and things biological clock is controlled by the brain
B in animals the brain can control the biological clock
C in animals the brain might control the biological clock
D in animals the brain may control the biological clock
E in all living creatures the brain must control the biological clock

---

61 The author states that those who work during night-time:

A have wrong biological clocks
B are unreliable at work
C tend to have health problems
D tend to change daily rhythms
E sleep in the daytime

---

62 What are doctors trying to do?

A To understand daily rhythms
B To reduce the impact of travelling on rhythms of life
C To reduce the impact of travelling on disease
D To reduce the action of biological clock on the body
E To make living easier despite biological clock

---

63 When should specific drugs be taken to be more effective?

A As soon as a problem arises
B When a problem gets worse
C In the morning hours
D Just before the time problems connected with different times of the day arise
E Right after waking up

Brano 4

Looking back on my own reasonably serene childhood in Ireland during the 1950s, I recall quiet murmurs about people who suffered from "nerves".

I remember hearing that a neighbour – a well-to-do woman whose larger house and smart appearance was rather envied in the community – had had a "nervous breakdown".

Although when I repeated this to my aunt and uncle, with whom I was living, I was hushed up with a peremptory word of censure. There was, clearly, something slightly shameful about a "nervous breakdown" and one didn't speak about it.

I can see now, though I did not see then, that these were hidden incidents of depression among family and neighbours. But the stigma over depression, or even mental illness of any kind, must have added to their anguish.

How times have changed. It is an accepted truth, in our time, that depression is an illness with a global reach.

It seems that depression in various guises – whether chronic, uni-polar, bi-polar, clinical, recurrent, major or minor – accounts for a greater burden of disease, world-wide, than war, cancer and AIDS all put together.

This new openness is a good thing. Yet in the process, are we losing something?

Take the word, "trauma," which is now frequently and commonly invoked in conversation today. A person who has suffered a bereavement is said to be "in trauma".

A person who has been subjected to shock is said to be "traumatised". The break-up of relationships – a sad human experience which brings us a sense of loss, and hurts our need for attachment – is, similarly, described as "a traumatic experience".

In his excellent autobiographical study of depression which he so adroitly called Malignant Sadness, Professor Lewis Wolpert employs the concept of "trauma" to describe, for example, bereavement.

64 What does the author say about his childhood in Ireland?

- A People wouldn't talk about those suffering from nerves
- B People weren't used to suffer
- C People had no idea of what murmurs were
- D People used to talk about those who had a nervous breakdown
- E People perfectly knew what a nervous breakdown was

65 Which expression has replaced "to suffer from nerves" in today's conversation?

- A Trauma
- B To traumatise
- C To be in trauma
- D Sense of loss
- E Bereavement

66 How spread is depression?

- A No one can say, there's no possible comparison with cancer and AIDS
- B As much as cancer and AIDS
- C Less than cancer and AIDS altogether
- D Less than cancer and more than AIDS
- E More than cancer and AIDS altogether

67 **According to the passage, what is a traumatic experience related to?**

- **A** Relationships
- **B** Job
- **C** Health
- **D** Daily life
- **E** Money

68 **Nowadays depression is considered to be:**

- **A** a light form of anguish
- **B** a hidden incident among family and neighbours
- **C** a global feeling
- **D** an illness spread worldwide
- **E** one's fancy

Individuare il significato corretto dei termini riportati negli esercizi che seguono.

69 **Warehouse**

- **A** Magazzino
- **B** Impresa
- **C** Casa d'asta
- **D** Alleanza
- **E** Casa comune

70 **Loan on overdraft**

- **A** Prestito
- **B** Prestito garantito
- **C** Apertura di credito allo scoperto
- **D** Contratto d'affitto
- **E** Prestito su ipoteca

71 **The tenth-of-a-point drop in the jobless rate was more a sign of weakness than of strength. When employers stop hiring, the number of people looking for jobs often slips, too, as word about fewer openings gets around. Last month, unemployment fell because nearly a half-million people dropped out of the labor force while the number with jobs went down by only a quarter-million. That left 6 million workers looking for jobs but unable to find them, compared with 6.2 million in April, when the unemployment rate was 4.5 percent.**

According to this passage:

- **A** figures about employment show strength in the labour market
- **B** figures about employment not often show how people's attitude towards the labour market is actually affected
- **C** people fear that unemployment is going to increase because of the labour market's weakness
- **D** the number of employed people went down more than the number of those looking for a job

72 **On the new basis, April retail sales are estimated to have increased by 1.4 percent compared to only 0.7 percent reported last month using the old system.**

Consumer confidence appears to have leveled off after falling sharply since last fall. Nevertheless, many analysts and policymakers remain concerned that consumers could decide to cutback on their purchases – perhaps as a result of rising job losses – to the point that it could tip the economy into a recession.

According to this passage:

- A the rise of inflation caused a sudden cut to purchases
- B purchases may be reduced because of rising job losses
- C consumers are reducing purchases less and less
- D unemployment may cause price increase and discourage consumers from buying

73 **Fabrizio has five children: three daughters and two sons. He writes their names on five pieces of paper and puts them in a box to draw two names. What's the probability of drawing the two sons consecutively?**

- A 20%
- B 10%
- C 5%
- D 2%
- E 0,5

74 **Last year Giovanni bought a new house. Now he wants to sell it and wishes he could earn a 20% profit on the total amount he paid to buy it. He can finally sell his house for Euro 204.000. How much did he pay for his house last year?**

- A 180.000 euro
- B 160.000 euro
- C 163.200 euro
- D 170.000 euro
- E 200.000 euro

75 **Guido lives in Lyon and his brother Lorenzo lives in Paris. They decide to meet in Dijon, that is 193 km far from Lyon and 314 km far from Paris. Lorenzo leaves at 9 am and drives at a constant speed of 100 kph. After one hour and a half he stops for a rest: is he now farer from Dijon or nearer to Dijon than Guido, who's still in Lyon?**

- A Nearer
- B Farer
- C No difference between the two
- D The information given does not allow to answer the question

76 **Six friends are having dinner together: Angela, Giovanni, Luca, Osvaldo, Sara and Valentina. Osvaldo married Angela, who's Giovanni's sister.**

Sara, Osvaldo's friend, married Luca, who's Valentina's brother. Valentina is Giovanni's wife.

According to such information, which of the following statements is false?

- A Sara is Valentina's sister-in-law
- B Angela and Valentina are sisters-in-law
- C Luca is Angela's brother-in-law
- D Giovanni and Osvaldo are brothers-in-law

77 **Il 60% of the people registered in a sports centre do swimming and 70% play tennis. The total people registered in the sports centre are 200; how many of them do both swimming and tennis?**

A 30
B 60
C 40
D 80
E 130

78 **All the people who do sports are on a diet. Monica is on a diet.**
If these statements are true, then it is true that:

A Monica does sports
B all slim people do sports
C Monica may possibly do sports
D all those who are on a diet do sports

79 **Elena is planning a dinner to celebrate her husband's birthday: she means to invite Stefano and his wife Loredana, Alessandro and his wife Claudia, Michele and his wife Franca.**
Which of the following conditions has to be respected to make any man sit between two women and any woman sit between two men?

A At the two heads of the table must sit either two women or two men
B At the two heads of the table must sit a man and a woman
C Paolo must sit next to his wife Elena
D Michele must sit next to Claudia
E Stefano and his wife must sit one in front of the other

80 **Andrea thinks: "If tomorrow I have a cold I'll go to the cinema. I'll go to the gym only in case of rain". The day after it rains but Andrea won't go to the gym.**
This conclusion is:

A impossible because if it rains Andrea will go to the gym
B possible but only in case Andrea has a cold
C possible because the rain is a necessary but not sufficient condition to get Andrea to go to the gym
D impossible because the rain is a sufficient condition to get Andrea to go to the gym

Soluzioni e commenti

1 Alle alternative A, B, D ed E manca l'articolo: *rather an, an unusual, an unusually, a surprisingly*. La risposta giusta è quindi la C, *rather an* (visto che *interesting* comincia per vocale).

2 Molti verbi riflessivi italiani si traducono *to get* + aggettivo. Raffreddarsi si traduce *to get cold*, sposarsi *to get married*, innervorsirsi si traduce *to get nervous*. La risposta giusta è la D.

3 Il verbo *to look* può essere seguito da diverse preposizioni, con significati diversi: *to look for* vuol dire cercare (risposta A); *to look at* vuol dire guardare (risposta B); *to look into* vuol dire indagare (risposta C); *to look through* vuol dire guardare attraverso (risposta D) e *to look after* (risposta E) vuol dire badare. Considerato l'oggetto *matter*, la risposta giusta è la C, *into*.

4 Per esprimere un giudizio su un comportamento altrui, la costruzione impersonale (*it's* + aggettivo) è seguita da *of* + pronome personale + verbo all'infinito (*to*). La risposta giusta è quindi la D: *it's so nice of him* (da parte sua) *to drive me to the station*.

5 L'invito a entrare sarà anche un invito a togliersi il cappotto: *to take off*. La risposta giusta è la C. *To take on* (risposta A) vuol dire prendere a bordo, accollarsi. *To take over* (risposta B) vuol dire sostituire. *To take up* (risposta D) significa cominciare un'attività. *To take away* (risposta E) vuol dire asportare, portare via.

6 *Therefore* (A) vuol dire quindi; *finally* (B) vuol dire infine; *however* (C) vuol dire tuttavia/per quanto; *never* (D) vuol dire mai; *as* (E) vuol dire come/poiché. Basta conoscere il significato di queste parole per capire che la risposta giusta è la C: *however much it costs* vuol dire "per quanto possa costare".

7 *Time* è un sostantivo *uncountable*, quindi molto/gran parte del suo tempo si dirà *much of his time/most of his time*. La risposta esatta è la E. *Many* (risposta A) precede sostantivi al plurale; *more* (risposta B) vuol dire più; *most* (risposta D) vuol dire la maggior parte di, ma è seguito da un sostantivo plurale. Un aggettivo possessivo (*his*), dimostrativo (*those*) o indefinito (*some*) rendono comunque necessario *of* dopo *most*.

8 Le parole *played* e *first* si possono ordinare come segue: *first played* (risposta A) e *played first* (risposta B), che significano rispettivamente "ha giocato per la prima volta" e " ha giocato per primo". Poiché si parla di stadio, è difficile che un solo giocatore abbia giocato per primo, dal momento che in una squadra di calcio (Beckham è un giocatore) si gioca in 11 tutti insieme. Più verosimile è l'alternativa A, che è la risposta corretta. Le alternative C, D ed E non hanno significato. *Played at first* vuol dire giocare dapprima/inizialmente.

9 L'espressione idiomatica *that is why* vuol dire "ecco perché", "è questo il motivo per cui". La risposta giusta è pertanto la D.

10 Il periodo ipotetico espresso nella domanda si può risolvere con una subordinata retta da un *simple present* (*want*) o da un *simple past* (*wanted*: volessi), dal momento che il *present conditional* espresso da *should* può reggere la principale sia nel primo sia nel secondo periodo ipotetico. *Would* (A) e *would like* (C) sono due condizionali. *Like* (risposta E) dovrebbe essere seguito da un complemento oggetto (*it*), mentre *want* (risposta D) è giustamente seguito da *to*, poiché è sottinteso *to smoke a cigarette*. La risposta giusta è quindi la D.

PARTE SESTA

11 Alla frase manca "anche". In questo caso, dal momento che si sottintende la stessa azione per entrambi i soggetti (*I* e *my brother*), va bene *so* (anche seguito da *did*, ausiliare del verbo della principale, al *simple past*). *Too* (risposta A) di solito si colloca alla fine di una frase o dopo il soggetto a cui si riferisce. *Also* (risposta B) è uguale a *too* e di solito precede il verbo. *Either* (risposta C) vuol dire o l'uno o l'altro. *Did* (risposta D), in questo caso dovrebbe essere preceduto da *neither* o *so*. La risposta giusta è la E.

12 L'espressione idiomatica *as far as I'm/he is* (o altri soggetti) *concerned* vuol dire *in my/his* (o di altri soggetti) *opinion*. La risposta giusta è quindi la A.

13 In questo tipo di risposta si possono premettere varie parole, che rafforzano la risposta o la mettono in una particolare relazione (di contrasto) con la domanda. È possibile dire: *of course I am*, *certainly I am*, *I am instead* (se si vuole ribattere a un'ipotesi contraria), *indeed I am* (certamente lo sono), *in fact I am* (anzi lo sono). Considerate le alternative, in questo caso la risposta più opportuna è *indeed I am*, risposta D.

14 Per esprimere il legame di possesso si ricorre al genitivo sassone, con la seguente costruzione: proprietario + *'s* + cosa posseduta. La risposta giusta è la E. Si noti che la seconda *s apostrofata* (*name's*) sta per *is*, dal verbo *to be*.

15 Visto che il conto è sbagliato, il parlante vorrà esprimere la propria intenzione di non pagare. Si possono utilizzare o la forma *to be going to* oppure *will/won't*. *Am not paying* (risposta B) vuol dire non sto pagando (per quanto il *present continuous* possa avere significato di futuro, non esprime l'intenzionalità); *don't have to pay* (risposta C) vuol dire non devo pagare, e precisa l'assenza di obbligo. *Won't be paying* (risposta D) fotografa l'azione in fase di svolgimento (starò pagando). *Don't pay* (risposta E) non ha l'efficacia né la frequenza di uso di *am not going to pay*. La risposta giusta è la A.

16 In questo caso potrebbero completare la frase *regardless* (indipendentemente da) oppure *in spite* (nonostante), poiché entrambi possono essere seguiti da *of*. *Whatever* (risposta A) va bene ma senza il *to* dopo. *Regards* (risposta B) vuol dire saluti (formali). *Beside* (risposta D) vuol dire accanto a; *besides* (oltre a, inoltre) sarebbe stato corretto in questa frase. *Though* (risposta E) vuol dire sebbene, nonostante (seguito da frase, non da sostantivo). La risposta corretta è quindi la C.

17 Il verbo *to show* vuol dire mostrare; seguito da *off* vuol dire ostentare, mettersi in luce. La risposta esatta è la A. *Show round* (risposta B) vuol dire farsi vedere, farsi visitare. *Show in* (risposta C) vuol dire accompagnare dentro. *Show out* (risposta D) vuol dire accompagnare fuori. *Show to* (risposta E) vuol dire mostrare a.

18 Il verbo *to regret* è di quelli che hanno un diverso significato a seconda della forma del verbo che segue. In relazione al momento presente, se seguito da un verbo all'infinito vuol dire essere spiacenti, se seguito da un verbo alla *-ing form* significa rammaricarsi. In relazione a un'azione compiuta nel passato, può essere seguito o da *-ing* o da *that* + frase. In questo caso: *I regret not studying/that I didn't study*. Considerate tutte le alternative, la risposta giusta sarà la B.

19 *Interested* (risposta A) vuol dire interessato, e può essere seguito da *in*. *Written* (risposta B), *made* (risposta C) e *watched* (risposta D) non sono corretti. *Aiming* (risposta E) vuol dire ambire, puntare a, ma è seguito solo dalle preposizioni *at* e *to*. La risposta esatta è la A.

20 La *question tag* di una frase espressa all'imperativo si realizza con l'ausiliare *will*, come per esortare a compiere l'azione. La risposta giusta è dunque la C.

21 In inglese esiste un tempo verbale atto a esprimere azioni il cui inizio ha avuto luogo nel passato ma il cui corso è comunque attuale, come nel caso della conoscenza di una persona: è il Present Perfect, composto dall'ausiliare *to have* coniugato con il soggetto e il participio passato del verbo. Di conseguenza, la scelta ricade su *have known* (*'ve* è la contrazione di *have*, coniugato con *I*, prima persona singolare). La preposizione di tempo che segue è *for*, perché, a differenza di *since*, indica la durata dell'azione (anni, *years*), non il punto di inizio della stessa (*since*). La risposta esatta è dunque la A.

22 Gli aggettivi precedono sempre il sostantivo in inglese. Tuttavia, quando gli aggettivi sono numerosi, l'ordine in cui disporli, a partire dal più distante dal sostantivo, è il seguente: condizione dell'oggetto, dimensioni, età, forma, colore, origine geografica, materiale. Ora, la risposta esatta non può essere che la C, dove nell'ordine compaiono *old* (età), *red* (colore), *Spanish* (origine), *leather* (materiale).

23 Si noti che l'*employer* non è l'impiegato, ma il datore di lavoro. In ogni caso, la donna è intimidita da lui. In inglese il complemento d'agente è introdotto da *by* (risposta D). Tra le altre alternative, almeno la E poteva essere scartata senza difficoltà, dato che *because* è una congiunzione causale che introduce una frase subordinata.

24 L' unica risposta possibile è la E. Le altre si devono escludere a causa dell'aggettivo, che renderebbe assurdo il periodo. È sempre l'aggettivo che permette di sciogliere anche l'ultimo dubbio: nel caso della risposta B, per esempio, sarebbe ridondante dire *effetti universali... in tutti i percorsi della vita*.

25 In questo caso, non deve fuorviare il confronto con la lingua italiana: infatti, in italiano è corretto dire *ho sentito molto (parlare) di te*. In questo caso *to hear* significa *avere informazioni o notizie di* qualcuno o qualcosa, quindi si intende esprimere un complemento di argomento che in inglese non può essere introdotto da *of* (risposta B) o da *on* (risposta C). La A è da escludere in quanto *about* non regge la preposizione *of*. Anche la E è errata poiché *relative* è un aggettivo, mentre la frase di partenza richiede una preposizione. La scelta cade quindi sulla D.

26 *To get engaged* significa fidanzarsi (essere fidanzati nel senso di "durata" del rapporto si traduce invece *to be engaged*). Ciò permette allora di cominciare a escludere *have* e *had*, cioè le risposte C ed E. La D può essere esclusa perché *will* non può reggere un participio passato (cioè *engaged*; poteva essere ammissibile, a prescindere dal significato, *I will get engaged*). Restano quindi la A e la B, che traducono rispettivamente un passato (*mi sono fidanzato con lei*) e un presente (*mi fidanzo con lei*). Verosimilmente, l'alternativa migliore è proprio la A.

27 Il soggetto della frase è singolare: si può escludere la risposta A che propone un verbo alla forma plurale. La sintassi della frase orienta verso la scelta di un verbo passivo e non attivo (per esempio, non c'è nessun complemento oggetto): restano le risposte B e D. La B non è però grammaticalmente corretta (avrebbe dovuto essere *has been conducted*), quindi la risposta corretta è la D.

28 Per risolvere un esercizio di questo tipo, occorre provare a inserire nella frase tutte le alternative. La A non sembra accettabile, perché solo in senso molto lato può dirsi che i batteri e i virus dominano gli altri organismi, né tantomeno che questi ultimi forniscono compagnia ai primi. La B non sembra invece presentare difficoltà come pure la C. La D e la E invece utilizzano verbi (*to serve*: servire; *to be symbiotic*: essere simbiotici) che contraddicono l'affermazione iniziale, secondo la quale i virus e i batteri sono i padroni del mondo: si possono quindi scartare. La scelta tra le due alternative rimaste non è oggettivamente facile. Il confronto tra i sostantivi proposti può però aiutare. La C suggerisce che le altre forme di vita forniscono a virus e batteri un'*opportunità*, mentre la B suggerisce *alloggio e mensa*. È proprio quest'ultima che meglio si accorda con la situazione di dominio; quindi la risposta corretta è la B.

29 L'aggettivo possessivo non è preceduto né da articoli né da determinanti. Tuttavia, quando in italiano la struttura è preceduta da questi ultimi – aggettivi o pronomi che definiscono quantitativamente (uno, due, alcuni ecc.) o qualitativamente (questo, quello ecc.) il secondo elemento – in inglese tali determinanti vengono premessi all'aggettivo, sono immediatamente seguiti dalla preposizione *of* e il sostantivo a cui si riferiscono è reso al plurale nel seguente modo: *one of my friends* (non: *one my friend*). Ora, quando nella frase compare il "proprietario" (attraverso un sostantivo o un nome proprio, alla terza persona), l'espressione del legame è resa attraverso il genitivo sassone (*possessive case*). La risposta esatta è quindi la D: *one of Richard's best friends*.

30 L'avverbio *when* solitamente introduce una subordinata temporale il cui verbo è al tempo finito; in questo caso il tempo è un simple past (*entered*). La frase principale mette in evidenza un'azione in fase di svolgimento rispetto a quella finita della subordinata, per cui, coerentemente con il tempo di questa, il verbo che la regge è al past continuous (costruito con l'ausiliare *to be* coniugato al passato e il verbo alla forma *-ing*): *was sitting*. La risposta esatta è la D.

31 L'isola può essere concepita come un qualcosa che interrompe l'uniformità dell'oceano. Intuitivamente, questa è la stessa situazione dell'oasi nel deserto: la risposta esatta è la C. Nulla di simile potrebbe invece dirsi per le coppie collina-fiume, foresta-vallata, penisola-molo e nemmeno per albero-campo (non è detto che l'albero debba essere isolato, nel campo).

32 Chi non riuscisse a individuare la relazione esistente tra naso e faccia, potrebbe procedere nell'ordine inverso, analizzando cioè le varie soluzioni proposte. Si potrebbe allora osservare che l'anello (*ring*) e la scarpa (*shoe*) sono "ornamenti" della parte del corpo interessata (rispettivamente dito, cioè *finger*, e piede, cioè *foot*), cosa che invece non può dirsi del naso rispetto alla faccia. Si scarteranno così la A e la C. Né miglior fortuna possono avere la B (*fusto-radice*) e la E (*rampicante-edificio*). La risposta esatta è la D: il rapporto tra pomo e porta può avvicinarsi a quello tra naso e faccia, in quanto il primo è un elemento costitutivo, e prominente, della seconda.

33 Il rapporto tra i due concetti di partenza è di opposizione, per cui si possono scartare subito le risposte B, C ed E. Anche la D segue la stessa sorte, in quanto *povero* (*pauper*) non è il contrario di *finanza*. Non resta dunque che la A, poiché una condizione di *debilitazione* è opposta a una condizione di *forza*.

34 Non dovrebbero sussistere incertezze nello scartare la risposta B (*resistente*), la C (*trasandato*) e la D (*spontaneo*). Quanto alla A, si dovrebbe considerare che il contrario di *umile* è *arrogante* e non *perentorio*. La E è la risposta corretta.

35 È piuttosto evidente che il contrario di *insolvente* è *finanziariamente stabile*. Per una volta, l'italiano aiuta: la risposta corretta è la B.

36 *Illusorio* è un contrario di *realistico*, per cui la risposta esatta è la B. *Nimble* significa agile; *powerful* significa potente; *underrated* significa sottovalutato; *remarkable* significa notevole.

37 *Temperate*, temperato, moderato, non può essere il contrario di anziano (*aged*), troncato (*truncated*), prodotto (*producted*). Può esserci invece incertezza tra *unlimited* e *inebriated*; mentre *unlimited* significa illimitato, *inebrieted* può significare inebriato (in senso figurato). La risposta E sembra dunque essere la scelta migliore.

38 È evidente che l'errore sia nel verbo, anche perché da *outside* in poi tutte le frasi sono uguali. L'appuntamento è ovviamente stato fissato per un momento posteriore a quello di riferimento, per cui il tempo verbale dovrà essere necessariamente un futuro. La scelta si restringe allora alla B, alla D e alla E. La D non è corretta, in quanto il futuro semplice in inglese non si presta a esprimere una decisione presa in un tempo precedente a quello della sua manifestazione. La E è da escludere, perché la forma *to be going* è seguita da un infinito, non da un gerundio. La risposta esatta è la B, dove il futuro progressivo rende in inglese l'idea di un'azione (l'attesa) in corso in un momento futuro.

39 In inglese un soggetto collettivo deve avere il verbo al plurale. Si può così escludere la risposta A. Ragionando sul tempo verbale, si deve osservare che il passato prossimo (*have played*) e il trapassato prossimo (*had played*) non sono corretti per esprimere un'azione ormai già del tutto terminata. Nello stesso tempo, l'azione è anche continua, progressiva: tutto questo orienta decisamente verso la soluzione E.

40 Bisogna prestare molta attenzione, in quanto la frase di partenza presenta due errori: *seem* mancante della "s" finale e *goodly* che è un aggettivo e non un avverbio. Alcune delle alternative proposte correggono tali errori, ma ne introducono di nuovi. Soltanto la E appare interamente corretta.

41 Anche in questo caso, ci sono due macroscopici errori. Basterebbe comunque riconoscerne con certezza almeno uno per limitare le alternative. Se per esempio ci si rende conto dell'assurdità di *in front about me* e si opta per *in front of me*, restano da considerare le risposte A, C e D. La A è grammaticalmente corretta, ma come sarebbe possibile camminare *sotto* la strada? La risposta esatta è la D. La C differisce solo per una particella (*of* dopo *along*) che potrebbe sfuggire al candidato frettoloso: occorre invece leggere con grande attenzione gli esercizi di questo tipo.

42 Considerate le date menzionate nelle prime due righe del brano, 1989 e 1990, il concetto espresso nella seconda frase si riferirà all'anno successivo, non precedente (si escluda la risposta E, *before*). Un anno dopo/più tardi si traduce *a/one year later.* La risposta corretta è la C.

43 Per risolvere rapidamente il quesito, basta sapere che dopo le preposizioni e le congiunzioni (in questo caso *after*) il verbo che segue è sempre alla forma in *-ing*. La risposta giusta è quindi la A: *being*.

44 Dal senso del paragrafo si deduce che non tutti volevano la riunificazione della Germania, quindi *not everyone*. Anche *not anyone* sarebbe stato corretto, con il significato di nessuno. La risposta giusta è la B. *No one* (risposta D) vuol dire nessuno ed è seguito da un verbo alla forma affermativa.

45 Alla frase manca l'ausiliare del tempo verbale. Il pensiero di Francia e Gran Bretagna andava al futuro, al timore che la Germania, dopo la riunificazione, potesse diventare in futuro uno Stato troppo forte. Si tratta di un futuro nel passato, che in inglese si esprime con un condizionale presente e quindi con l'ausiliare *would*. La risposta giusta è quindi la D, *would*. *Should* (risposta E) è l'ausiliare che introduce il consiglio, il suggerimento, l'auspicio, traducendo dovrebbe.

46 La parola mancante vuol dire settore, che in inglese si traduce *field*: risposta B. *Factory* (risposta A) significa stabilimento, fabbrica. *Interest* (risposta C) vuol dire interesse; *area* (risposta D) vuol dire zona, regione, area; *concern* (risposta E) vuole dire azienda oppure preoccupazione.

47 Il verbo che manca alla frase è *to leave*, lasciare. L'età di abbandono della scuola si traduce *school leaving age*, dove il verbo *to leave* è alla forma in *-ing* con valore di aggettivo. La risposta giusta è quindi la C.

48 Il verbo *has said* è al *present perfect*, un tempo che denota un'azione in fase di svolgimento o compiutasi da poco; suoi indicatori sono avverbi di tempo come *already, just, recently, not yet*. *Actually* (risposta A) non è un avverbio di tempo, ma vuol dire infatti; *recent* (risposta B) è un aggettivo; *presently* (risposta D) e *now* (risposta E) significano attualmente, ora, adesso (avverbi che giustificano il *simple present*, piuttosto). La risposta giusta è la C.

49 Nella frase si parla di costringere a studiare fino all'età di 18 anni: *right up to the age of 18*. La risposta al quesito è la B.

50 Nella sua dichiarazione, Sir Chris esprime un'ipotesi, quasi un auspicio, per cui se un giovane di 14 anni ha acquisito i fondamenti dell'insegnamento scolare, lui sarebbe felice di vederlo cominciare un percorso di apprendistato o formazione a lavori pratici, manuali. L'ipotesi si esprime con un condizionale, in questo caso presente. La risposta corretta è la A, *would be*.

51 Nella frase ci si riferisce a istruzione o formazione ulteriore o aggiuntiva. Di tutte le parole suggerite, l'unica corretta è *further*, risposta B. *Far* (risposta A) vuol dire lontano; *many* (risposta C) vuol dire molti; *little* (risposta D) significa poco; *how* (risposta E) vuol dire come.

52 Nel brano non si parla di oppressione, né di violenza né di lotta (*strife*). Anche l'istinto non è menzionato. La risposta B potrebbe ingannare, poiché la parola *evoluzione* è presente nel testo. Tuttavia, si dice solo che l'uomo è in grado di interpretare la propria evoluzione (che si deve intendere sia fisica sia spirituale), mentre il concetto che viene diffusamente descritto nel brano è proprio il cammino verso la civiltà. Questo orienta decisamente verso la risposta D.

53 Tutto l'andamento del brano mira a dimostrare che con il cammino verso stadi sempre più avanzati della civiltà e quindi con la costituzione di gruppi sociali sempre più ampi, i diritti e il valore dell'individuo hanno avuto un'importanza sempre maggiore. Si deve dunque optare per la risposta E.

54 La domanda è insidiosa. Non si chiede, per esempio, in che modo o grazie a quali mezzi l'uomo si è evoluto, ha cominciato a esplorare la galassia ecc. Si chiede quale è la sua unicità rispetto agli altri animali, ovvero la capacità di osservare il proprio progresso: la risposta corretta è la C.

55 Di Ercole non si parla se non per citarne la famose colonne. L'America è menzionata, ma non per la sua scoperta. Sarebbe eccessivo poi ritenere che il titolo possa essere *La geografia secondo Platone*: nel brano si dice solo che Platone ha parlato di Atlantide. Quanto alla risposta D, il brano effettivamente parla di antiche (sepolte) civiltà. Il filo conduttore è però sicuramente il mito, molto antico, di Atlantide, per cui la risposta da scegliere è la A.

56 Il brano non dice che Omero conobbe gli Atlantidi, né che Platone ne sia stato il legislatore. Quanto alla C, il brano afferma il concetto contrario. La risposta D è assurda. L'unica cosa che si può effettivamente dedurre dal testo, tra le alternative proposte, è proprio che quella civiltà non ha lasciato tracce evidenti di sé: la risposta esatta è la E.

57 Nel testo si dice che Atene sconfisse Atlantide, ma questo non è indicato come causa della rovina. Si afferma invece che l'isola fu distrutta a causa dell'empietà degli abitanti: questa è l'unica spiegazione che emerge dal brano e dunque l'unica da considerare. La risposta corretta è la C.

58 La risposta E è da escludere, in quanto il *Timeo* è stato scritto da Platone; anche la B è sbagliata in quanto si menzionano le guerre di conquista sostenute dagli Atlantidi. Le affermazioni riportate nelle risposte A e D sono introdotte nel brano solo in forma ipotetica. La risposta corretta è la C.

59 *Jet* è sinonimo di *plane*, aereo e significa anche viaggio in aereo; *lag* significa sfasamento, ritardo, rallentamento. Pur senza conoscere il significato delle singole parole, nel terzo paragrafo è scritto che: *When people travel by plane from one continent to another they often cross many time zones. Their internal clocks don't seem to work correctly. We call this jet lag.* Il *jet lag* è quindi l'alterazione dei ritmi biologici successiva all'attraversamento di molti fusi orari, non uno soltanto (B).
La risposta corretta è la A.

60 Nel paragrafo introduttivo è spiegato che l'orologio biologico è verosimilmente controllato dal cervello negli animali; in altre creature viventi prive di cervello il controllo deve essere esercitato diversamente: *In animals it is probably controlled by the brain, but in plants and other living things that have no brain it must be something else.* Si possono quindi facilmente escludere le risposte A ed E. Le altre alternative sono quasi identiche, ma è importante conoscere la differenza tra i verbi *can*, *may* e *might* per poter rispondere con esattezza. *Can* esprime una certezza maggiore rispetto a *may* e *might*, come *probably* rispetto a *possibly*. La risposta corretta è quindi la B.

61 È necessario rispondere al quesito indipendentemente dalle deduzioni personali, attenendosi esclusivamente alle informazioni contenute nel testo. L'intero quarto paragrafo descrive le reazioni fisiche di chi lavora durante la notte: *People who work night shifts also have problems with their biological clocks. In general, they may not be as alert or active as people who work during the daytime. They also have more accidents during work. Sometimes they have more health and sleeping problems than other people.* Il fatto che chi lavora di notte abbia problemi o difficoltà nella regolazione dei propri ritmi biologici non vuol dire che abbia un orologio biologico sbagliato (A); il fatto che tali persone siano meno pronte o attive non significa che siano inaffidabili sul lavoro (B); per quanto logico, non è scritto che tali persone cambino i loro ritmi diurni né che dormano di giorno (D ed E). La risposta corretta è la C.

62 Al termine del brano è scritto che i medici stanno cercando il modo di rendere gli spostamenti più agevoli e le cure più efficaci: *Doctors are looking for new ways to make travelling more comfortable and medical treatment more effective.* Pertanto, lo scopo è quello di ridurre l'impatto del viaggio sui ritmi di vita (non sulle malattie, C). La risposta corretta è la B.

63 L'assunzione dei farmaci è trattata nel quinto paragrafo: *By using the right medicine you can fight off problems that are connected with different times of day. Heart attacks and strokes often happen in the morning hours - between the time you get up and noon. Asthma often occurs between midnight and the morning hours. So when people with weak hearts take their medicine right after waking up it might prevent a heart attack.* Poiché è stato accertato che determinati problemi sorgono in mo-

LINGUA INGLESE

menti precisi del giorno, è possibile prevenire il verificarsi di certi episodi – se si è predisposti – assumendo i farmaci appena prima del momento in cui si possono presentare. Nel paragrafo viene fatto l'esempio dell'infarto cardiaco, che si verifica spesso durante la mattinata; ma questo non deve far credere che la risposta corretta sia la C. La risposta giusta è la D.

---

64 All'inizio del brano – nel terzo paragrafo – è scritto che *There was, clearly, something slightly shameful about a "nervous breakdown" and one didn't speak about it*. Non si parlava di questa condizione, il discorso era tabù, censurato, quindi non c'era la volontà di parlarne. La risposta esatta è la A. Si ricorda che *would* + forma base del verbo esprime un'azione compiuta spesso e volentieri nel passato; *to be used to* + *-ing* significa essere abituati a (fare qualcosa). Le risposte C, D ed E sono false, dal momento che c'erano sussurri, si vociava; non è vero che era abitudine parlarne; non è vero che si conosceva perfettamente la natura di un esaurimento nervoso.

---

65 *Trauma* è la parola a cui si rifanno tutte le espressioni utilizzate per definire una persona depressa. Ma l'espressione *to suffer from nerves* trova la sua equivalente odierna in *to be in trauma*, come spiegato nel terz'ultimo paragrafo: *Take the word, "trauma", which is now frequently and commonly invoked in conversation today. A person who has suffered a bereavement is said to be " in trauma"*. La risposta esatta è la C.

---

66 Nel brano è scritto che, nel mondo, la depressione semina più vittime della guerra, del tumore e dell'AIDS messi insieme: *It seems that depression in various guises – whether chronic, uni-polar, bi-polar, clinical, recurrent, major or minor – accounts for a greater burden of disease, world-wide, than war, cancer and AIDS all put together*. La risposta esatta è la E.

---

67 Nel penultimo paragrafo è spiegato che: *The break-up of relationships – a sad human experience which brings us a sense of loss, and hurts our need for attachment – is, similarly, described as "a traumatic experience"*. La perdita o il dolore alla base di un'esperienza traumatica è qui riferita ai rapporti umani. La risposta corretta è la A.

---

68 A metà del brano è scritto: *How times have changed. It is an accepted truth, in our time, that depression is an illness with a global reach*. La depressione è oggi considerata una malattia che può colpire chiunque nel mondo, non certo una leggera forma di angoscia (A), un episodio spiacevole tra vicini di casa (B), un sentimento globale (C) o un capriccio personale (E). La risposta corretta è la D.

---

69 L'esercizio vuole trarre in inganno sfruttando la parola *house*, che compare nella seconda parte di *Warehouse* e che, da sola, significa casa. Il significato corretto di *Warehouse* è invece *magazzino* (risposta A).

---

70 Ricordando che *loan* significa *prestito, credito*, si può escludere la risposta D. La A non può essere accolta, poiché *on overdraft* aggiunge qualcosa in più al concetto di prestito; *overdraft* significa scoperto: la risposta esatta è la C.

---

71 Il secondo e il terzo periodo del passaggio evidenziano l'argomento centrale: *When employers stop hiring, the number of people looking for jobs often slips, too, as word about fewer openings gets around. Last month, unemployment fell because nearly a half-million people dropped out of the labor force while the number with jobs went down by only a quarter-million*. In altre parole, dietro alle cifre che rivelano una riduzione nella disoccupazione c'è l'atteggiamento negativo assunto da chi, accortosi che i posti offerti diminuiscono, smette di cercar lavoro, riducendo quindi il numero dei disoccupati: dati questi presupposti, la disoccupazione si riduce perché coloro che si ritirano dal mercato del lavoro sono più di coloro che perdono effettivamente il posto di lavoro. Pertanto, le cifre possono ingannare, se non si analizza la realtà con attenzione: la risposta esatta è la B. Le risposte A e D esprimono concetti contrari a quelli espressi nel passaggio, mentre la risposta C introduce un concetto assente nel brano.

72 Dal passaggio si evince che i consumatori potrebbero ridurre gli acquisti (*consumers could decide to cutback on their purchases*); questo permette di escludere la risposta **A**. La causa, tuttavia, non è individuata né nell'aumento dei prezzi, né nell'aumento dell'inflazione (risposte **C** e **D** errate). La risposta corretta è la **B**: la disoccupazione crescente, anche se di poco, influisce tanto da indurre i consumatori a frenare gli acquisti: *perhaps as a result of rising job losses.*

---

73 Al momento della prima estrazione ci sono 5 fogliettini nell'urna, quindi la probabilità che venga estratto uno dei due figli maschi è pari a 2/5 (due casi favorevoli su 5 possibili). A questo punto, Fabrizio effettua la seconda estrazione e si troverà con 4 fogliettini dei quali uno solo contiene il nome del figlio maschio rimanente. La probabilità di estrarre questo fogliettino è pari a 1/4. La probabilità che i due eventi (figlio maschio alla prima estrazione e figlio maschio alla seconda estrazione) si verifichino contemporaneamente è data dal prodotto delle due singole probabilità (si tratta di eventi indipendenti), ed è dunque pari a $2/5 \times 1/4 = 2/20 = 1/10$ (in termini percentuali 10%). La soluzione al quesito è fornita dall'alternativa **B**.

---

74 Giovanni realizza un guadagno del 20% sul prezzo pagato un anno prima, quindi 204.000 euro sono pari al prezzo pagato più il 20% dello stesso, cioè:

$204.000 = X + 20\% X$

dove X è il prezzo di acquisto della casa.

Si può quindi dire che:

$204.000 = 120\% X$

dunque:

$204.000 = 12/10 X$.

Risolvendo questa equazione si ottiene $204.000/12 \times 10 = 170.000$ euro, che corrisponde alla cifra pagata da Giovanni un anno fa. La **D** è la soluzione del quesito.

---

75 Viaggiando a 100 chilometri l'ora (in inglese: *kph*), dopo un'ora e mezza Lorenzo avrà percorso una distanza pari a 150 km. Per arrivare a Digione dovrà ancora compiere 314 – 150 = 164 km. Questa distanza è inferiore a quella che deve compiere Guido che è ancora fermo a Lione. La soluzione del quesito è, quindi, fornita dall'alternativa **A**.

---

76 Per risolvere il quesito è utile provare a schematizzare le informazioni riportate. Per semplicità si può usare il simbolo "+" per descrivere un rapporto coniugale, mentre "↔" indica un legame tra fratelli.

O + A ⟷ G + V

S + L ↙↗ (legame con G + V)

Avendo sposato Luca, Sara è cognata di Valentina, che è anche cognata di Angela, avendo sposato il fratello di questa. D'altra parte, Osvaldo, avendo sposato la sorella di Giovanni, è cognato di questo. L'unico rapporto inesistente tra quelli proposti è quello riportato nell'alternativa **C** (soluzione del quesito): tra Sara e Osvaldo c'è solo un rapporto di amicizia e quindi Angela (moglie di Osvaldo) non ha alcun rapporto di parentela con la prima.

---

77 Se nessuno degli iscritti che gioca a tennis praticasse anche il nuoto, si avrebbe un totale di iscritti pari a 60% + 70% = 130% che è naturalmente impossibile, essendo il totale uguale al 100%. Il 30% che eccede il totale è proprio la percentuale di iscritti che pratica entrambi gli sport e che viene, quindi, conteggiato sia nell'uno sia nell'altro gruppo. Il 30% dei 200 iscritti, dunque, gioca a tennis e pratica il nuoto. In termini numerici, questa percentuale corrisponde a 60 persone (il 30% di 200, appunto) e la soluzione al quesito è, quindi, fornita dall'alternativa **B**.

78 Per risolvere l'esercizio si provi a usare gli insiemi.

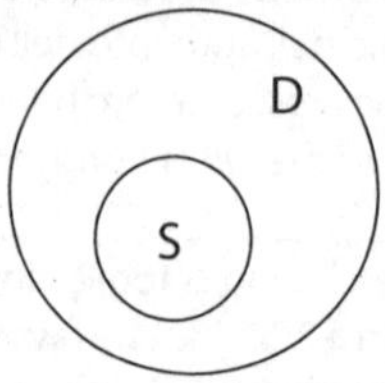

L'insieme S rappresenta tutte le persone che praticano sport, mentre il D tutte quelle che sono a dieta. Questa rappresentazione dice che tutti coloro che praticano sport sono a dieta (infatti la dieta caratterizza tutti quelli che fanno sport), ma non tutti quelli che sono a dieta praticano per forza sport (alternativa D errata). Poiché Monica sarà un qualunque punto all'interno dell'insieme D, l'unica cosa che si potrà affermare con certezza è che lei potrebbe praticare lo sport (ma non si ha alcuna certezza in merito – alternativa A errata). La soluzione al quesito è, dunque, fornita dall'alternativa C.

79 La soluzione al quesito è fornita dall'alternativa A. Infatti, indipendentemente da chi nello specifico si ha accanto o di fronte, per poter rispettare la regola che ogni uomo deve essere seduto tra due donne e viceversa, è necessario che persone dello stesso sesso siano sempre sedute le une di fronte alle altre.

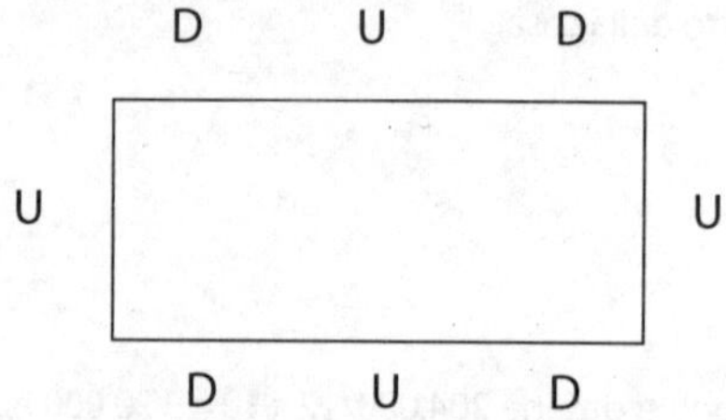

Comunque si giri questa configurazione, infatti, o due donne o due uomini si troveranno a capotavola. Le alternative C, D ed E esprimono condizioni che non necessariamente portano a una distribuzione come quella richiesta, e risultano, quindi, errate.

80 L'espressione "solo se" (*only in case*) introduce una condizione necessaria: è necessario che piova affinché Andrea vada in palestra. La pioggia è quindi per Andrea una condizione necessaria, ma non sufficiente per spingerlo ad andare in palestra. Sicuramente, se non piove Andrea non andrà e se è andato è perché piove, ma Andrea può decidere anche di non andare benché piova. La soluzione al quesito è quella proposta, quindi, dall'alternativa C. Si presti attenzione all'alternativa B. Il fatto che lui sia raffreddato (condizione sufficiente a spingerlo ad andare al cinema) è solo una delle possibili cause che gli fanno scegliere di non andare in palestra benché piova, ma non l'unica.

parte settima

PROVA SIMULATA

Introduzione

Nei capitoli precedenti è stato precisato che il libro ESERCIZI COMMENTATI (così come i volumi MANUALE DI PREPARAZIONE e PROVE DI VERIFICA) si rivolge ai corsi universitari delle aree biologica, biotecnologica, farmaceutica, agraria e chimica perché le prove di ammissione presentano tra loro molte analogie di struttura e di contenuto. Nel contempo, possono verificarsi alcune differenze tra i test di ammissione relativamente a: numero di quesiti, attitudini e conoscenze richieste, grado di difficoltà, tempo a disposizione e criterio di attribuzione del punteggio.

In linea generale, le domande riguardanti argomenti di matematica, fisica, chimica e biologia interessano i candidati a *tutti* i corsi universitari a cui questo volume si rivolge, mentre i quesiti di **cultura generale**, **logica** e **inglese** sono presenti solo in alcune sedi universitarie. Dal momento che si possono presentare alcune eccezioni, si consiglia di consultare il bando di concorso pubblicato dall'università a cui si è interessati, per avere le informazioni ufficiali circa il programma del test di ammissione. La prova simulata riportata nelle pagine seguenti, dovendo avvicinarsi alle caratteristiche peculiari delle diverse prove di ammissione, rappresenta una soluzione di compromesso, formulata secondo alcuni criteri fondamentali:

- le tipologie di esercizi corrispondono a quelle più diffuse nei test in esame;
- il grado di difficoltà medio è paragonabile a quello dei quesiti che compongono le prove ufficiali adottate dalle università;
- il tempo medio a disposizione per risolvere ciascun quesito è mediamente inferiore a quello concesso dalle università a cui il libro si rivolge. Tale scelta è motivata dal fatto che la prova simulata viene svolta in condizioni psicologiche più vantaggiose rispetto a quelle che caratterizzano il test ufficiale.

La prova così ottenuta è costituita da **80 domande** suddivise in tre sezioni: i quesiti numerati progressivamente da 1 a 55 sono relativi alle discipline scientifiche, quelli da 56 a 75 sono di natura logico-attitudinale e di cultura generale, mentre i restanti 5 sono di inglese.

Il tempo a disposizione per lo svolgimento dell'intera prova è di **100 minuti.**

Nel caso il lettore sia interessato solo ad alcuni quesiti, il tempo totale a disposizione deve essere calcolato assegnando **75 secondi** (un minuto e 15 secondi) a ciascuna domanda.

Pur non potendo soddisfare appieno le esigenze specifiche del singolo lettore, la prova proposta consente di verificare il grado di preparazione raggiunto, sperimentando non soltanto la natura, la difficoltà e l'impegno di un'intera prova, ma anche le modalità di svolgimento che caratterizzano il test di ammissione.

La prova simulata è corredata da **due schede di risposte**: una *scheda vergine* (riportata all'inizio della prova) sulla quale il lettore deve indicare l'alternativa scelta per ogni quesito e una *scheda delle risposte esatte* (riportata al termine della prova) che riporta la soluzione di tutti i quesiti.

L'alternativa ritenuta esatta deve essere indicata annerendo lo spazio corrispondente. Come già osservato nell'introduzione del libro, è infatti questo il metodo utilizzato dalle università che si servono di elaboratori dotati di lettori ottici per la correzione dei test.

Una volta completata la prova (**e solo allora**) si confrontano le risposte indicate sulla scheda vergine con quelle presenti sulla scheda già compilata.

Per la **valutazione del risultato,** si utilizzi il seguente criterio:

- + 1 punto per ogni risposta esatta
- – 1/4 punti per ogni risposta errata
- 0 punti per ogni quesito lasciato irrisolto

Tale sistema di valutazione è infatti il più utilizzato nella correzione dei test a cui il libro si rivolge.

Per incontrare una maggiore corrispondenza con le prove ufficiali delle singole università e per prepararsi in modo mirato al test di ammissione di un corso universitario, sono a disposizione degli studenti i corsi specifici che Alpha Test organizza ogni anno in oltre trenta città.

Si osserva inoltre che il punteggio conseguito dal lettore nella prova simulata non consente di stabilire se il singolo studente sarà ammesso al corso prescelto. Infatti, le possibilità di ammissione dipendono dal rapporto tra numero di candidati e posti disponibili (variabile da università a università) e dal punteggio realizzato dagli altri candidati.

Per avere un'indicazione più precisa anche in tal senso, si rimanda agli specifici corsi Alpha Test, durante i quali i docenti sono spesso in grado di fornire a ciascun candidato il punteggio orientativo che occorre conseguire e dunque anche la preparazione necessaria per accedere al corso universitario prescelto.

Si ricorda infine che durante la prova ufficiale non è consentito l'uso di calcolatrici e di libri di testo.

PROVA SIMULATA

Tempo a disposizione: 100 minuti

Alpha Test

Scheda per le risposte della prova simulata

Contrassegnare le risposte relative alle domande della prova simulata

	A	B	C	D	E		A	B	C	D	E		A	B	C	D	E
1						31						61					
2						32						62					
3						33						63					
4						34						64					
5						35						65					
6						36						66					
7						37						67					
8						38						68					
9						39						69					
10						40						70					
11						41						71					
12						42						72					
13						43						73					
14						44						74					
15						45						75					
16						46						76					
17						47						77					
18						48						78					
19						49						79					
20						50						80					
21						51											
22						52											
23						53											
24						54											
25						55											
26						56											
27						57											
28						58											
29						59											
30						60											

Sezione scientifica

1 **L'incrocio di un carattere dominante (occhi scuri) con uno recessivo (occhi azzurri), espressi entrambi in omozigosi, dà in prima generazione:**

A il 50% di individui con fenotipo dominante, il 50% con recessivo
B il 25% di individui con fenotipo dominante, il 75% con recessivo
C il 100% di individui con fenotipo dominante
D il 25% di individui con fenotipo recessivo, il 75% con dominante
E il 100% di individui con fenotipo recessivo

2 **Gli stami sono:**

A minuscoli fori presenti sulla superficie delle foglie
B concrezioni calcaree
C ciglia per l'assunzione di cibo
D cavità presenti nei tessuti parenchimatosi
E organi produttori di polline

3 **Solo nell'RNA è presente la base:**

A guanina B uracile C adenina D timina E alanina

4 **Quale di questi è un carboidrato?**

A Il fruttosio
B Il triptofano
C L'alanina
D Il colesterolo
E L'emoglobina

5 **Indicare quale delle seguenti funzioni è svolta dall'emoglobina:**

A secrezione
B eliminazione delle sostanze azotate
C trasporto di ossigeno
D sintesi di proteine
E riserva energetica

6 **La giugulare è:**

A un vaso arterioso
B un vaso linfatico
C un vaso degli arti inferiori
D un vaso del cuore
E un vaso venoso

7 **Per quale delle cinque proteine qui elencate è indicata la funzione esatta?**

- A Melanina → tossina
- B Insulina → contrattile
- C Emoglobina → enzima
- D DNA polimerasi → strutturale
- E Tubulina → strutturale

8 **Il plasmodio della malaria è:**

- A un insetto
- B un batterio
- C un virus
- D un nematode
- E un protozoo

9 **Le cellule somatiche umane contengono:**

- A solo cromosomi di origine paterna
- B cromosomi paterni e materni
- C solo cromosomi di origine materna
- D nessun cromosoma
- E un numero di cromosomi dimezzato

10 **Lo scambio di CO_2 e O_2 che si svolge nei polmoni avviene:**

- A nella trachea
- B nei bronchioli
- C nei bronchi
- D in ogni parte delle vie respiratorie
- E negli alveoli

11 **Una mutazione puntiforme può essere definita come la modifica:**

- A di un solo cromosoma
- B di un solo gene
- C dell'intero assetto cromosomico
- D di un solo nucleotide del DNA
- E di un punto nel citoplasma cellulare

12 **L'etmoide è:**

- A un osso dell'arto superiore
- B un osso dell'arto inferiore
- C un osso del cranio
- D un osso della mano
- E un osso della gabbia toracica

13 **Gli istoni sono:**

- A proteine costituenti la cromatina nucleare
- B proteine che delimitano i pori nucleari
- C peptidi degradati nei lisosomi
- D enzimi coinvolti nella duplicazione del DNA
- E i principali costituenti della membrana citoplasmatica

14 **È considerata una reazione immunopatologica:**

A la glicemia

B la nefrite

C la sterilità

D l'allergia

E l'acloridria

15 **La sostanza grigia del midollo spinale è formata da:**

A dendriti

B neuroni mielinizzati e assoni amielinici

C alfa motoneuroni

D neuroni amielinici e assoni mielinizzati

E neuroni e assoni amielinici

16 **Il gruppo –CH_2OH è caratteristico:**

A degli acidi carbossilici

B delle aldeidi

C degli alcoli

D dei chetoni

E degli esteri

17 **Il metano ha formula:**

A CH_3 B CH_2 C C_2H_6 D CH_3O E CH_4

18 **Nel sistema periodico gli elementi sono sistemati secondo:**

A l'ordine alfabetico

B l'importanza chimica

C il prezzo sul mercato

D il peso atomico crescente

E il numero atomico crescente

19 **L'unità di massa atomica:**

A è uguale alla massa dell'elettrone

B è uguale alla massa dell'atomo di idrogeno

C è uguale alla dodicesima parte della massa dell'isotopo 12 del carbonio

D è uguale a 1 grammo

E rappresenta la massa di un atomo di carbonio

20 **L'anione ottenuto sommando un elettrone a un atomo di cloro è chiamato:**

A cloruro

B clorato

C ipoclorito

D perclorato

E clorito

PROVA SIMULATA

21 **Quante moli di soluto per litro contiene una soluzione 3 M?**

A 3

B 1

C 0,3

D 0,003

E $3 \cdot 6{,}02 \cdot 10^{23}$

22 **In base alla loro costante di dissociazione acida, ordinare in ordine crescente i seguenti acidi: acido acetico CH_3COOH, acido nitrico HNO_3 e acido fosforoso H_3PO_3.**

A $H_3PO_3 < HNO_3 < CH_3COOH$

B $CH_3COOH < HNO_3 < H_3PO_3$

C $CH_3COOH < H_3PO_3 < HNO_3$

D $HNO_3 < CH_3COOH < H_3PO_3$

E $HNO_3 < H_3PO_3 < CH_3COOH$

23 **Quali sono i coefficienti stechiometrici della seguente reazione:**

$$CO + O_2 \rightarrow CO_2$$

dopo avere eseguito il bilanciamento?

A 2, 1, 2 B 3, 1, 1 C 1, 1, 2 D 3, 2, 2 E 1, 2, 2

24 **L'acido nitrico è forte, l'acido nitroso è debole; il pH di una soluzione acquosa di acido nitroso risulterà sicuramente maggiore di quello di una soluzione acquosa di acido nitrico:**

A se le due soluzioni hanno la stessa concentrazione

B sempre

C se la soluzione di acido nitroso è più concentrata di quella di acido nitrico

D mai

E se le due soluzioni si trovano alla stessa temperatura

25 **Un legame ionico si forma:**

A fra due atomi uguali

B fra atomi con piccole differenze di elettronegatività

C fra atomi con grandi differenze di elettronegatività

D fra atomi con uguali valori di elettronegatività

E fra due gas nobili

26 **Il prodotto fra un miliardesimo e 10^{-9} vale:**

A 10^{-18}

B -10^{18}

C $2 \cdot 10^{-9}$

D 100^{-18}

E 20^{-9}

PARTE SETTIMA

27 **Il resto della divisione del polinomio $x^4 + 5x^3 - 7x + 6$ per $x - 2$ è:**

A $3x - 5$

B $x - 46$

C -4

D 6

E 48

28 **La radice quadrata del cubo di 4 è:**

A 2

B 4

C 8

D 16

E 64

29 **Qual è la soluzione dell'equazione $\sqrt{x+1} = 2$?**

A $x = 1$

B $x = 3$

C $x = -1$

D $x = 4$

E $x = -2$

30 **Risolvere il seguente sistema di disequazioni $\begin{cases} x - 1 > 0 \\ -2 - x < 0 \end{cases}$.**

A $x < -2$ e $x > 1$

B $x > 1$

C $-2 < x < 1$

D Il sistema è impossibile

E $x > -2$

31 **L'uguaglianza:**

$$(\log_{\alpha} \alpha^2) \cdot (\log_{\alpha^2} \alpha) = 1$$

è sempre vera?

A Sì, sempre

B No, mai

C Sì, ma solo per α positivo

D Sì, ma solo per α negativo

E Sì, ma solo per α positivo e diverso da uno

PROVA SIMULATA

32 **Quale fra i seguenti rappresenta il grafico della funzione $2x - 3y = \frac{2}{3}$?**

A 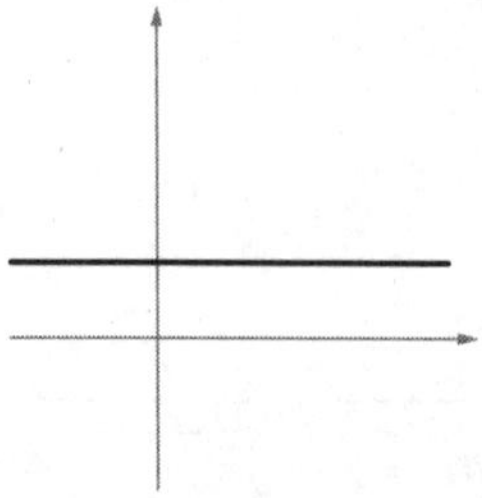

B 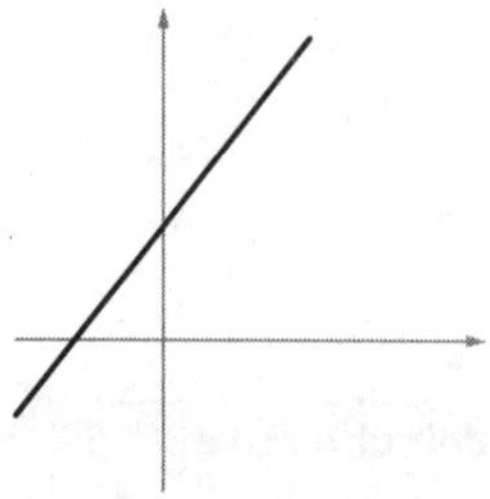

C 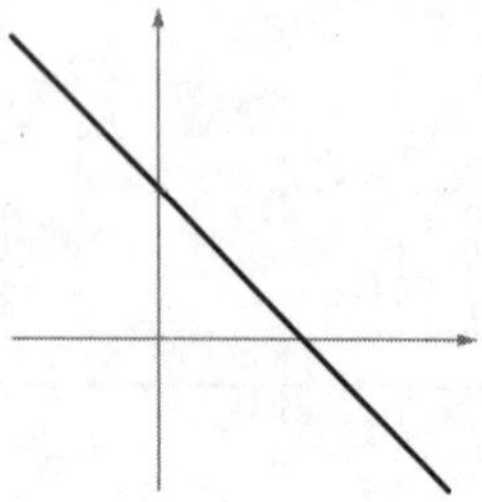

D 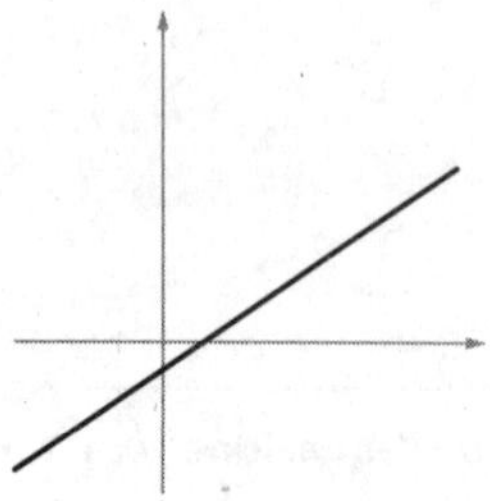

E 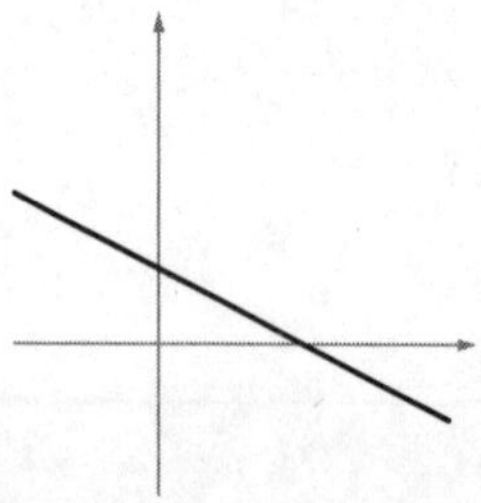

33 **Data una funzione $f(x)$ tale che $f(x+1) = \frac{2f(x)+2}{2}$ e $f(1) = 2$, quanto vale $f(2)$?**

A 3 **B** 0 **C** 1/2 **D** 2 **E** 1

34 **Nel cerchio goniometrico le funzioni seno e coseno sono entrambe negative:**

A nel primo quadrante

B nel secondo quadrante

C nel terzo quadrante

D nel quarto quadrante

E seno e coseno non sono mai entrambe negative

35 **A e B sono due eventi indipendenti. La probabilità che A si verifichi è 2/5; la probabilità che B non si verifichi è 5/6. Quale è la probabilità che A e B si verifichino contemporaneamente?**

A 1/15 **B** 2/15 **C** 1/3 **D** 17/30 **E** 13/15

36 **Un triangolo, di cui un lato coincide con il diametro della circonferenza in cui è inscritto, risulta sempre:**

A scaleno
B isoscele
C equilatero
D equiangolo
E rettangolo

37 **Quanti sono i divisori (con resto nullo) del numero 100, 1 e 100 compresi?**

A 2 B 4 C 6 D 9 E 7

38 $\sqrt[3]{5} \cdot \sqrt[5]{5}$ **è uguale a:**

A $\sqrt[8]{5}$ B $\sqrt[15]{5^8}$ C $\sqrt[15]{5}$ D $\sqrt{5}$ E $\sqrt[15]{5^2}$

39 **Tre amici (*A*, *B* e *C*) giocano a testa o croce. Le regole del gioco sono le seguenti: ciascuno tira una sola volta la moneta: prima tira *A*, poi tira *B* e per ultimo *C*; vince chi fa testa per primo. Dette rispettivamente P_A, P_B, P_C le probabilità di vittoria (in percentuale) di *A*, *B* e *C*, risulta:**

A $P_A + P_B + P_C = 100\%$
B $P_A = P_B = P_C = 50\%$
C $P_A = P_B = P_C = 33{,}3\%$ (circa)
D $P_A = 2P_B = 3P_C$
E $P_A = 2P_B = 4P_C$

40 **L'equazione della retta passante per i punti $(0; 0)$ e $(\sqrt{2}; 4\sqrt{2})$ è:**

A $y = 4x + 1$
B $y = \frac{1}{4}x - 1$
C $y = \frac{1}{4}x$
D $y = 4x$
E $y = 2x$

41 **Le prime 10 rilevazioni dell'altezza degli studenti di una classe hanno una media pari a 168 cm. Le successive 15 rilevazioni hanno una media pari a 172 cm. Qual è la media delle 25 osservazioni?**

A 169
B 170
C 171
D 172
E Nessuna delle precedenti

PROVA SIMULATA

42 **Due grandezze x e y, legate dalla relazione $y = x/2$:**

A non hanno alcuna relazione di proporzionalità

B hanno sempre segno opposto

C sono solo confrontabili in modo qualitativo

D sono direttamente proporzionali tra loro

E sono inversamente proporzionali tra loro

---

43 **Una goccia sferica di mercurio di raggio R viene suddivisa in otto goccioline di raggio R/2. Il rapporto superficie/volume del sistema diventa:**

A 2 volte più grande

B 8 volte più piccolo

C 8 volte più grande

D 2 volte più piccolo

E rimane inalterato

---

44 **Nell'insieme dei numeri reali, la disequazione $x^2 < -9$ è verificata per:**

A valori di x esterni all'intervallo $(-3, 3)$ estremi esclusi

B valori di x interni all'intervallo $(-3, 3)$ estremi inclusi

C nessun valore di x

D qualunque valore di x

E valori di x interni all'intervallo $(-3, 3)$ estremi esclusi

---

45 **Il seno di un angolo di 75° è uguale a:**

A un quarto della somma della radice quadrata di 2 e della radice quadrata di 6

B un mezzo della radice quadrata di 3

C tre quarti

D un mezzo

E un terzo della differenza tra la radice quadrata di 3 e la radice quadrata di 2

---

46 **Un'automobile percorre una curva di raggio pari a 20 m con una velocità di modulo costante pari a 40 km/h. L'accelerazione dell'automobile è:**

A tangente alla curva

B nulla

C diretta come il raggio e rivolta verso l'interno della curva

D diretta come il raggio e rivolta verso l'esterno della curva

E pari a 9 m/s^2

47 **Due mattoni identici sono collegati tra loro con uno spago sottilissimo, di massa trascurabile e inestensibile.**

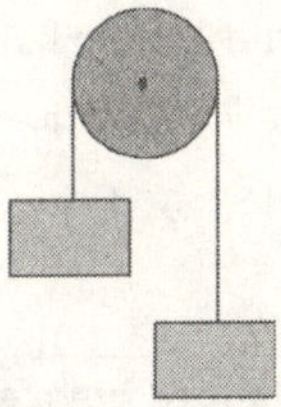

Lo spago viene appoggiato delicatamente su una carrucola ben lubrificata nella posizione indicata in figura. Il sistema è inizialmente fermo. Determinare se, una volta lasciati liberi di muoversi, i mattoni:

A si muoveranno fino a raggiungere la stessa altezza
B resteranno fermi nella posizione in cui sono stati lasciati
C si muoveranno finché il più basso arriva al suolo o il più alto tocca la carrucola
D si muoveranno e continueranno a oscillare intorno alla posizione in cui si trovano alla stessa altezza
E si muoveranno fino a raggiungere una posizione simmetrica rispetto a quella di partenza

---

48 **Un blocchetto di alluminio di volume 100 cm^3 ha una massa di 0,27 kg. La densità assoluta dell'alluminio espressa con le unità di misura del sistema MKS vale:**

A 0,37 B $2{,}7 \cdot 10^{-3}$ C 2700 D 2,7 E $3{,}7 \cdot 10^{-4}$

---

49 **Indicare, tra le unità di misura sotto elencate, quella che NON può essere usata per esprimere un lavoro:**

A elettronvolt
B caloria
C pascal
D joule
E possono essere usate tutte le unità di misura considerate

---

50 **La pressione aortica media di un adulto è di 120-80 mmHg. Nel Sistema internazionale essa vale:**

A 120-80 N/m^2
B 9-6 kPa
C 16-11 kPa
D 1,2-0,8 atm
E 0,12-0,08 atm

---

51 **La pressione in acqua di mare:**

A è direttamente proporzionale alla profondità
B cresce linearmente con la profondità
C cresce con il quadrato della profondità
D non cresce con la profondità
E decresce linearmente con la profondità

PROVA SIMULATA

52 **Durante la liquefazione di un corpo, la sua temperatura:**

A diminuisce regolarmente nel tempo

B diminuisce a mano a mano che il corpo liquefa

C aumenta a mano a mano che il corpo liquefa

D cresce regolarmente nel tempo

E resta costante

53 **Il colore di un corpo colpito da luce bianca ha qualche nesso con le radiazioni riflesse o assorbite dal corpo?**

A Dipende dalle condizioni atmosferiche

B È indipendente dalle radiazioni riflesse e assorbite

C Dipende dalle radiazioni riflesse e assorbite

D Non dipende dalle modalità di illuminazione

E Nessuna delle precedenti risposte è corretta

54 **Un condensatore piano viene realizzato con due armature piane infinite e parallele separate dal vuoto. All'interno del condensatore, a eguale distanza dalle due armature, viene posto un elettrone fermo. Indicare se l'elettrone:**

A si muove verso l'armatura negativa fino a raggiungere gli altri elettroni

B si muove verso l'armatura positiva fino a raggiungerla

C resta fermo al centro del condensatore

D si muove con moto oscillatorio fra le due armature

E nessuna delle precedenti

55 **Quanto vale l'energia *E* dissipata in una resistenza *R* in un tempo *t* quando alla resistenza è applicata una tensione *V* (con $V = 0{,}2$ volt, $R = 0{,}10\ \Omega$ e $t = 10^{-2}$ secondi)?**

A $E = 4000$ joule

B $E = 4$ joule

C $E = 4 \cdot 10^{-6}$ joule

D $E = 4 \cdot 10^{-3}$ joule

E $E = 0$

PARTE SETTIMA

Ragionamento logico e cultura generale

Rispondere alle seguenti domande.

56 **Trovare l'intruso.**

A Invece
B Ma
C Tuttavia
D Però
E Mentre

57 **Nell'elenco dei monumenti che alcune città d'arte europee vantano c'è un errore. Quale?**

A Siviglia – Alhambra
B Ferrara – Palazzo dei Diamanti
C Micene – Porta dei leoni
D Vienna – Santo Stefano
E Istanbul – Santa Sofia

58 **Individuare il rapporto anomalo.**

A Polmonite – Infiammazione
B Diaframma – Muscolo
C Aorta – Arteria
D Odontalgia – Indigestione
E Carcinoma – Tumore

59 **Trovare l'alternativa che completa correttamente la seguente proporzione tra parole:**

Sfumato : nitido = X : Y

A X = bianco; Y = nero
B X = completo; Y = carente
C X = miope; Y = presbite
D X = valido; Y = capace
E X = rigido; Y = eretto

PROVA SIMULATA

60 **Fernando possiede 30 scatole di scarpe e le appoggia tutte per terra in modo che formino un parallelogramma con 6 righe e 5 colonne. I suoi amici Angelo, Luca e Alessio possiedono anche loro 30 scatole di scarpe ognuno e decidono di posizionarle sopra le 30 scatole di Fernando in modo da formare in tutto 4 file una sopra all'altra. Alessio, che studia matematica, chiede agli altri tre: "Sapete dirmi quante sono le scatole di scarpe escluse quelle che si trovano in ognuna delle 6 facce esterne di questo parallelogramma che abbiamo costruito?" Cosa dovrebbero rispondere i tre amici?**

A 24
B 96
C 52
D 68
E 48

61 **Se all'esame di Stato viene ammesso il 90% degli studenti e di questi solo il 20% prende un voto pari o superiore a 90/100, qual è la percentuale sul totale di studenti che passa l'esame con un voto inferiore a 90/100?**

A 18%
B 20%
C 82%
D 68%
E 72%

Per ciascuno degli esercizi seguenti, indicare la rappresentazione insiemistica che soddisfa la relazione esistente tra i 3 termini dati (le alternative proposte per ciascun esercizio sono quelle raffigurate qui di seguito).

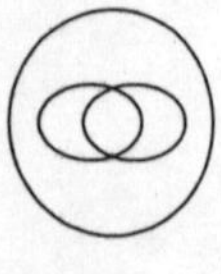
Diagramma 1

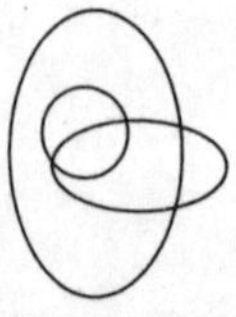
Diagramma 2

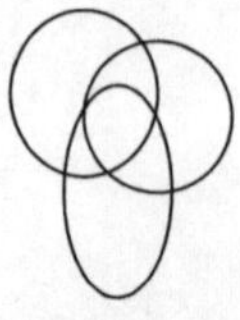
Diagramma 3

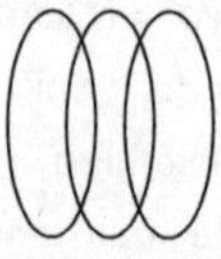
Diagramma 4

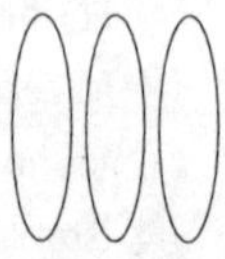
Diagramma 5

62 **Carote, Zucchine, Fruttivendoli.**

A Diagramma 3
B Diagramma 5
C Diagramma 4
D Diagramma 2
E Diagramma 1

63 **Farmacisti, Svizzeri, Biondi.**

A Diagramma 4
B Diagramma 5
C Diagramma 3
D Diagramma 1
E Diagramma 2

64 **Quale delle seguenti affermazioni è logicamente equivalente a: "I giovani non dimenticano mai nulla"?**

A Gli anziani dimenticano tutto
B Gli anziani dimenticano sovente
C Chi non dimentica nulla è giovane
D I giovani ricordano sempre tutto
E Non è facile ricordare tutto

65 **Premesso che:**
Tutti i filosofi sono portati per la logica
La logica aiuta nel gioco del bridge
Paolo ama giocare a bridge
Chi ama giocare a bridge ha un debole per la letteratura
quale delle seguenti affermazioni è sicuramente vera?

A Paolo è un profondo pensatore e ha un debole per la letteratura
B Tutti i filosofi amano giocare a bridge
C Chi è portato per la logica non può non amare il bridge
D Paolo ha tutti i requisiti per essere un buon giocatore di bridge
E Non si può negare che Paolo abbia un debole per la letteratura

66 **Una scavatrice deve perforare il terreno per 50 metri. Il primo giorno riesce a perforare il terreno di 1/5 di quanto dovuto. Il secondo giorno riesce a perforare 1/8 di quanto resta ancora da perforare, il terzo giorno 1/3 di quanto ha già perforato. Quanti metri dovrà ancora perforare per raggiungere i 50 metri prestabiliti?**

A 35
B 30
C 25
D 20
E 15

67 **In una grande matrioska ci sono 5 matrioske, ognuna delle quali contiene 6 matrioske più piccole e in ognuna di queste matrioske più piccole ci sono altre 2 minuscole matrioske. Quante sono in tutto la matrioske?**

A 97
B 95
C 84
D 96
E 68

68 **Individuare i numeri che completano correttamente la serie seguente:**

19; 176; 38; 88; 76; 44; 152; ?; ?

A 304; 21
B 24; 302
C 76; 88
D 22; 304
E 22; 306

PROVA SIMULATA

In base alle informazioni contenute nel brano seguente, rispondere alle successive domande.

La realtà storica è unica, le diverse discipline e scienze operano su di essa, la interpretano e la rappresentano attraverso specifici linguaggi, artistici, tecnici, comuni, matematici, scientifici, musicali, filosofici. Dietro ogni linguaggio c'è un'epistemologia, una particolare struttura logica che coglie una prospettiva, un punto di vista, ma l'acquisizione dei diversi sistemi concettuali deve essere coerente. È solo l'unità delle prospettive che forma il patrimonio culturale, che consente di cogliere sistemi, connessioni e relazioni nel tutto.

Interdisciplinarità non significa allora fine delle discipline né annullamento delle differenze. Annullare una disciplina potrebbe comportare la riduzione di una parte della realtà.
L'interdisciplinarità non è un complesso di conoscenze, è una metodologia, anche didattica, una forma mentis, un modo diverso non solo di costruire conoscenze e d'insegnare, ma anche di comprendere e di vivere la realtà, l'ambiente socio-culturale e storico-geografico che ci circonda.
Uno dei più rilevanti problemi del nostro tempo è proprio la sintesi delle conoscenze, possibile solo in una visione interdisciplinare complessiva che riconduca anche le scienze e la tecnologia alla ricerca sull'uomo. La sintesi interdisciplinare non è mai una somma, né il risultato di esemplificazioni: è l'interazione di linguaggi diversi, tradotti, confrontati, interconnessi e armonizzati attraverso la scoperta di analogie e differenze.
La cultura della complessità si sviluppa in una difficile e sofferta dicotomia tra umanisti e scienziati, che non sembra ancora riuscire a conciliare la differenziazione e l'autonomizzazione con l'interconnessione sistemica.
Scienza e tecnologia debbono tornare a essere strumenti finalizzati all'uomo, alla sua felicità e libertà, per prevenire quella eliminazione della libertà personale, quella dittatura non più fisica, ma mentale, ipotizzata da George Orwell in *1984*, attraverso il tentativo di rendere immortale il Grande Fratello. La scuola deve confrontarsi sulla dicotomia tra la cultura umanistica e quella scientifico-tecnologica, e i docenti non possono delegare ai singoli studenti il problema, rimasto insoluto all'interno del loro team, di far interagire linguaggi, significati, messaggi ed epistemologie.
Da L. Salvucci, *I limiti delle discipline*, Iter, IV, 13, 2001, Treccani

69 Tra le seguenti affermazioni UNA NON È STATA DEDOTTA dal testo di L. Salvucci:

- **A** i linguaggi specifici delle diverse discipline sono espressione di rappresentazioni della realtà da prospettive diverse
- **B** l'interdisciplinarità consiste nel correlare i diversi sistemi espressivi senza ignorarne o sminuirne le differenze
- **C** la struttura logica è identica per tutti i linguaggi e in tutti gli approcci conoscitivi e proprio questa identità permette di operare un'armonizzazione senza appiattimenti
- **D** tra i linguaggi disciplinari esistono differenze e analogie che è essenziale riconoscere se si vuole giungere non ad una somma ma ad una sintesi
- **E** il patrimonio culturale di un individuo consiste nella consapevolezza delle relazioni tra le differenti prospettive concettuali

70 UNA SOLA delle seguenti affermazioni PUÒ essere dedotta dal testo di Salvucci:

- **A** differenziazione e autonomizzazione possono essere conciliate ed è interesse di tutti che si lavori in questa direzione
- **B** non è lecito finalizzare la scienza, che è autonoma, e la tecnologia alla felicità dell'uomo
- **C** quando non vi riescano i docenti, saranno gli studenti a mettere in relazione le diverse discipline e metodologie
- **D** l'interdisciplinarità permette straordinarie acquisizioni conoscitive in ogni campo del sapere
- **E** la tecnologia minaccia sempre inevitabilmente la libertà degli uomini, come dichiara Orwell nel suo *1984*

In base alle informazioni contenute nel brano seguente, rispondere alle successive domande.

La maggior parte degli impulsi umani si può dividere in due classi, quelli possessivi e quelli costruttivi o creativi. Le istituzioni sociali sono i rivestimenti o le personificazioni degli impulsi e si possono classificare approssimativamente secondo gli impulsi che rappresentano. La proprietà è l'espressione diretta del possesso; scienza e arte stanno tra le più dirette espressioni della creatività. Il desiderio di possesso può essere aggressivo o difensivo: cerca di trattenere quanto si possiede o di togliere ad altri. Nei due casi, l'atteggiamento di ostilità verso gli altri fa parte della sua essenza. Sarebbe un errore supporre che l'impulso di possesso difensivo sia sempre giustificabile, mentre quello offensivo sia sempre biasimevole; quando nello *status quo* esiste una grande ingiustizia, può essere l'esatto opposto e di solito nessuno dei due casi è giustificabile. L'interferenza dello Stato nelle azioni degli individui è resa necessaria dall'impulso del possesso. Alcuni beni possono essere acquistati o mantenuti con la forza, mentre altri no. Si può ottenere una moglie con la forza, come hanno fatto i Romani con le donne sabine; ma l'affetto di una moglie non può essere acquistato in questo modo. Non si sa però se i Romani desiderassero l'affetto delle donne sabine. Coloro nei quali gli impulsi di possesso sono forti, tendono a preoccuparsi soprattutto dei beni che la forza può ottenere. Tutti i beni materiali appartengono a questa categoria. La libertà nei confronti di questi beni, se fosse illimitata, tenderebbe a rendere ricchi i forti e poveri i deboli. Una società capitalista, a causa degli impedimenti parziali imposti dalla legge, rende ricchi gli uomini astuti e poveri gli uomini onesti, perché la forza dello Stato è messa a disposizione degli uomini, non secondo un principio giusto o razionale, ma secondo una serie di massime tradizionali la cui spiegazione è puramente storica. Per tutto quel che riguarda il possesso e l'uso della forza, la libertà illimitata porta anarchia e ingiustizia. La libertà di uccidere, la libertà di rubare, la libertà di defraudare, non appartengono più agli individui, però appartengono ancora ai grandi Stati e vengono da essi esercitate in nome del patriottismo. Tanto gli individui, quanto gli Stati, non dovrebbero essere liberi di esercitare la forza secondo la loro iniziativa, se non nei casi di improvvisa emergenza, come verrà in seguito stabilito a giustificazione davanti a un tribunale. La ragione è che l'esercizio della forza da parte di un individuo contro un altro è sempre un male, da ambedue le parti, e può essere tollerato soltanto quando viene compensato da un preponderante bene che ne consegue. Allo scopo di rendere minima la quantità di forza esercitata attualmente nel mondo, è necessaria l'esistenza di una autorità pubblica, depositaria di una forza praticamente irresistibile la cui funzione dovrebbe essere soprattutto quella di reprimere l'uso privato della forza. L'uso della forza è *privato* quando viene esercitato da una delle parti interessate, o dai suoi amici o complici, e non da una autorità pubblica neutrale, secondo una determinata regola intesa nel pubblico interesse. Il regime della proprietà privata sotto il quale viviamo fa ben poco per impedire l'uso privato della forza. Quando un tale è proprietario di un pezzo di terra, ad esempio, può usare la forza contro coloro che vi transitano abusivamente, che però non devono usare la forza contro di lui. È chiaro che sono necessarie restrizioni alla libertà di transito, perché la terra possa essere coltivata. Ma se questo potere deve appartenere all'individuo, lo Stato dovrebbe assicurarsi che non occupi più terra di quanta gli spetti, nell'interesse pubblico, e che la parte dei prodotti che ne ricava non sia più di un giusto compenso per la sua fatica. I possessori di terre e di capitali oggi possono, con la pressione economica, usare la forza contro quelli che non posseggono niente. Questa forza è sanzionata dalla legge, mentre la forza esercitata dai poveri contro i ricchi è illegale. Questo stato di cose è ingiusto e non impedisce l'uso della forza privata come dovrebbe. L'intero campo degli impulsi possessivi, e dell'uso della forza che essi producono, ha bisogno di un controllo da parte di un'autorità neutrale pubblica, nell'interesse tanto della giustizia, quanto della libertà. Nell'interno di una nazione, quest'autorità pubblica sarà naturalmente lo Stato; nei rapporti tra le nazioni, se l'attuale anarchia deve cessare, dovrà essere un parlamento internazionale.

71 Secondo l'autore del brano:

- **A** la scienza è espressione del desiderio di possesso
- **B** nel desiderio di possesso di tipo difensivo c'è un'essenza di ostilità
- **C** non si sa se i Romani ottenessero le mogli con la forza
- **D** i Romani non provavano desiderio verso le proprie mogli
- **E** nessuna delle precedenti

72 **Il titolo del brano potrebbe essere:**

- **A** Natura degli impulsi umani
- **B** Libertà e impulsi individuali
- **C** Pubblico e privato dai Romani a oggi
- **D** Uso della forza come limite alla libertà
- **E** Libertà individuale e pubblico controllo

73 **Il contenuto del brano è:**

- **A** civico
- **B** etico
- **C** storico
- **D** scientifico
- **E** polemico

Rispondere alle seguenti domande.

74 **Quale tra i seguenti è il tema fondamentale dell'Ermetismo?**

- **A** L'esaltazione della forza
- **B** La diffusione della cultura fascista
- **C** L'amore per la propria donna
- **D** L'angoscia esistenziale
- **E** Il fallimento della ragione

75 **«Di fronte al contegno della Francia, ci costringeva alla guerra, a mio avviso, il sentimento dell'onore nazionale; e se non avessimo reso giustizia alle esigenze di codesto sentimento, avremmo perduto, quanto al compimento del nostro sviluppo nazionale, tutto il vantaggio avuto nel 1866.» Dai ricordi autobiografici di quale Cancelliere tedesco è tratto il passo ora ricordato?**

- **A** Hitler
- **B** Bismarck
- **C** Bülow
- **D** Papen
- **E** Malthus

Lingua inglese

Select the part of the sentence that contains a mistake.

76 **"Is Jenny there?" "No, she isn't." "But isn't that her car?" "No, her is white."**

- A Is Jenny there
- B she isn't
- C isn't that her
- D her

Fill in the blanks with the right word(s).

77 **This book gives you some _____ for studying and learning in a short time.**

- A tips
- B advices
- C advise
- D council

Find the right synonym of the word.

78 **Chairman**

- A Secretary
- B Publisher
- C President
- D Judge

79 **Cosy**

- A Alike
- B Worth
- C Icy
- D Comfortable

Select the right meaning of the phrase or sentence underlined.

80 **They decided, out of the blue, to sing old songs in the street.**

- A Predictably
- B Unexpectedly
- C Hopelessly
- D Slowly

Alpha Test

Risposte esatte della prova simulata

Verificare le risposte relative alle domande della prova simulata

N.	Risposta	N.	Risposta	N.	Risposta
1	C	31	E	61	E
2	E	32	D	62	B
3	B	33	A	63	C
4	A	34	C	64	D
5	C	35	A	65	E
6	E	36	E	66	B
7	E	37	D	67	D
8	E	38	B	68	D
9	B	39	E	69	C
10	E	40	D	70	A
11	D	41	E	71	B
12	C	42	D	72	E
13	A	43	A	73	A
14	D	44	C	74	D
15	E	45	A	75	B
16	C	46	C	76	D
17	E	47	B	77	A
18	E	48	C	78	C
19	C	49	C	79	D
20	A	50	C	80	B
21	A	51	B		
22	C	52	E		
23	A	53	C		
24	A	54	B		
25	C	55	D		
26	A	56	A		
27	E	57	A		
28	C	58	D		
29	B	59	B		
30	B	60	A		

Soluzioni e commenti

SEZIONE SCIENTIFICA

1 Tutti i gameti di un individuo con genotipo omozigote dominante (che possiamo chiamare AA) contengono l'allele dominante (A), mentre tutti i gameti di un individuo con genotipo omozigote recessivo (aa) contengono l'allele recessivo (a). Dall'incrocio di due individui di questo tipo si otterranno sempre individui eterozigoti, con fenotipo dominante; risposta **C**.

2 Gli stami sono gli organi produttori del polline, risposta **E**. Ogni stame è formato da un filamento sottile, all'estremità del quale si trova l'antera, contenente le sacche polliniche dove vengono prodotti i granuli pollinici (gameti maschili).

3 Mentre i nucleotidi che formano il DNA contengono le basi azotate adenina, guanina, citosina e timina, nell'RNA si trova uracile al posto della timina; la risposta corretta è quindi la **B**.

4 Il triptofano e l'alanina sono amminoacidi; il colesterolo appartiene ai lipidi e l'emoglobina è una proteina. Il fruttosio è un monosaccaride, la **A** è quindi la risposta esatta.

5 L'emoglobina, contenuta in grande quantità nei globuli rossi, è la sostanza responsabile del trasporto dell'ossigeno; questo gas negli alveoli polmonari è presente in quantità elevata, penetra nei globuli rossi e si lega all'emoglobina, per poi essere rilasciato nei tessuti periferici, in modo da permettere lo svolgimento della respirazione cellulare. La risposta esatta è la **C**.

6 Le giugulari sono due vene del collo che raccolgono il sangue refluo dalla testa e lo portano alla vena cava superiore, quindi al cuore. La risposta corretta è dunque la **E**.

7 La melanina è un pigmento prodotto dai melanociti, cellule presenti nello strato profondo dell'epidermide, che impartisce colore alla pelle. L'insulina ha funzione ormonale. L'emoglobina è la proteina del sangue responsabile del trasporto dell'ossigeno. La DNA polimerasi è un enzima che catalizza la sintesi di DNA durante la replicazione dei questa molecola. La tubulina, infine, è un costituente delle fibrocellule muscolari. L'unico accoppiamento giusto è quello indicato dall'alternativa **E**: la tubulina è una proteina strutturale.

8 L'agente responsabile della malaria è *Plasmodium falciparum*, un protozoo parassita che trascorre parte del suo ciclo vitale nelle ghiandole salivari di zanzare del genere *Anopheles* e parte nei globuli rossi umani. La risposta corretta è la **E**.

9 Una cellula somatica contiene un numero diploide di cromosomi (2n), ovvero due copie di ciascun cromosoma. In ogni coppia, un cromosoma è di origine materna, l'altro è di origine paterna; la risposta giusta è pertanto la **B**. In particolare, nella specie umana sono presenti 23 coppie di cromosomi.

10 Lo scambio dei gas respiratori avviene nei polmoni a livello degli alveoli polmonari, risposta **E**. Gli alveoli sono dilatazioni a forma di grappolo presenti nella parte terminale dei bronchioli, caratterizzate da una parete cellulare estremamente sottile che permette agevolmente il passaggio dei gas da e verso il sangue dei capillari che avvolgono gli alveoli.

11 Una mutazione, in generale, è una modificazione improvvisa del patrimonio genetico (DNA) di un organismo. Le mutazioni puntiformi sono quelle che interessano un singolo nucleotide.

La risposta corretta è la **D**.

12 L'etmoide è un osso del cranio, in particolare partecipa alla costituzione della base del cranio; risposta **C**.

13 Il DNA degli eucarioti è legato a specifiche proteine a formare un complesso detto cromatina; le principali proteine della cromatina sono gli istoni, piccole proteine a carattere basico. La risposta corretta è quindi la **A**.

14 Viene detta *reazione immunopatologica* una reazione dovuta a un malfunzionamento del sistema immunitario.

Fra le alternative proposte dal quesito, la glicemia (**A**) è semplicemente la concentrazione di glucosio nel sangue; la nefrite (**B**) è un'infiammazione che colpisce le strutture renali; la sterilità (**C**) può essere dovuta ad alterazioni dell'apparato riproduttivo o di quello endocrino, ma non dipende da patologie del sistema immunitario; infine neppure l'acloridria (**E**), cioè l'assenza di acido cloridrico dal succo gastrico, è dovuta ad alterazioni del sistema immunitario.

La risposta corretta è la **D**, un'allergia infatti è una reazione immunitaria anomala, scatenata da sostanze normalmente innocue, come la polvere, i pollini o alcuni cibi.

15 La sostanza grigia del midollo spinale è formata dai nuclei cellulari e dagli assoni di neuroni *amielinici*, cioè privi della guaina mielinica che riveste invece le fibre nervose che formano la sostanza bianca; risposta **E**.

16 Il gruppo $-CH_2OH$, in cui il gruppo ossidrilico (–OH) sostituisce un H nel gruppo $-CH_3$ è caratteristico degli *alcoli*, derivati degli idrocarburi in cui uno o più atomi di H sono sostituiti da altrettanti gruppi –OH. La risposta corretta è la **C**.

17 Il metano è un idrocarburo saturo contenente un solo atomo di carbonio, la sua formula è CH_4; risposta **E**.

18 Gli elementi chimici sono ordinati nella tavola periodica in base al numero atomico crescente; risposta esatta: **E**.

19 L'unità di massa atomica, detta anche dalton (Da) è l'unità di misura utilizzata per esprimere la massa di particelle elementari, atomi, molecole e ioni. È definita come la dodicesima parte della massa di un atomo di carbonio-12 (^{12}C) e dovrebbe essere indicata con il simbolo u, anche se spesso si trova indicata come uma. Dato che l'atomo di (^{12}C) è formato da 6 protoni, 6 neutroni e 6 elettroni, e dato che il peso degli elettroni è trascurabile rispetto a quello degli altri due tipi di particelle, una unità di massa atomica ha approssimativamente il peso di un neutrone, o di un protone, o di un atomo di idrogeno.

Questa è comunque un'approssimazione, perché non tiene conto della massa dell'elettrone, né della massa che si trasforma in energia di legame nel nucleo del carbonio (in base all'equazione di Einstein $E = mc^2$); si deduce che la risposta **B** è errata, mentre l'alternativa corretta è la **C**.

20 L'anione Cl^-, ottenuto aggiungendo un elettrone a un atomo di cloro, è detto cloruro; risposta esatta: **A**. Gli ioni citati alle altre alternative contengono, oltre al cloro, anche ossigeno.

21 La molarità (o, più precisamente, la concentrazione molare) di una soluzione indica il numero di moli di soluto contenute in un litro di soluzione. Una soluzione 3 M, o 3 molare, contiene 3 moli di soluto per litro di soluzione; la risposta corretta è quindi la **A**.

22 La forza di un acido, cioè la sua tendenza a reagire con la molecola H_2O cedendole uno ione H^+ e trasformandola in H_3O^+ è indicata dalla costante di dissociazione acida K_a. L'acido acetico, CH_3COOH, è un acido organico e, come la grande maggioranza di questi acidi, è un acido debole ($K_a = 1{,}8 \cdot 10^{-5}$). L'acido fosforoso H_3PO_3 è un acido debole con $K_a = 10^{-2}$ e l'acido nitrico è un acido forte, con K_a molto superiore all'unità. L'ordine corretto degli acidi proposti, in base alla costante di dissociazione acida crescente, è quindi $CH_3COOH < H_3PO_3 < HNO_3$; risposta **C**.

23 Per bilanciare l'equazione chimica proposta, è necessario contare quanti atomi di ossigeno e di carbonio si trovano nei reagenti e quanti nei prodotti, e aggiungere i coefficienti stechiometrici opportuni per far sì che i numeri di atomi presenti nei reagenti e nei prodotti coincidano. Il carbonio (C) compare con un atomo nei reagenti e uno nei prodotti, mentre per l'ossigeno (O) si trovano 3 atomi nei reagenti e 2 nei prodotti; è necessario quindi aggiungere ossigeno nei prodotti e si può fare un tentativo mettendo il coefficiente 2 davanti al prodotto CO_2:

$$CO + O_2 \rightarrow 2\,CO_2$$

In questo modo gli atomi di C sono 1 nei reagenti e 2 nei prodotti, mentre gli atomi di O sono 3 nei reagenti e 4 nei prodotti. Per bilanciare occorre un coefficiente 2 davanti al reagente CO:

$$2\,CO + O_2 \rightarrow 2\,CO_2$$

Ora gli atomi di C sono 2 nei reagenti e 2 nei prodotti, mentre quelli di O sono 4 nei reagenti e 4 nei prodotti. I coefficienti corretti sono quindi, nell'ordine, 2, 1, 2, come indicato dalla risposta **A**.

24 La differenza tra un acido forte e un acido debole in soluzione acquosa è che il primo è completamente dissociato mentre il secondo è dissociato solo parzialmente. Così, a parità di concentrazione, l'acido forte libererà una maggior quantità di ioni H^+, rendendo le sue soluzioni più acide rispetto a quelle dell'acido debole. Nel quesito si comparano le soluzioni di HNO_3 (acido nitrico, forte) con quelle di HNO_2 (acido nitroso, debole).

Ricordando che ad alti valori di acidità corrispondono bassi valori di pH, si conclude che il pH di una soluzione di acido nitroso risulterà sicuramente maggiore di quello di una soluzione di acido nitrico quando le due soluzioni hanno la stessa concentrazione. La risposta esatta è la **A**, infatti, a parità di concentrazione, il pH delle soluzioni di HNO_2 è maggiore di quello delle soluzioni di HNO_3.

Si osservi che, nel caso in cui HNO_2 fosse più concentrato di HNO_3, la quantità di H^+ liberata dalla parziale dissociazione del primo potrebbe superare quella derivante dalla dissociazione totale di HNO_3. Solo in queste condizioni quindi si potrebbe avere (a seconda della differenza di concentrazione) il pH delle soluzioni di HNO_2 minore di quello delle soluzioni di HNO_3 (le risposte **B**, **C** e **D** sono quindi errate).

25 Un legame ionico si forma fra due elementi fra i quali esiste una notevole differenza di elettronegatività: un legame acquista carattere prevalentemente ionico quando la differenza di elettronegatività fra gli elementi coinvolti è pari almeno a 3. In queste condizioni l'elemento meno elettronegativo cede un elettrone al più elettronegativo e si formano ioni positivi e negativi, che si dispongono a formare un reticolo cristallino tridimensionale. La risposta corretta è la **C**.

26 Un miliardesimo, scritto come potenza di 10, diventa:

$$\frac{1}{1.000.000.000} = \frac{1}{10^9} = 10^{-9}$$

quindi il prodotto richiesto è:

$$10^{-9} \cdot 10^{-9} = 10^{(-9)+(-9)} = 10^{-18}$$ (risposta **A**)

27 Per rispondere al quesito non è necessario applicare la regola di Ruffini; infatti indicando con $Q(x)$ il quoziente della divisione e con R il resto (la quantità richiesta dal quesito) si ha che il polinomio dividendo $x^4 + 5x^3 - 7x + 6$ è uguale alla somma fra il prodotto del divisore $x - 2$ per il quoziente $Q(x)$ e il resto R. In formula:

$$x^4 + 5x^3 - 7x + 6 = (x - 2) \cdot Q(x) + R$$

Ponendo $x = 2$ (la radice del divisore) nella precedente relazione si ottiene:

$$16 + 40 - 14 + 6 = 0 \cdot Q(x) + R \rightarrow R = 48$$

per cui la risposta corretta è la **E**.

28 La risposta esatta è la **C**. Infatti, applicando il teorema del trasporto fuori dal segno di radice, si ricava che la radice quadrata del cubo di 4 è:

$$\sqrt{4^3} = \sqrt{(2^2)^3} = \sqrt{2^{2 \cdot 3}} = 2^3 = 8$$

29 In questo caso il metodo della verifica risulta più rapido della risoluzione classica. La risposta corretta è la **B**.

30 Si cercano i valori di x che soddisfano contemporaneamente entrambe le disequazioni.

$$\begin{cases} x - 1 > 0 \\ -2 - x < 0 \end{cases} \rightarrow \begin{cases} x > 1 \\ -x < 2 \end{cases} \rightarrow \begin{cases} x > 1 \\ x > -2 \end{cases} \rightarrow \begin{matrix} 2^a \text{ disequazione} \\ 1^a \text{ disequazione} \end{matrix}$$

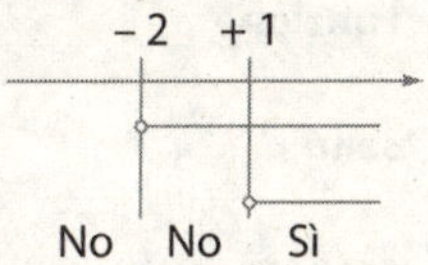

Per $x > 1$ entrambe le disequazioni sono soddisfatte, pertanto la soluzione del sistema è $x > 1$ (risposta **B**).

31 Occorre analizzare singolarmente ciascuno dei due fattori a primo membro. Per il primo e il secondo fattore si ha rispettivamente:

$$\log_\alpha \alpha^2 = 2 \cdot \log_\alpha \alpha = 2$$

$$\log_{\alpha^2} \alpha = \log_{\alpha^2} (\alpha^2)^{1/2} = \frac{1}{2} \cdot \log_{\alpha^2} \alpha^2 = \frac{1}{2} \cdot 1 = \frac{1}{2}$$

quindi, considerando il prodotto fra questi due fattori, si ottiene:

$$(\log_\alpha \alpha^2) \cdot (\log_{\alpha^2} \alpha) = 2 \cdot \frac{1}{2} = 1$$

dunque l'uguaglianza è sempre verificata, ma solo nel caso in cui la base α rispetti le condizioni di esistenza, ossia α sia positiva e diversa da uno (risposta **E**).

32 La funzione $2x - 3y = \frac{2}{3}$ equivale (esplicitandola rispetto alla y) alla funzione:

$$y = \frac{2}{3}x - \frac{2}{9}$$

quindi si tratta di una retta con coefficiente angolare positivo, che interseca l'asse delle y in un punto di ordinata negativa (per l'esattezza $-2/9$) e l'asse delle x in un punto di ascissa positiva (per l'esattezza $1/3$).
L'unico grafico con queste caratteristiche è quello individuato dalla lettera **D**.

33 La funzione data, semplificando per 2, equivale a:

$$f(x+1) = \frac{2[f(x)+1]}{2} = f(x)+1$$

Per trovare quanto vale $f(2)$ si pone $x = 1$ ottenendo:

$$f(1+1) = f(1)+1$$

ossia:

$$f(2) = f(1)+1$$

Quindi, essendo $f(1) = 2$, si ricava:

$$f(2) = 2+1 = 3$$

Si conclude che la risposta esatta è la **A**.

34 Nella seguente tabella è riportato il segno di ciascuna funzione goniometrica nei quattro quadranti:

Funzione / Quadrante	I	II	III	IV
seno	+	+	–	–
coseno	+	–	–	+
tangente	+	–	+	–

quindi si ricava immediatamente che la risposta corretta è la **C**.

35 La probabilità che due eventi indipendenti si verifichino contemporaneamente è data dal prodotto delle probabilità dei singoli eventi. La probabilità che A si verifichi è uguale a $2/5$ e la probabilità che B si verifichi è $(1 - 5/6) = 1/6$. La probabilità richiesta è dunque $2/5 \cdot 1/6 = 1/15$ e la risposta corretta è la **A**.

36 Essendo un triangolo inscritto in una semicirconferenza, è sicuramente un triangolo rettangolo (risposta **E**).

37 La risposta esatta è la **D**: i divisori di 100, compresi 1 e 100, sono infatti:

1, 2, 4, 5, 10, 20, 25, 50, 100

Una regola pratica per il calcolo del numero di divisori di un dato valore, compresi i divisori impropri, consiste nel fattorizzare in primi il valore, aumentare di un'unità gli esponenti dei fattori primi così trovati ed effettuarne il prodotto. In questo caso la fattorizzazione in primi di 100 è:

$$100 = 2^2 \cdot 5^2$$

Aumentando di un'unità entrambi gli esponenti e moltiplicando i valori così ottenuti si ricava:

$$(2+1) \cdot (2+1) = 3 \cdot 3 = 9$$

che corrisponde al numero di divisori di 100.

38 L'alternativa esatta è la **B**. Per rispondere al quesito è possibile procedere in due modi.

Ricordando che è si può eseguire una moltiplicazione fra radicali solo nel caso in cui questi abbiamo lo stesso indice, si riducono i due fattori allo stesso indice e poi se ne effettua il prodotto:

$$\sqrt[3]{5}\cdot\sqrt[5]{5} = \sqrt[15]{5^5}\cdot\sqrt[15]{5^3} = \sqrt[15]{5^5\cdot 5^3} = \sqrt[15]{5^{5+3}} = \sqrt[15]{5^8}$$

Risulta però sicuramente più rapido trasformare i due radicali in potenze con esponente frazionario. Si ottiene infatti:

$$\sqrt[3]{5}\cdot\sqrt[5]{5} = 5^{\frac{1}{3}}\cdot 5^{\frac{1}{5}} = 5^{\frac{1}{3}+\frac{1}{5}} = 5^{\frac{8}{15}} = \sqrt[15]{5^8}$$

39 Le informazioni fornite dal testo possono essere schematizzate nel grafico a lato. La probabilità che *A* vinca al suo primo lancio è pari a $1/2$, essendo quella di ottenere testa lanciando una moneta:

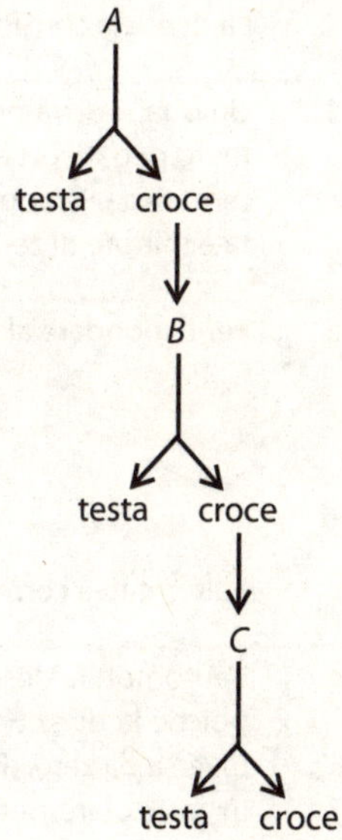

$$P_A = \frac{1}{2}$$

La probabilità che *B* vinca al suo primo lancio è pari a $1/4$, essendo l'evento composto dai due eventi indipendenti:

- *A* lancia la moneta e ottiene croce
- *B* lancia la moneta e ottiene testa

ciascuno di probabilità $1/2$:

$$P_B = \frac{1}{2}\cdot\frac{1}{2} = \frac{1}{4}$$

La probabilità che *C* vinca al suo primo lancio è pari a $1/8$, essendo l'evento composto dai tre eventi indipendenti:

- *A* lancia la moneta e ottiene croce
- *B* lancia la moneta e ottiene croce
- *C* lancia la moneta e ottiene testa

ciascuno di probabilità $1/2$:

$$P_C = \frac{1}{2}\cdot\frac{1}{2}\cdot\frac{1}{2} = \frac{1}{8}$$

Vale la relazione $P_A = 2P_B = 4P_C$, quindi la risposta corretta è la **E**.

40 Dati due punti di coordinate rispettivamente $(x_1;y_1)$ e $(x_2;y_2)$ l'equazione della retta passante per i due punti è data dalla formula:

$$\frac{y-y_1}{y_2-y_1} = \frac{x-x_1}{x_2-x_1}$$

Nel caso in esame si avrà dunque:

$$\frac{y-0}{4\sqrt{2}-0} = \frac{x-0}{\sqrt{2}-0}$$ ovvero $y = 4x$ (alternativa **D**)

41 La media delle 25 osservazioni si calcola nel modo seguente:

$$\frac{168\cdot 10 + 172\cdot 15}{25} = \frac{1680 + 2580}{25} = \frac{4260}{25} = 170{,}4$$

Dal momento che il valore ottenuto è un numero non intero (mentre tutti i numeri proposti sono interi), la risposta corretta è la **E**.

42 La risposta corretta è la **D** in quanto due grandezze si dicono direttamente proporzionali se il loro rapporto è costante; nel caso in esame si ha infatti:

$$\frac{y}{x} = \frac{1}{2} = \text{costante}$$

43 Se si dimezzano le dimensioni lineari di ciascuna goccia, la sua superficie si riduce a un quarto e il volume a un ottavo. Indicando con *S* e *V* rispettivamente la superficie e il volume iniziali, il nuovo rapporto superficie/volume del sistema (ossia delle otto goccioline) diventa:

$$\frac{8 \cdot S/4}{8 \cdot V/8} = \frac{2 \cdot S}{V} = 2 \cdot \frac{S}{V}$$

La risposta corretta è quindi la **A**.

44 Un qualsiasi valore elevato al quadrato è positivo o nullo e dunque non è mai minore di un numero negativo. La disequazione proposta non ammette perciò soluzione per alcun valore di x (alternativa **C**), come si può ricavare anche osservando che il discriminante dell'equazione associata è minore di zero.

45 Per rispondere al quesito è utile ricorrere alla formula di addizione per il seno. Si ottiene:

$$\text{sen}75° = \text{sen}(45° + 30°) = \text{sen}45° \cos 30° + \cos 45° \text{sen}30° =$$

$$= \left(\frac{\sqrt{2}}{2} \cdot \frac{\sqrt{3}}{2}\right) + \left(\frac{\sqrt{2}}{2} \cdot \frac{1}{2}\right) = \frac{\sqrt{6} + \sqrt{2}}{4}$$

L'alternativa corretta è dunque la **A**.

46 L'automobile descrive una traiettoria circolare con velocità di modulo costante pari a 40 km/h: poiché la direzione della velocità varia, l'automobile è sottoposta a un'accelerazione centripeta diversa da zero, diretta come il raggio e rivolta verso il centro della circonferenza (alternativa **C**). In particolare, detta v la velocità dell'automobile e r il raggio della curva, tale accelerazione ha modulo:

$$a_c = v^2/r = \frac{\left(\frac{40}{3,6}\ \text{m/s}\right)^2}{20\ \text{m}} \approx 6,27\ \text{m/s}^2$$

47 Ciascuno dei due mattoni è soggetto alla forza peso diretta verso il basso. Le due forze tendono a far ruotare la carrucola l'una in senso orario e l'altra in senso antiorario; la carrucola gira se il momento di una delle due forze rispetto al centro della carrucola è maggiore di quello dell'altra. Il modulo del momento di una forza rispetto a un polo è dato dal prodotto tra il modulo della forza e il braccio (distanza tra la direzione della forza e il polo). Nel caso in esame, il braccio è il raggio della carrucola per entrambe le forze, le forze peso sono di uguale intensità dato che i due mattoni sono identici, e quindi i momenti delle due forze peso hanno la stessa intensità, la stessa direzione ma verso opposto: dunque si annullano a vicenda e non si ha alcuna rotazione della carrucola. La risposta esatta è la **B**.

48 La densità di un corpo è definita come rapporto tra la massa del corpo e il suo volume. Poiché il quesito chiede di esprimerla tramite le unità di misura del sistema MKS (metro, chilogrammo, secondo), è necessario trasformare i centimetri cubi in metri cubi:

$$V = 100\ \text{cm}^3 = 100 \cdot 10^{-6}\ \text{m}^3 = 10^{-4}\ \text{m}^3$$

La densità ρ dell'alluminio è quindi:

$$\rho = \frac{0{,}27\ \text{kg}}{10^{-4}\ \text{m}^3} = 2700\ \frac{\text{kg}}{\text{m}^3}\ \text{(risposta C)}$$

49 L'unità di misura del lavoro nel SI è il joule, ma anche la caloria e l'elettronvolt sono unità di misura dell'energia. Il pascal, invece, è un'unità di misura della pressione e non può essere utilizzato per esprimere un lavoro: la risposta corretta è pertanto la C.

50 L'unità di misura della pressione nel Sistema internazionale è il pascal. Poiché 760 millimetri di mercurio corrispondono a circa 10^5 pascal, si hanno le seguenti conversioni:

$$120\ \text{mmHg} \approx \frac{120\ \text{mmHg} \cdot 10^5\ \text{Pa}}{760\ \text{mmHg}} \approx 0,157 \cdot 10^5\ \text{Pa} \approx 16 \cdot 10^3\ \text{Pa} = 16\ \text{kPa}$$

$$80\ \text{mmHg} \approx \frac{80\ \text{mmHg} \cdot 10^5\ \text{Pa}}{760\ \text{mmHg}} \approx 0,105 \cdot 10^5\ \text{Pa} \approx 11 \cdot 10^3\ \text{Pa} = 11\ \text{kPa}$$

La risposta esatta è pertanto la C.

51 La relazione che regola l'andamento della pressione con la profondità (legge di Stevino) $P = P_0 + \rho g h$ è una relazione lineare ma non di diretta proporzionalità.

Questo a causa della pressione atmosferica P_0 già presente a livello superficiale, che si somma alla pressione dovuta alla colonna d'acqua che sovrasta un oggetto immerso. La risposta esatta è la B.

52 La liquefazione è il passaggio di stato da gassoso a liquido: durante il cambiamento, come avviene negli altri casi, si rompono o si creano dei legami chimici ma la temperatura resta costante. La risposta esatta è dunque la E.

53 La luce bianca è formata da onde elettromagnetiche aventi frequenze comprese tra $3{,}75 \cdot 10^{14}$ Hz e $7{,}5 \cdot 10^{14}$ Hz. A questo spettro di frequenze corrisponde uno spettro di colori che va gradatamente dal rosso al violetto.

Quando un corpo viene colpito dalla luce, ne assorbe una parte (alcune sue frequenze) e riflette l'altra. Il colore del corpo all'occhio di un osservatore è dato dalla somma delle frequenze riflesse (quelle non assorbite). Il colore di un corpo dipende quindi dalle radiazioni riflesse e assorbite (risposta C).

54 Un condensatore formato da due armature piane infinite viene detto *condensatore piano*. Una volta caricato, il suo interno è sede di un campo elettrico uniforme le cui linee di campo sono parallele tra loro e dirette dalla piastra positiva a quella negativa. Se si pone un elettrone al suo interno, le forze del campo lo spingono verso l'armatura positiva, fino ad arrivare a contatto. La risposta esatta è la B.

55 L'energia dissipata per effetto Joule è data dalla relazione:

$$E = \Delta V \cdot i \cdot t = R \cdot i^2 \cdot t = \frac{\Delta V^2}{R} \cdot t$$

Sostituendo i valori numerici si ottiene:

$$E = \frac{(0{,}2)^2}{0{,}1} \cdot 10^{-2}\ \text{J} = 0{,}04 \cdot 10 \cdot 10^{-2}\ \text{J} = 4 \cdot 10^{-3}\ \text{J}$$

La risposta corretta è la D.

RAGIONAMENTO LOGICO E CULTURA GENERALE

56 Le alternative sono tutte congiunzioni avversative a eccezione della A, che è dunque la risposta corretta: *invece* è infatti l'unico avverbio.

57 La risposta esatta è la A. L'Alhambra (in arabo, la Rossa), pur arricchita da interventi in stile gotico (cristiano), è probabilmente la più mirabile traccia dell'architettura islamica presente in Europa e si trova a Granada e non a Siviglia. Complesso fortilizio cintato e ricco di palazzi principeschi, sorge sulla cima della collina dell'Asabica e fu eretto a partire dalla fine del XIII secolo, con continue aggiunte e ampliamenti fino a tutto il XVI secolo.

58 Analizzando le coppie di termini proposte, si osserva che il rapporto è di appartenenza: il *diaframma* è un *muscolo* (il principale muscolo impegnato nella respirazione, situato tra addome e cavità toracica), così come l'*aorta* è un'*arteria*. Anche tra i termini *polmonite* e *infiammazione* c'è un rapporto di sottoinsieme nel senso che il primo indica uno stato infiammatorio (come tutti i vocaboli medici che terminano con la desinenza *-ite*) che, nel caso specifico, è a carico dei polmoni. Per ciò che riguarda l'alternativa E, il *carcinoma* è una forma di *tumore* maligno. L'unico rapporto anomalo è quello individuato dall'alternativa D, dove *odontalgia* significa semplicemente mal di denti e dunque non ha nessun rapporto di sottoinsieme o di appartenenza con *indigestione*.

59 In questo esercizio, la relazione tra i due termini dati è di *opposizione/contrarietà*. L'alternativa corretta è la B: *completo* è infatti l'opposto, il contrario, di *carente*. L'alternativa C, a prima vista accettabile, è in realtà errata: *miope* non è infatti il contrario di *presbite*; la miopia e la presbiopia sono infatti due difetti dell'occhio che comportano rispettivamente difficoltà di visione da lontano e da vicino. Le alternative D ed E sono da escludere perché formate da vocaboli (*valido/capace*, *rigido/eretto*) fra loro sinonimi, anziché contrari.

60 Il parallelepipedo che viene costruito con le scatole di scarpe dai quattro amici avrà 6 righe, 5 colonne e 4 file di scatole, cioè, prendendo queste ultime come unità di misura, il parallelepipedo sarà di dimensioni 6 x 5 x 4 (cioè 120 scatole in tutto). Se ora dal calcolo che vuole fare Alessio si devono togliere le scatole di ognuna delle sei facce è come se si stessero levando due unità a ognuna delle tre dimensioni del parallelepipedo (si toglie infatti una faccia sopra e una sotto, una davanti e una dietro, una a sinistra e una a destra). Il totale delle scatole interne formerà cioè un parallelogramma di dimensioni 4 x 3 x 2, cioè un totale di 24 scatole. La A è la soluzione del quesito.

61 Per risolvere velocemente l'esercizio conviene ipotizzare che il numero totale di studenti sia pari a 100. In tale ipotesi il numero degli studenti ammessi all'esame di Stato è pari a 90 e il numero di coloro che superano l'esame con una votazione maggiore o uguale a 90/100 è pari al 20% di 90 ossia 18. Pertanto, il numero di studenti che supera l'esame di Stato con una votazione inferiore a 90/100 è facilmente calcolabile come 90 – 18 = 72, che corrisponde al 72% del numero totale di studenti (100). La risposta corretta è dunque la E.

62 In questo caso i tre termini identificano tre categorie distinte e sono quindi correttamente rappresentate dall'alternativa B. Anche se i tre termini in esame presentano delle connessioni (per esempio il fatto che i *fruttivendoli* vendono *carote* e *zucchine*), queste non sono di natura insiemistica e dunque non modificano la relazione tra i tre insiemi che rimane di estraneità.

63 È questo un tipico esempio in cui le tre categorie di oggetti si intersecano parzialmente dando luogo a una rappresentazione insiemistica come quella descritta dall'alternativa C. Nell'esercizio, i tre insiemi sono caratterizzati da un rapporto di intersezione, dal momento che esistono *svizzeri* che sono *farmacisti*, *farmacisti* che sono *biondi* e *svizzeri* che sono *biondi*. Nel contempo è anche vero che non tutti gli *svizzeri* sono *farmacisti*, così come non tutti i *farmacisti* sono *biondi* e non tutti gli *svizzeri* sono *biondi*: per tale ragione la sovrapposizione tra i diversi insiemi è solo parziale.

64 Se una persona non dimentica nulla, significa che ricorda tutto. In altre parole, dimenticare e ricordare sono due condizioni opposte e comprensive di tutte le possibilità: chi non dimentica, infatti, ricorda, non esistendo una condizione intermedia. Se dunque i giovani non dimenticano mai nulla, ciò significa che essi ricordano sempre tutto. La risposta esatta è quindi la **D**. Le alternative **A** e **B** sono errate in quanto l'affermazione di partenza non dice nulla circa gli anziani. Non è pertanto immaginabile, senza informazioni ulteriori, che chi è anziano si trovi in una condizione opposta o simile rispetto a chi è giovane. L'alternativa **C** è errata in quanto confonde il legame di tipo insiemistico esistente fra i giovani e coloro che ricordano tutto. Affermare che chi è giovane non dimentica mai nulla implica che l'insieme *giovani* sia sottoinsieme di *coloro che ricordano tutto* e non viceversa. In altre parole, il fatto che i giovani ricordino sempre tutto non equivale al fatto che chi ricorda tutto sia giovane. Potrebbero esservi anche anziani che ricordano tutto. Quest'ultima possibilità non contraddice infatti l'affermazione di partenza.

65 Sono le ultime due affermazioni dell'esercizio che consentono di individuare l'affermazione corretta: *Paolo ama giocare a bridge* e *chi ama giocare a bridge ha un debole per la letteratura*. Se questo è vero, si può affermare certamente (o in modo equivalente: non si può negare) che *Paolo ha un debole per la letteratura*. La **E** è, dunque la soluzione del quesito. Non si può dire che tutti i filosofi, o anche chi è portato per la logica, amino il bridge, ma solo che essi sarebbero aiutati nell'affrontare il gioco essendo portati per la logica (alternative **B** e **C** errate). Errata è anche l'alternativa **D**, infatti Paolo ama giocare a bridge ma non si sa se abbia tutti i requisiti per essere un buon giocatore (non si sa per esempio se è portato per la logica), come errata è la **A** non sapendo nulla sul fatto che Paolo sia o meno un profondo pensatore.

66 Il primo giorno, dopo aver perforato il terreno per 10 metri (che corrispondono a 1/5 di 50) la scavatrice deve ancora perforare 40 metri. Se il secondo giorno perfora 1/8 di questi 40 metri, significa che ne perfora 5. Il terzo giorno, perforando 1/3 dei 15 metri in totale perforati i giorni precedenti (10 + 5) perforerà ancora 5 metri. In totale, dopo tre giorni la scavatrice avrà perforato 20 metri e quindi gliene resteranno 30. La soluzione è, dunque, fornita dall'alternativa **B**.

67 Alla prima matrioska si devono sommare le 5 matrioske in essa contenute (e siamo a un totale di 6). Se dentro ognuna di queste si trovano altre 6 matrioske si deve sommare al primo risultato ancora 30 (e siamo a 36 matrioske). All'interno di ognuna di queste 30 matrioske si trovano altre due matrioske, quindi si deve sommare ancora 60. Il totale è quindi pari a: 1 + 5 + 30 + 60 = 96 matrioske (**D** soluzione del quesito).

68 La successione è composta da due serie distinte: la prima composta dai numeri che occupano le posizioni dispari (19, 38, 76, 152) e la seconda da quelli che occupano le posizioni pari (176, 88, 44) della successione stessa. Nella prima per passare da un numero all'altro si moltiplica il precedente per 2, mentre nella seconda lo si divide per 2. I numeri mancanti sono, quindi, 22 (44/2) e 304 (152 x 2). La risposta esatta è quindi la **D**.

69 La risposta esatta è la **C**: infatti nel testo di Salvucci si afferma esattamente il contrario di quanto riportato dall'alternativa, ovvero che ogni linguaggio (letterario, scientifico, musicale ecc.) è dotato di una propria struttura logica e conseguentemente di un peculiare approccio o prospettiva conoscitiva.

70 Delle cinque affermazioni proposte, solo la prima (alternativa corretta **A**) è logicamente deducibile dal testo di Salvucci. Infatti, la conciliazione tra differenziazione e autonomizzazione delle diverse discipline, ottenibile attraverso l'interconnessione sistemica, è oltremodo auspicabile perché porterà a ridurre la dicotomia tra umanisti e scienziati che ancora ostacola il pieno sviluppo della cultura della complessità, basata sulla sintesi delle conoscenze e l'interdisciplinarità, e orientata alla ricerca sull'uomo.

71 L'autore afferma, nella prima parte del brano, che nel desiderio di possesso, sia di tipo aggressivo che di tipo difensivo, c'è un'essenza di ostilità e dunque l'alternativa corretta è la B. L'alternativa C può sembrare corretta, ma secondo il brano ciò che non si sa è se i Romani desiderassero l'affetto delle donne sabine e non se i Romani ottenessero le mogli con la forza.

72 Il brano illustra brevemente la natura degli impulsi umani ma è poi incentrato sul tema della libertà individuale e dell'uso della forza per il controllo dei rapporti interpersonali. L'alternativa E è dunque da preferire alla A e alla B.

L'alternativa C è errata perché, nonostante nel brano vengano citati i Romani, non viene svolta alcuna trattazione storica dell'argomento dai Romani a oggi.

La D, infine è chiaramente errata.

73 Il contenuto, ovvero la natura del brano in esame, non è né storico né tantomeno scientifico o polemico. Sebbene l'etica non sia totalmente estranea rispetto all'argomento trattato nel brano, quest'ultimo, analizzando alcuni aspetti e norme della convivenza tra individui all'interno di una società, è di contenuto propriamente civico: è quindi corretta la risposta A.

74 La risposta A deve essere scartata, in quanto questo atteggiamento è tipico di una diversa corrente artistica (il Futurismo). La B può essere scartata, non avendo il Fascismo, inteso come movimento letterario, prodotto opere in poesia.

La risposta C indica un sentimento che non è assente nell'Ermetismo, ma non ne è fondamentale (lo è invece per il Cantar Cortese e lo Stilnovo). Infine, l'atteggiamento indicato dalla E sembra proprio di un certo Romanticismo e Decadentismo.

L'unica possibilità che rimane è dunque la D.

75 La risposta esatta è la B. Dei quattro cancellieri tedeschi indicati nelle alternative (Malthus non fu un cancelliere), quello che contribuì in maniera decisiva all'unificazione tedesca e alla nascita del Secondo Reich nel 1871, fu infatti Otto von Bismarck (1815-98), che guidò la politica tedesca e fu protagonista di quella europea fino al 1890.

Bülow fu Cancelliere dal 1900 al 1909, Papen nel 1932, sul finire della Repubblica di Weimar, mentre con Hitler si consuma l'esperienza del Terzo Reich.

LINGUA INGLESE

76 Tutte le costruzioni alla forma interrogativa e negativa sono esatte. La risposta da indicare è la D, dato che il pronome, riferito alla macchina, non è *her* ma *hers*.

77 *Consigli* può esser tradotto con *uncountable advice*, oppure, in un registro più colloquiale, con *tips*. La risposta giusta è dunque la A.

78 *Chairman* è sinonimo di *presidente*. La risposta corretta è quindi la C.

79 *Cosy* vuol dire *comodo, confortevole* ed è sinonimo di *comfortable*. La risposta giusta è la D.

80 La scelta dei colori in quasi tutte le espressioni idiomatiche non corrisponde a quella dell'italiano. *Out of the blue*, infatti, significa *di punto in bianco* e quindi, per usare un avverbio, *improvvisamente, insospettatamente*. *Predictably* (risposta A), *hopelessly* (risposta C) e *slowly* (risposta D) significano *prevedibilmente, disperatamente, lentamente*. La risposta corretta è la B.